糖尿病

及其并发症中西医结合治疗学

赵泉霖 牟淑敏 王晓强 主编

山东科学技术出版社

图书在版编目（CIP）数据

糖尿病及其并发症中西医结合治疗学/赵泉霖主编. —济南:山东科学技术出版社,2016.7（2021.1重印）

ISBN 978 - 7 - 5331 - 8283 - 0

Ⅰ.①糖… Ⅱ.①赵… Ⅲ.①糖尿病—中西医结合—诊疗 ②糖尿病—并发症—中西医结合—诊疗 Ⅳ.①R587.1

中国版本图书馆 CIP 数据核字(2016)第 128751 号

糖尿病及其并发症中西医结合治疗学

赵泉霖　主编

主管单位:山东出版传媒股份有限公司

出　版　者:山东科学技术出版社
　　　　　地址:济南市玉函路 16 号
　　　　　邮编:250002　电话:(0531)82098088
　　　　　网址:www.lkj.com.cn
　　　　　电子邮件:sdkj@ sdpress.com.cn

发　行　者:山东科学技术出版社
　　　　　地址:济南市玉函路 16 号
　　　　　邮编:250002　电话:(0531)82098071

印　刷　者:北京时尚印佳彩色印刷有限公司
　　　　　地址:北京市丰台区杨树庄103号乙
　　　　　邮编:100070　电话:(010) 68812775

开本:710mm×1000mm　1/16
印张:20.75
版次:2021 年 1 月第 1 版 第 2 次印刷

ISBN 978 - 7 - 5331 - 8283 - 0
定价:83.00 元

主　编　赵泉霖　牟淑敏　王晓强

副主编　阴永辉　王经武

编　委　(按姓氏笔画排序)

　　　　王文静　尹建男　孔　畅

　　　　许建国　张珊珊　郭良清

目 录

第一章　糖尿病的过去、现状及未来趋势

　　糖尿病是一种常见的内分泌代谢性疾病,其分布遍及全世界,并呈逐渐增多的趋势。随着生活方式的改变和老龄化进程的加速,我国糖尿病的患病率正在呈快速上升趋势,成为继心血管疾病、肿瘤之后,位居第三的严重危害人民健康的慢性非传染性疾病。糖尿病的各种急、慢性并发症,尤其是慢性并发症累及多个器官,其心、脑、肾的并发症致残、致死率高,严重影响患者的身心健康,并给个人、家庭和社会带来严重的负担。

　　糖尿病是以慢性高血糖为特征的一组代谢性疾病。全球糖尿病的整体发病情况呈快速上升趋势。2013 年,国际糖尿病联合会(IDF)发布数据表明,全球有 3.82 亿人患有糖尿病,且在未来 25 年内患病人数将超过 5.92 亿。目前,80% 的糖尿病患者生活在中低收入国家,我国糖尿病患者人数居全球首位,而西方国家如美国则列第三位。与西方国家相比,我国糖尿病流行形势更加严峻。1980 年,我国糖尿病的患病率(全人群)仅为 0.67% ;2007～2008 年,中华医学会糖尿病学分会在全国 14 个省市采用我国现行的糖尿病诊断标准所开展的糖尿病流行病学调查结果显示,我国 20 岁以上的人群糖尿病患病率为 9.7%。2010 年,在全国范围内开展的另外一项采用美国糖尿病学会(ADA)诊断标准,即对血糖和糖化血红蛋白(HbA_{1c})进行糖尿病联合诊断标准的流行病学调查结果显示,我国 18 岁以上成人中糖尿病患病率为 11.6%。由此可见,近年来我国糖尿病患病率急剧增加。

与西方人群相比,总结我国糖尿病患病率急剧增加的可能原因包括:经济的快速增长,人口老龄化、城市化进程带来的生活方式的改变,饮食结构西方化,超重和肥胖比例增加,以及医疗条件的改善,患者的生存期增加等。分析我国6次全国性糖尿病流行病学调查与资料发现,HbA_{1c}作为糖尿病诊断指标的资料相对不足,仅2010年流调采用了 HbA_{1c} 作为糖尿病诊断指标;且我国将 HbA_{1c} 作为糖尿病诊断指标长期缺乏质量标准;另外,如果仅应用 HbA_{1c} 本身一项指标作为糖尿病的诊断方法可增加诊断的特异性,但降低敏感性。尤其是否应该联合其与口服葡萄糖耐量试验(OGTT)作为糖尿病及糖尿病前期的诊断方法(此法诊断我国人群糖尿病前期的患病率高达50.1%),需更多的证据。故目前新版指南暂不推荐将 HbA_{1c} 作为我国糖尿病的诊断指标,而提出对于采用标准化检测方法,并有严格质量控制,正常参考值在 4.0% ~ 6.0% 的医院,$HbA_{1c} \geq$ 6.5%可作为诊断糖尿病的参考。

中华民族是勤劳、智慧的民族,有着悠久的历史和灿烂的文化。中国医药学是一个伟大的宝库,几千年来为中华民族的繁衍昌盛做出了巨大的贡献。

糖尿病属于中医学"消渴病"的范畴,消渴病是以烦渴、多饮、多食、多尿、乏力、消瘦为特征的一种疾病。一般是由于先天禀赋不足,复因饮食不节、情志不调等诱因导致脏腑功能失调,津液输布失常而发病。早在唐朝初年,我们的祖先就发现了糖尿病患者的尿中有甜味,如甄立言《古今验方录》记载:"渴而饮水多,小便数,无脂似麸片甜者,皆是消渴病也。"由此可见,消渴病即相当于现代医学中的糖尿病。

一、消渴病名首见于《黄帝内经》

我国现存最早的中医学专著《黄帝内经》对消渴病的概念、病因病机、临床表现、治疗原则、预后和调摄方法已有了相当全面的论述。如《素问·奇病论》云:"帝曰:有病口甘者,病名为何? 何以得之? 岐伯曰:

此五气之溢也,名曰脾瘅。夫五味入口,藏于胃,脾为之行其精气,津液在脾,故令人口甘也。此肥美之所发也。此人必数食甘美而多肥也,肥者令人内热,甘者令人中满,故其气上溢,转为消渴。"本段条文指出过食肥甘厚味,损伤脾胃,导致脾胃湿热内蕴,热盛伤阴,转为消渴之病。所提出的过食肥甘、身体肥胖者易患糖尿病的观点,与现代医学的认识是一致的。在发病方面,认为素体虚弱,是消渴病发病的根本病机。如《灵枢·五变》篇曰:"五脏皆柔弱者,善病消瘅。"另外,还指出情志失调也是引起消渴病的重要原因,如《灵枢·五变》篇曰:"其心刚,刚则多怒,怒则气上逆,胸中蓄积,血气逆流,髋皮充肌,血脉不行,转而为热,热则消肌肤,故为消瘅。"这些观点,即使在现在看来,仍是相当有道理的。

关于消渴病的病机和临床表现,《素问·阴阳别论》曰:"二阳结谓之消。"二阳结,意指胃及大肠俱热结也,肠胃藏热,则喜消水谷。后世医家认为消渴病为阴虚燥热之说,即源于此。

在消渴病的治疗方面,有消渴病"治之以兰,除陈气也"之说,即以佩兰芳香之气,醒脾化湿。

关于预后,《素问·通平虚实论》记载可通过脉象判断预后:"消瘅虚实何如？岐伯曰:脉实大,病久可治;脉悬小坚,病久不可治。"

二、《金匮要略》开消渴病辨证论治之先河

东汉末年,张仲景在继承《黄帝内经》理论的基础上,勤求古训,博采众方,并结合自己的临床实践,统一病名为消渴。在《金匮要略·消渴小便不利淋病脉证并治》中对本病的病因病机、辨证论治及方药均做了系统的论述。如:"渴欲饮水,口干舌燥者,白虎加人参汤主之。"系指消渴患者,渴欲饮水,若饮水后仍口干舌燥,是肺热炽盛、津气两伤之候。因为热能伤津,也能耗气,气虚不能布散津液,致使津液不能上承于口,故口干舌燥而渴。治以白虎加人参汤,益气生津,清热止渴。此即所谓上消膈消之证治。

关于中消,该篇如此论述:"趺阳脉浮而数,浮即为气,数即消谷而大坚,坚数相搏,即为消渴。"趺阳脉浮而数,浮为胃气有余,数为胃火亢盛。胃热气盛,故消谷善饥、口十多饮;水为火迫而偏渗于膀胱,故小便频数;津液偏渗,肠道得不到濡润,故大便干燥坚硬,故病消渴。本证因于胃热,以消谷善饥、小便频数、大便干硬为主证,即为后世所谓中消证。本条着重论述其发病病机,未提治法。后世多以调胃承气汤为主治之。

对于下消,仲景也有论述:"男子消渴,小便反多,以饮一斗,小便一斗,肾气丸主之。"本条文,论述的是肾阳虚而致的下消证。肾阳虚衰,不能蒸腾津液上润,故见口渴;又不能化气以摄水,故饮一斗,小便也一斗。治用肾气丸,以温补肾阳,恢复其化气蒸津之功。

医圣张仲景把消渴病归纳为上、中、下三消,提纲挈领,以简驭繁,对后世医家辨证论治消渴病产生了深远的影响。其理论体系及所创制的白虎汤、肾气丸,至今仍在临床上广泛使用。

三、消渴病辨证论治理论的发展

隋代巢元方在《诸病源候论·消渴候》中认为消渴病的病因是"由少服五石诸丸散,积经年岁"而成。当时人们为求长生不老,炼丹、服丹药风靡一时。五石散由温燥药物组成,久服必燥热伤阴,而成消渴之候。同时,巢元方还发现了消渴病的部分并发症,如"消渴者……其久病发痈疽,或成水疾……",相当于现代医学中糖尿病并发皮肤感染及糖尿病肾病引起的水肿。在当时的条件下,能明确提出"痈疽"及"水疾"皆由消渴病日久所致,实在难能可贵。

唐代孙思邈对消渴病有过全面的论述。如《千金要方·消渴》云:"凡积久饮酒,未有不成消渴……积年长夜,酣兴不解,遂使三焦猛热,五脏干燥,木石犹可焦枯,在人何能不渴?"意指平素喜饮辛辣之酒,蕴久化热,热盛伤津,故而口渴。同时,指出了消渴病的治法:"内有热则口渴,除热则止渴,兼虚者须除热补虚则瘥矣。"该书记载了多首治疗消渴的方剂,如茯神汤、泄热止渴方、三黄丸、枸杞汤等。孙思邈明确指出了饮食起居疗法对于消渴病的重要性。"治之愈否,属在病者,若能如方节慎,旬月可瘳,不自爱惜,死不旋踵。……其所慎有三:一饮酒,二房室,三咸食及面,能慎此者,虽不服药而自无他。不知此者,纵有金丹,亦不可救,深思慎之。"可以说,孙思邈是世界上最早提出糖尿病患者要重视饮食疗法,限制面粉等碳水化合物摄入的学者。

唐代的王焘对消渴病的病机有了更进一步的认识,指出:"消渴者,原其发动此则肾虚所致,每发即小便至甜";"腰肾既虚冷则不能蒸于上,谷气则尽下为小便者也,故甘味不变";"消渴疾者下泄为小便,此皆精气不实于内则使羸瘦了"(《外台秘要·近效祠部李郎中消渴方》)。

宋代,诸医家各自根据自己的经验,对消渴病的认识更加深化,为金元时代《三消论》的形成打下了基础。宋代王怀隐所著《太平圣惠方·三消论》明确提出了三消的概念和含义,谓:"夫三消者,一名消渴,二名消中,三名消肾。一则饮水多而小便少者,消渴也;二则吃食多而饮水少,小便少而黄赤者,消中也;三则饮水随饮随下,小便味甘而白浊,腰酸消瘦者,消肾也。"

金元时期,刘完素著《三消论》,为我国第一部关于消渴病的专著。该书把消渴病分为上、中、下三消辨证论治,谓:"上消者,上焦受病,又谓之膈消也,多饮水而少食,大便如常,或小便清利,知其燥在上焦也,治宜流湿润燥。中消者,胃也,消而饮食多,小便黄。经曰'热能消谷',知热在中,治宜下之,至不能食则愈。肾消者,病在下焦,初发淋下如膏浊之状,至病成而面色黧黑,形瘦而耳焦,小便浊而有脂,治法宜养血以清肃,分其清浊而自愈也。"刘完素认为,"阴虚燥热"是导致消渴病发病的重要病机,"消渴之病也,本湿寒之阴气极衰,燥热之阳气太甚","燥热太甚而三焦肠胃之腠理怫郁、结滞、致密,而水液不能浸润于外,营养百骸,故肠胃之外,燥热太甚,虽复多饮于中,终不能浸润于外,故温不止,小便多出者,以其多饮而不能渗泄于肠胃之外而溲数也"。其治疗原则是:"补肾水阴寒之虚,而泻心火阳热之实,除肠胃燥热之甚,济身中津液之衰,使道路散而不结,津液生而不枯,气血则不涩,则病日已矣。"

金元时期的其他医家,如李东垣在刘完素学术思想的基础上,进一步指出"津液不足,结而不润,皆燥热为病";主张"上焦渴,小便不利,白虎汤""中焦渴,大小便不利,大承气汤"。朱丹溪则提出治疗消渴病,"大法养肺降火止血为主""消渴而小便频数,宜生津甘露饮……口干舌干,小便赤数,舌上赤裂,地黄饮子";在治疗上,突出养阴清热,并说:"天花粉,治消渴之圣药也""凡消渴药中,大禁半夏及不可发汗"。

总之,自唐代至金元时期,对于消渴病的认识与辨证理论体系有了长足的进步,在继承《黄帝内经》《伤寒杂病论》理论的基础上,产生了我国第一部关于消渴病的专著《三消论》,对于消渴病的病因病机和理法方药的论述更加全面,对后世医家产生了较为深远的影响。

四、明清时期,对消渴病的认识进一步完善

明清时期,消渴病得到了越来越多医家的重视,对消渴病的病因病机和治疗方法提出了新的观点,发展和完善了消渴病的理论体系。

明·戴元礼对于消渴病的病机有了新的观点,《证治要诀·三消》曰:"三消得之气之实、血之虚也。久久不治,气尽虚则无能为力矣。"对消渴轻重的判断:"三消久而小便不臭反作甜气,在溺桶中滚涌,其病为重";"上消、中消心脾尽如此热,小便涩少而反无禁,盖燥热在上,虚冷在下,阴阳不交,所以成消渴"。并且发现了消渴的并发症,"三消久之,精血既亏,或目无见,或手足偏废如风疾非风,此证肾消得之为多"。

明·李梴则认为,"三消上中既平,不复传下,上轻、中重、下危,总皆肺被火邪熏蒸日久,气血凝滞"。治疗上强调:"热在上焦心肺,烦躁,舌赤唇红,少食引饮,小便频者,四物汤合生脉散,加天花粉、地黄汁、藕汁、乳汁,酒客加葛汁";"热蓄中焦脾胃,消谷善饥,不甚渴,小便显数,大便硬者,四物汤加知母、黄柏、石膏、黄芩、滑石以降火。热甚者,调胃承气汤、三黄丸";"热在下焦肾分,精竭引水自救,随即溺下,小便混浊如膏淋然,腰膝枯细,面黑而焦,形瘦者,四物汤加知母、黄柏、五味子、玄参、人乳汁,善调水火;或补阴丸、肾气丸……"李氏主张用补肾温脾法治疗消渴,谓:"治渴,初宜养肺降心,久则滋肾养脾。盖本在肾,标在肺,肾暖则气上升而肺润,肾冷则气不升而肺焦,故肾气丸为消渴良方也。然心肾皆通乎脾,养肺则津液自升,参苓白术散是也。"明·张介宾明辨三消,倡导治消渴必须分清阴阳虚实,谓:"三消之病,三焦受病也。上消者,渴证也。大渴引饮,随饮随渴,以上焦之津液枯涸。古云其病在肺,而不知心脾阳明之火皆能熏之然,故又谓之膈消也。中消者,中焦病也。多食善饥,不为肌肉而日加消瘦,其病在脾胃,又谓之消中也。下消者,下焦病也。小便黄赤,为淋为浊,如膏如脂,面黑耳焦,日渐消瘦,其病在肾,故又名肾消也。此三焦者,古人悉认为火证,然有实火者,以邪热有余也;有虚火者,以真阴不足也。使治消渴而不辨虚实,则未有不误矣。"同时指出:"消证有阴阳,尤不可不察。"治疗上,重视分清虚实,强调:"凡治消之法,最当先辨虚实。若察其脉证,果为实火,致耗津液者,但去其火则津液自生,则消渴自止。若由真水不足,则悉属阴虚,无论上中下,急宜治肾,必使阴气渐充,精血渐复,则病必自愈。"方药方面,上消、中消皆宜用白虎汤、人参白虎汤、玉女煎、一阴煎等。下消则主张辨寒热而分治之。有热者,宜补而兼清,用大补阴丸、六味地黄丸加知母、黄柏之类主之;若偏火衰者,当以右归丸、右归饮、八味地黄丸主之。张介宾重视肾阳虚在消渴病发病中的重要地位,指出:"三消证古人以上焦属肺,中焦属胃,下焦属肾,而多从火治,是固然矣。然以余论之,则三焦之火,多有病本于肾,而无不由乎命门者,夫命门为水火之腑,凡水亏证固能为消为渴,而火亏证也能为消为渴者何也?盖水不济火则火不归原,故有火游于肺而为上消者,火游于胃而为中消者,有灼阴精而为下消者。是皆真阴不足,火亏于下之消证也。又有阳不化气,则水精不布,水不得火则有降无升,所以直入膀胱而饮一溲二,以致泉源不滋,天壤枯涸者,是皆真阳不足火亏于下之消证也。"(《景岳全书·三消三渴》)明代其他医家主张从肾论治者颇多,如赵献可曰："治消之法，无分上中下，以治肾为急，唯六味、八味及加减八味丸，随证而服，降其心火，滋其肾水，而渴自止矣。"（《医贯·消渴论》）陈士铎则说："消渴之证，虽分上、中、下，而以肾虚致渴，则无不同也。"（《石室秘录·消渴证治》）清·黄坤载首创消渴病从肝论治，谓："消渴者，足厥阴之病也，厥阴风木与少阳相火相为表里……风木之性专欲疏泄，……疏泄不遂，……则相火失其蛰藏。"（《四圣心源·消渴根原》）又谓："消渴之病，则独责肝木，而不责肺金。"（《素灵微蕴·消渴解》）说明肝失疏泄，郁久化火，灼伤津液，也可引起消渴病，为后世从肝论治消渴病奠定了基础。清·费伯雄则主张消渴应从痰论治，谓："上消者……当于大队清润中，佐以渗湿化痰之品，盖火盛则痰燥，其烁之力，皆痰为之助虐也，逢原饮主之；中消者……痰入胃中与火相乘，为力更猛，食入即腐，易于消烁……清阳明之热，润燥化痰，祛烦养胃汤主之；下消者……悉宜培养真阴，少参以清利，乌龙汤主之。"（《医醇賸义·三消》）至清朝末年，西方医学传入中国，使中医对消渴病的认识有了更全面、更系统的发展，并出现了一批中西汇通派医家。其代表人物之一张锡纯在其所著《医学衷中参西录·治消渴方》中曰："消渴，即西医所谓糖尿病，忌食甜物。"张氏认为脾气亏虚是消渴病的重要病机，指出："消渴一证，古有上、中、下之分，谓其证皆起于中焦而及于上下。究其无论上消、中消、下消，约皆渴而多饮多尿，其尿有甜味……至谓其证起于中焦，是诚有理，因中焦脾病，而累及脾也。盖脾为脾之副脏，在中医书中，名为散膏，有时脾脏发醇，多酿甜味，由水道下陷，其人小便遂含有糖质。迨至脾病累及于脾，致脾气不能散精达肺则津液少，不能通调水道则小便失节，是以渴而多饮多溲也。"张锡纯不仅指出消渴病病位在胰脏（即脾脏），并自拟滋脾饮、玉液汤，以健脾养阴药物为主，治疗消渴屡试屡效，为后人以健脾法治疗消渴病开拓了思路。

第二章　糖尿病的定义、诊断、分型及自然病程

一、糖尿病的定义

糖尿病是一组以血浆葡萄糖（简称血糖）水平升高为特征的代谢性疾病群。引起血糖升高的病理生理机制是胰岛素分泌缺陷及/或胰岛素作用缺陷。血糖明显升高时可出现多尿、多饮、体重减轻，有时尚可伴多食及视物模糊。糖尿病可危及生命的急性并发症为酮症酸中毒及非酮症性高渗综合征。糖尿病患者长期血糖升高可导致器官组织损害，引起脏器功能障碍以致功能衰竭。糖尿病常见的慢性并发症如肾脏病变可导致肾功能衰竭；眼部病变可导致视网膜出血或白内障以致视力丧失；周围神经及血管病变可导致下肢溃疡、坏疽、截肢及关节病变；自主神经病变可引起胃肠道、泌尿生殖系统及心血管等症状与性功能障碍；心脑血管并发症也明显增加，并常合并有高血压、脂代谢异常。

二、临床表现

糖尿病的临床表现主要归纳为糖、脂肪及蛋白质代谢紊乱症候群和不同器官并发症及伴发病的功能障碍两方面表现。可有以下几种表现。

（一）慢性物质代谢紊乱

患者可因血糖升高及糖尿，尿渗透压升高而肾小球回吸收水减少而引起多尿，由于多尿失水，则出现烦渴及多饮。组织糖利用障碍致使脂肪及蛋白质分解增加而出现乏力、体重减轻，儿童尚可见发育受阻。由于失糖、组织能量供应不足可出现易饥及多食。此外，高血糖致眼晶状体渗透

压改变影响屈光度而出现视物模糊。

（二）急性物质代谢紊乱

可因严重物质代谢紊乱而出现酮症酸中毒或非酮症性高渗综合征。

（三）器官功能障碍

患者可因眼、肾、神经、心血管疾病等并发症或伴发病导致器官功能不全等表现开始就诊而发现糖尿病。

（四）感染

患者可因并发皮肤、外阴、泌尿道感染或肺结核就诊而发现糖尿病。

（五）无糖尿病症状

患者并无任何糖尿病症状，仅在常规健康检查、手术前或妊娠常规化验中被发现。流行病学调查表明，至少约半数糖尿病患者无任何症状，仅在检测血糖后才被确认为糖尿病。

三、诊断标准

糖尿病的诊断主要由血糖水平确定，判断为正常或异常的分割点主要是依据血糖水平对人类健康的危害程度人为制订的。中华医学会建议在我国人群中采用 WHO（1999）的诊断标准。诊断标准见表 2 - 1 及表 2 - 2。

表 2 - 1　糖尿病的诊断标准

1. 糖尿病症状 + 任意时间血浆葡萄糖水平≥11.1 mmol/L（200 mg/dL）
2. 空腹血浆葡萄糖（FPG）水平≥7.0 mmol/L（126 mg/dL）
3. OGTT 试验中，2hPG 水平≥11.1 mmol/L（200 mg/dL）

解释如下：

（一）糖尿病的诊断标准是空腹血糖、任意血糖或 OGTT 中 2 小时血糖值。空腹是指禁食 8～14 小时，无任何热量摄入；任意时间指一天内任何时间，与上次进餐时间及食物摄入量无关；OGTT 是指以 75 g 无水葡萄糖为负荷量，溶于水内口服。

（二）表 2 - 1 内为静脉血浆葡萄糖水平,用葡萄糖氧化酶法测定。推荐测定静脉血浆葡萄糖值。如用毛细血管及/或全血测定葡萄糖值,其诊断分割点有所变动,见表 2 - 2。

表 2 - 2　糖尿病及 IGT/IFG 的血糖诊断标准

	血糖浓度[mmol/L(mg/dL)]		
	全血		血浆
	静脉	毛细血管	静脉
糖尿病			
糖尿病空腹	≥6.1(110)	≥6.1(110)	≥7.0(126)
或负荷后 2 小时	≥10.0(180)	≥11.1(200)	≥11.1(200)
或两者			
糖耐量受损(IGT)			
空腹(如行检测)	<6.1(110)	<6.1(110)	<7.0(126)
及负荷后 2 小时	≥6.7(120)	≥7.8(140)	≥7.8(140)
	~ <10.1(180)	~ <11.1(200)	~ <11.1(200)
空腹血糖受损(IFG)			
空腹	≥5.6(100)	≥5.6(100)	≥6.1(110)
	~ <6.1(110)	~ <6.1(110)	~ <7.0(126)
及负荷后 2 小时(如行检测)	<6.7(120)	<7.8(140)	<7.8(140)
正常			
空腹	<5.6(100)	<5.6(100)	<6.1(110)
负荷后 2 小时	<6.7(120)	<7.8(140)	<7.8(140)

（三）糖尿病高危人群筛查的规定

无症状的成人,如超重或肥胖(BMI≥25 kg/m^2)且合并 1 个或以上其他糖尿病危险因素,应考虑从任何年龄开始检测评估未来糖尿病风险。对所有患者尤其是那些超重或肥胖者,应从 45 岁开始筛查。如果检查结果正常,至少每 3 年复查一次是合理的。可使用 HbA$_{1c}$、空腹血糖或 75 g

OGTT 2 小时血糖筛查糖尿病前期,对糖尿病前期人群,应评估并治疗其心血管疾病(CVD)危险因素,对超重或肥胖且合并两个或以上其他糖尿病危险因素的儿童和青少年,应考虑筛查糖尿病前期。

对伴有危险因素的个体,在首次产前就诊时采用标准诊断方法筛查未诊断的 2 型糖尿病。对无糖尿病病史的孕妇,在妊娠 24～28 周筛查妊娠期糖尿病(GDM);对妊娠期糖尿病妇女,在产后 6～12 周采用 OGTT 及非妊娠糖尿病诊断标准筛查永久性糖尿病。有妊娠期糖尿病病史的妇女应至少每 3 年筛查一次是否发展为糖尿病或糖尿病前期;有妊娠期糖尿病病史的糖尿病前期妇女,应接受生活方式干预或二甲双胍治疗以预防糖尿病。

四、糖尿病的分型

1997 年 6 月美国糖尿病协会(ADA)与国际糖尿病联盟取得共识,公布了糖尿病新的分型,1998 年得到 WHO 专家的认可,目前被广泛采用。

(一)1 型糖尿病(胰岛 β 细胞破坏导致胰岛素绝对缺乏)

1. 免疫介导性　急发型及缓发型[GAD 抗体及(或)ICA 抗体阳性]。

2. 特发性　无自身免疫证据。

(二)2 型糖尿病

从主要以胰岛素抵抗为主伴相对胰岛素不足到主要以胰岛素分泌缺陷为主伴胰岛素抵抗。

(三)其他特殊类型糖尿病

1. β 细胞功能遗传缺陷　①染色体 12,肝细胞核因子 1α(HNF－1α)基因,(MODY3)。②染色体 7,葡萄糖激酶(GCK)基因,(MODY2)。③染色体 20,肝细胞核因子 4α(HNF－4α)基因,(MODY1)。④染色体 13 胰岛素启动因子(IPF－1)基因,(MODY4)。染色体 17,肝细胞核因子 1β(HNF－1β)基因,(MODY5)。⑤染色体 2,神经源性分化因子/β 细胞 E－核转录激活物 2(Neuro DI/β2),(MODY6)。⑥线粒体 DNA 常见为

tRNALeu(UUR)基因 nt3243A→G 突变。⑦其他。

2.胰岛素作用的遗传缺陷 ①A 型胰岛素抵抗、小精灵样综合征及 Robson-Mendenhall 综合征:胰岛素受体基因的不同类型突变。②脂肪萎缩性糖尿病:全身性及局部性脂肪萎缩,遗传性及获得性脂肪萎缩。③其他。

3.胰腺外分泌病变 胰腺炎、创伤/胰腺切除术后、胰腺肿瘤、胰腺囊性纤维化、血色病、纤维钙化性胰腺病及其他。

4.内分泌腺病 肢端肥大症、Cushing 综合征、胰升血糖瘤、嗜铬细胞瘤、甲状腺功能亢进症、生长抑素瘤及其他。

5.药物或化学物诱导 Vacor(杀鼠剂)、喷他脒、烟酸、糖皮质激素、甲状腺激素、二氮嗪、β 肾上腺素受体激动剂、噻嗪类利尿剂、苯妥英钠、α 干扰素及其他。

6.感染 先天性风疹、巨细胞病毒感染及其他。

7.免疫介导的罕见类型 "僵人"综合征、抗胰岛素受体抗体及其他。

8.伴糖尿病的其他遗传综合征 Down 综合征、Turner 综合征、Klinefelter 综合征、Wolfram 综合征、Friedreich 共济失调、Huntington 舞蹈病、Laurence-Moon-Biedl 综合征、强直性肌营养不良、卟啉病、Prader-Willi 综合征及其他。

(四)妊娠糖尿病(GDM)

五、自然病程

糖尿病的自然病程可分为以下 3 个阶段。

(一)糖尿病前期

此期指个体由血糖调节正常发展为糖调节受损,血糖升高但未达到或超过诊断标准,表现为空腹血糖受损(IFG)或糖耐量受损(IGT),此期可长达 10 年左右。1 型糖尿病已经存在 β 细胞免疫性破坏,主要标志为出现谷氨酸脱羧酶抗体(GAD)或胰岛细胞抗体(ICA),胰岛素早期释放相消失以及 IFG 或 IGT。2 型糖尿病此期常有高胰岛素血症、高脂血症及腹型肥胖等代谢综合征的表现,血糖化验示 IFG、IGT。有糖尿病家族史、妊娠糖尿病病史及巨大儿分娩史等也是重要的依据。在此期采用干预措施(一级预防)可防止高危者发病,也可防止已进入糖尿病前期者进一步发展成为糖尿病。

（二）糖尿病期

处于此阶段的患者,其血糖水平已超过糖尿病诊断的分割点,但尚未出现并发症或伴发病。此期给予积极控制,将血糖控制在正常水平就有可能预防并发症或伴发病的发生(二级预防)。

（三）糖尿病慢性并发症期

糖尿病伴并发症或伴发病,此期患者已有一种或数种并发症或伴发病,但尚无明显器官功能障碍。此期应积极治疗并发症,尽可能改善患者的生存质量,减少致残、致死率(三级预防)。

糖尿病自然病程的识别对于早期针对性地干预治疗以改变甚至延缓糖尿病及其慢性并发症的自然演变过程提供了指导。近年来,随着对肠促胰素研究的不断深入,在糖尿病整个发展过程中,胰高糖素水平的变化及在发病中的作用和对血糖的影响逐渐受到重视。即便在糖耐量减低阶段,已经出现了胰高血糖素水平的不适当分泌,引起血糖的升高,这在糖尿病前期及糖尿病人群中更加普遍。2 型糖尿病患者存在肠促胰素效应减弱,其中,肠促胰素主要包括两种,即胰高糖素样肽 1(GLP-1)和葡萄糖依赖的促胰岛素分泌多肽(GIP),亦称抑胃肽。GLP-1 主要由位于回肠和结肠的 L 细胞合成和分泌,作用于体内多个部位,包括胰腺 β 细胞和 α 细胞、胃肠道、中枢神经系统及心脏等,其作用是通过特异受体介导的。GIP 主要由位于十二指肠和空肠的 K 细胞合成和分泌,主要作用于胰腺 β 细胞,也可作用于脂肪细胞、神经前体细胞及成骨细胞等,其作用也是通过特异受体介导。GLP-1 和 GIP 一起组成肠促胰素,发挥"肠促胰素效应",介导高达 70% 的葡萄糖诱导的胰岛素分泌。多项研究均表明,在肥胖和 2 型糖尿病患者中 GLP-1 的分泌明显减少,促进 GLP-1 分泌、抑制其快速降解已成为近年来治疗 2 型糖尿病的新靶点。

第三章 糖尿病常用的实验室检查

一、口服葡萄糖耐量–胰岛素释放试验(oral glucose tolerance – insulin releasing test，OGT – IRT)

OGT – IRT 简单实用，已广泛应用于临床，即做常规口服葡萄糖耐量试验的同时，平行测定血样中的胰岛素浓度。试验前嘱受试者每日至少进食碳水化合物 300 g，持续 3 日，避免因碳水化合物进入过少而使胰岛 β 细胞分泌胰岛素过低，出现糖负荷后假性糖曲线抬高，误诊为糖尿病或糖耐量减低。试验前一天晚上进餐后不再进食，将 75 g 无水葡萄糖溶解于 300 mL 水中于 5 分钟内喝完，儿童以 1.75 g/kg 葡萄糖计算（最大不超过 75 g）。进食前取空腹静脉血，进食开始计算时间，于 30 分钟、1 小时、2 小时分别取静脉血，测定血糖浓度。

血糖正常值：空腹血糖低于 6.1 mmol/L，糖负荷 2 小时血糖低于 7.8 mmol/L。若空腹血糖低于 7.0 mmol/L，2 小时血糖介于 7.8 ~ 11.1 mmol/L，则为糖耐量减低（IGT）。若空腹血糖大于或等于 7.0 mmol/L，或/和餐后 2 小时血糖达到 11.1 mmol/L 以上者，可诊断为糖尿病。

胰岛素正常值，非超重正常成人的空腹胰岛素大多数在 35.88 ~ 107.63 pmol/L(5 ~ 15 mu/L)，75 g 葡萄糖餐后，30 分钟或 60 分钟的峰值在 287 ~ 574 pmol/L(40 ~ 80 mu/L)，极少数人 <215.25 pmol/L(30 mu/L)或 >717.5 pmol/L(100 mu/L)。在进餐后 180 分钟，大多数降到稍高

于空腹血糖水平。进食 100 g 馒头餐时,各点均值稍高于 75 g 葡萄糖餐者,但无统计学差异。

典型的 1 型糖尿病患者,胰岛素释放曲线低平(< 107. 63 pmol/L);在肥胖者和 IGT 者释放曲线增高;在 2 型糖尿病早期或伴肥胖者,释放曲线也可能增高;但在晚期或非超重、非肥胖及消瘦的 2 型糖尿病患者,释放曲线一般均较正常人低。进餐后胰岛素分泌高峰后延 2 ~ 3 小时是 2 型糖尿病的特征。

二、静脉注射葡萄糖耐量试验 – 胰岛素释放试验(inteavenous glucose tolerance – insulin releasing test,IVGT – IRT)

静脉注射葡萄糖耐量试验是一次注射葡萄糖 25 g(成人),可使正常人血糖在 2 ~ 4 分钟上升到超过正常值范围的高水平(14 ~ 17 mmol/L)。胰岛素释放曲线与血糖曲线相平行。试验一般观察 20 分钟,每 2 ~ 3 分钟采血 1 次。胰岛素释放峰值一般在注射葡萄糖后 2 ~ 3 分钟,正常人可达 502. 25 ~ 574 pmol/L(均值约 50 mu/L)。

IVGT – IRT 与 OGT – IRT 不同之处是,前者反映单独血糖升高对 β 细胞的刺激作用,强而集中;后者除血糖升高的刺激外,尚包括进餐后某些胃肠道激素(如抑胃肽等)经门静脉对 β 细胞的直接作用,能加强葡萄糖对胰岛素的刺激作用。但 IVGT – IRT 是非生理性的高血糖刺激,有诱发糖尿病患者发生酮症酸中毒或高渗综合征的危险,故中度以上高血糖的患者禁用。此法一般只用于研究目的,不作为常规检查。而 OGT – IRT 更接近于生理性试验。

三、C 肽测定及胰高血糖素刺激试验

β 细胞分泌 C 肽是与胰岛素呈等分子分泌的,但经门静脉到达肝脏时,胰岛素被肝脏摄取利用 50% ~ 60%;而肝脏摄取 C 肽较少,只有 10% ~ 15%。故外周血中 C 肽释放曲线下面积可大致反映 β 细胞的分泌量,而外周血中的胰岛素释放曲线下面积只代表肝脏释出的胰岛素量。

两者之差可代表肝脏摄取的胰岛素量。由于 C 肽被肝脏摄取少,代谢清除率低,其半寿期 C 肽为(20.1 ± 1.6)分钟,胰岛素为(9.8 ± 1.3)分钟,故血 C 肽浓度比胰岛素高 5 ~ 10 倍。在进餐后,C 肽的高峰在 1 ~ 2 小时,5 ~ 6 小时回复至基础水平,而胰岛素高峰为 0.5 ~ 1 小时,4 ~ 4.5 小时回复至基础水平。

C 肽的代谢器官主要在肾脏。当肾功能不全时,可使血中 C 肽值偏高,不能准确反映 β 细胞的功能。

国外有学者(Binder 等)推荐胰高血糖素刺激的 C 肽释放试验,认为对于了解残余的 β 细胞功能有重要价值。方法是:在禁食 12 小时后,晨间空腹静脉注射胰高血糖素 1 mg,在注射前及注射后 2、4、6、8、10、15 及 20 分钟分别采血测 C 肽及血糖。与 OGTT 相比较,此方法使 C 肽升高快而集中,峰值见于注射胰高血糖素后约 6 分钟,升高幅度较大,可达 1.2 nmol/L,血糖变化不明显,不引起低血糖反应,故比较安全。不良反应:少数人有恶心,无其他不良反应。

四、糖化血红蛋白

糖化血红蛋白是葡萄糖或其他糖与血红蛋白的氨基发生反应的产物,是一种不需要酶参与的直接反应。血糖浓度越高,糖化血红蛋白的含量也越高。血中葡萄糖可通过红细胞膜上的葡萄糖转运蛋白而进入细胞内,一个红细胞的平均寿命是 120 天,但总有一部分红细胞新生,另一部分红细胞衰老,故总的红细胞中大约半数真正接触所处的血糖平均浓度之中,所以糖化血红蛋白 HbA_1 和 HbA_{1c} 水平只能反映取血标本之前2 ~ 3个月的血糖水平。正常值:HbA_{1c} 为 3% ~ 6%,HbA_1 为 5.1% ~ 7.8%,不同方法测定的糖化血红蛋白数值不同,缺乏标准化,故不便相互比较,但应用同一方法进行长期随访是很有价值的。

糖化血红蛋白高低与糖尿病的各种慢性并发症有密切的相关性,HbA_{1c}值超出正常高限,每增加 1% 可使视网膜病变进展危险性增加

33%,持续时间愈长久,危险性愈大。高血糖控制愈好,HbA$_{1c}$增高持续时间愈短,则危险性愈低。DCCT 和 UDPDS 均已证实,严格控制高血糖可以延缓和阻止糖尿病的慢性并发症尤其是微血管并发症的发生和发展,减少心、脑、肾等严重并发症的发生率和死亡率。

五、糖化血清蛋白(果糖胺)

非酶糖基化不但可以发生在血红蛋白,它也可发生在血清蛋白质,如白蛋白及其他肽链 N 端为缬氨酸的蛋白质,形成高分子酮胺化合物,其结构类似果糖胺。测定血清果糖胺可以反映一定时间内经过整合的血糖均值。因为血清中蛋白质的半衰期较短,因此,果糖胺测定只能反映采血前 2 ~ 3 周患者的血糖平均水平。血清果糖胺正常值为 1.28 ~ 1.76 mmol/L,糖尿病患者的血清果糖胺正常值为 1.62 ~ 2.79 mmol/L。由于果糖胺能反映最近 1 ~ 3 周血糖控制的情况,对于急性代谢失常的糖尿病患者如酮症酸中毒、非酮症高渗综合征,以及糖尿病合并妊娠、胰岛素强化治疗等尤为适用。但当患者血清白蛋白浓度低于 30 g/L,检测血清果糖胺结果偏低,不能很好地反映血糖实际浓度。果糖胺一般不能作为筛查糖尿病的依据,但它对于追踪病情,观察疗效有一定的参考价值。

六、尿糖

当初命名糖尿病时就是因为发现患者尿中有甜味,并以此作为区别糖尿病与不含糖尿的其他多饮多尿病症。随着科学的发展和对于疾病认识的提高,临床上发现尿糖阳性的疾病并非都是糖尿病,也就是说,有些患者血糖正常,但因为肾糖阈降低,肾小球葡萄糖再吸收减少,也可以出现糖尿。这种情况可见于非糖尿病患者,如范尼可综合征、近端肾小管功能异常、慢性肾功能衰竭、良性家族性肾性糖尿者。妊娠期肾血流量增加,肾中葡萄糖的滤过超过肾小管的重吸收,因而几乎半数孕妇呈现尿糖阳性。非糖尿病患者还可出现其他糖尿,如乳糖尿见于妊娠后期或哺乳期,一些先天性代谢缺陷病可表现为果糖尿、半乳糖尿、戊糖尿等。糖尿病患者排出的是葡萄糖,只有采用葡萄糖氧化酶试剂时才呈特异性阳性反应,而其他尿糖成分则呈阴性反应。尿葡萄糖阳性者绝大多数为糖尿病患者,但当尿葡萄糖阴性者在某些情况下,如血糖轻度升高,尿糖也可为阴性。故尿糖阴性者不能排除糖尿病的可能性。

七、尿酮体

胰岛素严重缺乏时,尤其是伴有对抗胰岛素的激素如胰高血糖素、肾上腺素、糖皮质类固醇、甲状腺激素、生长激素等分泌增多时,可有靶细胞对葡萄糖摄取和利用减低,脂肪分解亢进,游离脂肪酸释放增加,经 β 氧化代谢而产生 β 羟丁酸、乙酰乙酸、丙酮,统称为酮体。尿酮体阳性可见于糖尿病酮症酸中毒,2 型糖尿病处于感染、应激、创伤、手术等情况。酮体阳性也可见于长期饥饿、妊娠哺乳、高脂肪饮食、乙醇中毒、发热等。目前,测定尿酮体不能测出 β 羟丁酸,故尿酮体阴性,不能除外体内仍有过多的 β 羟丁酸存在,尤其糖尿病患者有明显的酸中毒,尿酮体试验阴性或弱阳性,仍不能忽视酮症酸中毒的可能性。尿酮体测定方法简便实用,易于掌握,及时测定尿酮体有利于早期诊断,及时治疗,降低酮症酸中毒的致残率和致死率。现在临床上已广泛使用尿酮体试条,但要注意妥善保管,避免光晒及受潮。

八、糖尿病自身免疫检查

1 型糖尿病的患者,临床上常常可以检测到自身抗体有胰岛细胞抗体(ICA)、胰岛素自身抗体(IAA)和谷氨酸脱羧酶抗体(GADA)。ICA 阳性,在 1 型糖尿病患者发病 1 ~ 2 年内可高达 85%（正常人阳性率仅 0.5% ~ 1.7%）,后渐下降;GADA 阳性,在近期发病的 1 型糖尿病患者中阳性率为 69%,在发病后的数十年内其阳性率仍达到 59%,远较病程大于 3 年的 1 型糖尿病患者 ICA 的阳性率为高。当成人患者出现上述抗体阳性时,称为成人缓慢进展型糖尿病(LADA)。

大多数 1 型糖尿病是自身免疫性胰岛 β 细胞损伤的结果,在这类病例血清中可以检测到多种自身免疫性抗体,包括胰岛细胞抗体(islet cell antibody,ICA)、谷氨酸脱羧酶抗体(glutamic acid decarboxyase antibody,GADA)、蛋白酪氨酸磷酸酶样蛋白抗体(protein tyrosine phosphatase – like protein antibodies,IA – 2As)及胰岛素自身免疫性抗体(insulin autoantibody,IAA)。自身免疫性抗体的检测对糖尿病的诊断、分型、防治及高危人群中1型糖尿病的预报均有重要意义。

(一)1型糖尿病自身抗原及抗体

1. GAD　GAD 是将谷氨酸转化为抑制性神经递质 γ – 氨基丁酸的限速酶,哺乳类动物中的 GAD 有两种异构体,即 GAD65 和 GAD67,两者基本结构相似,但在 N – 的 100 个氨基酸残基存在显著差别,因此两者的立体构象不同,抗原的表位也不同。在胰腺中主要表达 GAD65,而在脑组织中主要表达 GAD67。1 型糖尿病中自身抗原为胰腺组织的 GAD65。胰腺中 GAD65 除在 1 型糖尿病中成为自身抗原外,在多发性自身免疫性内分泌综合征及一种较少见的疾病 stiff – man 中亦成为自身抗原。因此,除了在 1 型糖尿病中可以检测到 GAD65A 外,在上述患者体内亦可检测的高滴度到 GAD65A。

2. IA – 2　是一种跨膜糖蛋白,含 979 个氨基酸。结构上分为四部分:信号肽、胞外结构域、跨膜结构域及胞内结构域。其中,胞内结构域的羧基末端含有受体型蛋白酪氨酸同源性区域。主要在神经内分泌系统中表达,如胰岛 α、β、δ 细胞;垂体、脑组织、肾上腺髓质等。其功能还不太明确。另外,IA – 2 有一个异构体:IA – 2β,含有 986 个氨基酸,分子 42% 与 IA – 2 一致。用基因重组的 IA – 2、IA – 2β 分别作为抗原,在 1 型糖尿病中可以检测到 IA – 2 抗体及 IA – 2β 抗体,但发现大多数 IA – 2β 抗体阳性患者 IA – 2A 也阳性,而 IA – 2A 阳性者 IA – 2β 抗体大多为阴性,所以一般认为在 1 型糖尿病患者中主要产生 IA – 2A。

3. 胰岛细胞抗体(ICA)　以上是 1 型糖尿病特异性抗原,因为其分子结构清楚,已经可以由基因重组技术获得,而胰岛细胞抗体所对应的抗原不是单一的,而是一组抗原(故称 ICAs),包括上述抗原,当然也还有一些性质尚未明确的抗原。

(二)自身抗体的检测方法及原理

自身抗体的检测有多种方法,目前测定 GADA、IA - 2As、IAA 常用的方法有放射免疫法(放射配体检测法,RLA;放射结合检测法,RBA)、酶联免疫法;用于 ICAs 测定的主要用间接免疫荧光法,另外,也有用酶联免疫法及免疫组化法的。

1. 放射免疫法(RIA) 利用标记的已知抗原,测定患者血清内相应的抗体。以测定 GADA 为例:^{125}I - GDA + 患者血清(GADA)$\rightarrow$$^{125}I$ - GDA - GADA,在上述反应体系中加入抗人免疫球蛋白抗体(二抗)及沉淀剂,弃上清液,测定沉淀物的放射性计数。计算结合率(测定管 cpm - 非特异管 cpm/总管 cpm × 100%),与正常对照组的结合率比较,结合率高于正常对照组 97.25 个百分位者为阳性。该法是目前 GADA、IA - 2A 及 IAA 的最常用方法。

2. 酶联免疫法(ELISA) 常用间接法。其原理为利用酶标记的抗抗体(抗人免疫球蛋白抗体)以检测与固相抗原结合的受检抗体,故称为间接法。操作步骤如下。

(1)将特异性抗原(如 GAD)与固相载体联结,形成固相抗原。洗涤除去未结合的抗原及杂质。

(2)加稀释的受检血清,保温反应。血清中的特异抗体与固相抗原结合,形成固相抗原 - 抗体复合物。经洗涤后,固相载体上只留下特异性抗体,血清中的其他成分在洗涤过程中被洗去。

(3)加酶标抗抗体。可用酶标抗人 Ig 抗体(二抗)。固相免疫复合物中的抗体与酶标抗体结合,从而间接地标记上酶。洗涤后,固相载体上的酶量与标本中受检抗体的量正相关。

（4）加底物显色。

（5）在分光光度仪上测定光密度。

（6）结果判断：与标准品的光密度比较或高于正常对照组97.25个百分位者为阳性。

间接法的优点是，只要变换包被抗原就可利用同一酶标抗抗体建立检测相应抗体的方法。间接法成功的关键在于抗原的纯度。虽然有时用粗提抗原包被也能取得实际有效的结果，但应尽可能予以纯化，以提高试验的特异性。

3.间接免疫荧光法　主要用于 ICAs 的测定。首先将人胰腺组织切成薄片，放在载体玻璃上，加待检血清，在湿盒中37℃保温30分钟，使抗原抗体充分结合，然后洗涤，除去未结合的抗体。第二步，加上荧光标记的抗球蛋白抗体。如果患者血清中含有 ICAs，则第一步会发生抗原抗体反应，标记的荧光抗球蛋白抗体就会和已结合抗原的抗体进一步结合，从而使切片上的胰岛着荧光，在荧光显微镜下观察荧光的有无及其强度，与阳性标本对照，判断结果，结果以 JDF 单位（Juvenile Diabetes Foundation u-nit）表示。基本操作如下。

（1）滴加 0.01 mol/L，pH 7.4 的 PBS 于胰腺切片上，10 分钟后弃去，使标本片保持一定湿度。

（2）滴加以 0.01 mol/L，pH 7.4 的 PBS 适当稀释的待检血清，覆盖胰腺切片。将玻片置于有盖搪瓷盒内，37℃保温30分钟。

（3）取出玻片，置于玻片架上，先用 0.01 mol/L，pH 7.4 的 PBS 冲洗1~2次，然后按顺序过 0.01 mol/L，pH 7.4 的 PBS 三缸浸泡，每缸 5 分钟，不时振荡。

（4）取出玻片，用滤纸吸去多余水分，但不使标本干燥，滴加一滴一定稀释度的荧光标记的抗人球蛋白抗体。

（5）将玻片平放在有盖搪瓷盒内，37℃保温30分钟。

(6)重复操作(3)。

(7)取出玻片,用滤纸吸去多余水分,滴加一滴缓冲甘油,再覆以盖玻片。

(8)荧光显微镜高倍视野下观察。

(三)抗体检测的临床意义

1.明确1型糖尿病的诊断与分型　1型糖尿病患者血清内可以检测到多种自身免疫型抗体,尤其是新发病者。其中,新发的1型糖尿病ICA的阳性率可达85%;GADA的阳性率为77%;IA-2A的阳性率为62%;IAA阳性率约为70%。国外已经对上述抗体的检测方法进行了标准化。特异性抗原基本上是利用基因重组的产品,故纯度高,特异性强。

2.对LADA的诊断价值　LADA指成人迟发性1型糖尿病(latent autoimmune diabetes of the adult),一般指发病年龄>35岁,非酮症起病,发病半年内不需要胰岛素治疗。但血清内自身抗体阳性的糖尿病患者,发病机制上与1型糖尿病一样,是胰岛β细胞的自身免疫性破坏,但进展缓慢,发病时尚有一定的胰岛素分泌功能,经过一定时间(6年)后,大多数(94%)需要胰岛素治疗,病程6年的2型糖尿病只有14%需要胰岛素治疗。抗体检测对LADA的诊断具有重要价值。与儿童发病的1型糖尿病不同,LADA主要表现为GADA及ICAs阳性,而且大多数表现为单个抗体阳性。据报道,10%~15%的初诊为2型糖尿病的成人糖尿病患者可检测到自身抗体。

评价自身免疫性抗体对1型糖尿病的诊断价值需注意:

(1)与2型糖尿病一样,1型糖尿病也是一种异质性疾病,具有不同的易感基因及保护基因,因此,其自身免疫反应的类型、快慢、强弱均不一致。在临床上,主要表现为不同发病年龄的患者其抗体的阳性率及抗体的种类也不同。如IA-2A及IAA在新发的儿童1型糖尿病中有较高的阳性率,而在成年起病的1型糖尿病主要表现为GADA及ICAs阳性。

（2）方法不同对测定结果有影响,如测定 IA－2A,有人用 IA－2 的胞外片断作为抗原,则测定结果几乎都是阴性,因为作为 1 型糖尿病的自身抗原的是该蛋白分子的胞内部分。

（3）病程长短对测定结果有影响,一般认为病程越长,抗体阳性率及滴度均下降,但 GADA 随病程的变化较小。一项经过 12 年的随访研究发现,85% 的最初 GADA 阳性的患者仍保持阳性。

（4）几种抗体的联合检测可以提高诊断价值。

（5）上述抗体除 IA－2A 外,也可以出现在其他自身免疫性疾病中。

（6）在用过胰岛素治疗的患者亦可以产生胰岛素抗体(insulin antibody,IA),是一种针对外源性胰岛素的抗体,与自身免疫性抗体不同,但目前的检测方法不能区分。但研究表明两者的抗原决定族不同,可以利用基因重组技术区分它们。

（7）抗体阳性对 1 型糖尿病的诊断有重要作用,但 1 型糖尿病的诊断依据主要还是血糖及临床表现。

3. 自身抗体对 1 型糖尿病的预报　对 1 型糖尿病的预报主要在其一级亲属(高危人群)中进行。有报道在 1 型糖尿病的一级亲属中,ICAs、GADA、IA－2A 及 IAA 的阳性率分别为 3.0%、5.1%、2.5%、3.7%。大约 8.7% 的一级亲属有 1 个抗体阳性(主要是 GADA 或 IAA);0.7% 有 2~3 个抗体阳性;0.5% 有 4 个抗体阳性。经过 6 年随访,1 个抗体阳性者只有 1.5% 发展为 1 型糖尿病,而 24.8% 有 2 个抗体阳性者发展为 1 型糖尿病。近年的文献报道,在 1 型糖尿病亲属或普通人群中自身抗体的检测均有预报 1 型糖尿病的作用。一般抗体阴性者以后发生糖尿病的可能很小;糖尿病大多数发生在最初有 2 个以上抗体阳性者,因此建议预报 1 型糖尿病时,首先检测 GADA 或 IAA(尤其在 <10 岁的儿童),如果检测出阳性结果,再加测另外的抗体,对有 2 种抗体阳性者需进行进一步的检查,如静脉葡萄糖耐量试验,了解第一时相胰岛素分泌等;

由于抗体检测简单易行,可靠,在预报 1 型糖尿病时有取代易感基因检测的倾向。

4.自身抗体与糖尿病的治疗 在成年发病的糖尿病患者,自身抗体的检测可以预报其今后是否需要胰岛素治疗。一项长达 12 年的研究发现,在成年发病的糖尿病患者,初诊时如果有 2 个以上自身抗体阳性,则有 74% 的患者 5 年后出现胰岛 β 细胞功能衰竭(血清 C－P 测不出),在 12 年中几乎所有初诊时 2～3 个抗体阳性患者均发生胰岛 β 细胞功能衰竭;初诊时只有 1 个抗体阳性者,5 年后有 17% 发生 β 细胞功能衰竭,12 年后达到 80%。在 12 年中几乎所有初诊时 2～3 个抗体阳性患者均发生胰岛 β 细胞功能衰竭;而在初诊时抗体阴性的患者,12 年后没有 1 例发生完全胰岛 β 细胞功能衰竭。对继发性口服降糖药物失效的糖尿病患者的研究,表明其中 44% 的患者自身抗体阳性;而那些抗体阴性者仍保存有相当的胰岛素分泌功能,尤其在糖毒性控制后可以得到较好的恢复。因此,目前认为如果患者自身抗体阳性,应该早期使用胰岛素治疗,这对保护 β 细胞功能,稳定病情均有一定作用。

5.自身抗体与 1 型糖尿病的预防 能在 1 型糖尿病的亲属甚至普通人群中预报 1 型糖尿病是预防 1 型糖尿病重要的一步。对这些高危人群采取一定的手段可能预防或延缓 1 型糖尿病的发生。如利用免疫抑制剂或诱导免疫耐受等。

总之,自身抗体的检测对 1 型糖尿病的诊断、分型、治疗与预防均有重要作用,尤其是对成年发病的糖尿病的各方面具有较重要的指导作用,有条件的医院对所有新发糖尿病均应检测自身抗体。

第四章 生活方式的干预

一、饮食调理

饮食是所有糖尿病治疗的基础,是糖尿病自然病程中任何阶段预防和控制糖尿病必不可少的措施。饮食调理主要包括两方面内容,一是要控制饮食,二是要合理营养。控制饮食指限制每日从食品中摄入的总热量;合理营养指的是所摄入的碳水化合物、蛋白质和脂肪要有一定的比例,要求合理地选择食品种类并限定其数量。饮食调理的主要目的在于减轻患者的胰岛负担,使血糖、血脂达到或接近正常水平并维持正常体重。不良的饮食习惯还可导致相关的心血管危险因素,如高血压、血脂异常、高尿酸血症和肥胖。

我国唐代著名医家孙思邈在世界上最早提出糖尿病要重视饮食疗法,其《千金要方·消渴》曰:"治之愈否,属在病者,若能如方节慎,旬月可瘥,不自爱惜,死不旋踵。……其所慎有三:一饮酒,二房事,三咸食及面,能慎此者,虽不服药而自无他。不知此者,纵有金丹,亦不能救,深思慎之。"

（一）饮食调理的目标和原则

1. 体重控制在正常范围内 改变生活方式的一个主要目的就是要使超重和肥胖者体重降低。据流行病学调查资料显示,随着体重指数或腰围的升高,高血压、糖尿病、血清总胆固醇升高、高密度脂蛋白胆固醇过低、三酰甘油升高患病率明显上升。这是因为肥胖易产生胰岛素抵抗,而胰岛素抵抗是导致上述代谢综合征的主要病理基础。提出 BMI(体重指数)达到 24 为中国成人超重的上限,28 为肥胖的界限。男性腰围达到 85 cm,女性腰围达到或超过 80 cm 为腹部脂肪蓄积的界限。

2.单独或配合药物治疗　以求获得理想的代谢控制(包括血糖、血脂、血压),有利于对糖尿病慢性并发症的预防。

3.饮食调理应个体化　即在制订饮食计划时,除了要考虑到饮食调理的一般原则外,还要考虑到糖尿病的类型、生活方式、文化背景、社会经济地位、是否肥胖、治疗情况、并发症和个人饮食的喜好。

对于年轻的 2 型糖尿病患者,应供应合适的能量和营养来确保正常的生长和发育,减少胰岛素抵抗,帮助患者养成良好的饮食习惯,并使饮食治疗和药物治疗、运动得到良好的配合。对于妊娠和哺乳妇女,应供应合适的能量和营养来确保胎儿正常的生长和发育并使代谢得到良好的控制。对于老年糖尿病患者,应供应合适的能量和营养并应考虑到心理和社会因素。对于使用胰岛素和促胰岛素分泌剂者,通过教育患者掌握糖尿病自我管理的技巧,减少或防止低血糖(包括运动后低血糖)发生的危险性。

(二)食物的搭配

1.脂肪　来源有动物性脂肪(如猪油、乳、蛋类食品中所含的脂肪)和植物性脂肪(如豆油、菜籽油、花生油、芝麻油等)。动物性脂肪溶点高,难于消化,除鱼油外,含饱和脂肪酸多,摄入过多可导致血清胆固醇增高而引起动脉硬化症,故应严格限制动物性脂肪的摄入。植物性脂肪富含不饱和脂肪酸,在体内能与胆固醇结合成脂,从而促进胆固醇代谢,使胆固醇不易沉积于血管壁,有降低血清胆固醇、防止心血管疾病的作用。因此,植物性脂肪应占脂肪总摄入量的40%以上。不饱和脂肪酸又分为单不饱和脂肪酸和多不饱和脂肪酸。玉米、大豆之类的植物油是饮食中多不饱和脂肪酸的主要来源,由于多不饱和脂肪酸在体内代谢过程中容易氧化而对机体产生不利影响,因此,多不饱和脂肪酸亦不宜摄入过多

（一般不超过总热量的 10%）。目前认为,富含单不饱和脂肪酸的菜籽油、橄榄油是理想的脂肪来源,应优先选用。在限制脂肪摄入的前提下,烹调油应尽量用植物油,每日限量为 18 ~ 27 g,为 2 ~ 3 汤匙（即 20 ~ 30 mL）。对肥胖者应采取低脂肪饮食,无论是饱和脂肪酸或不饱和脂肪酸均应严格限制。

糖尿病患者往往因血清胆固醇升高而引起心血管疾病,因此,还应注意限制饮食中胆固醇的摄入量,一般主张胆固醇限量为每日低于 300 mg。富含胆固醇较多的食物主要有脑、心、肺、肝等动物内脏及蛋黄等。但是,如果血脂不高,又不肥胖,就没有必要过分限制食用胆固醇较多的食物。特别是蛋类食品,是饮食中蛋白质极好的来源,且饱和脂肪酸含量低,容易制作且食用方便,因此,蛋类食品对小儿及成人都非常有益,适当摄入对健康有利。

2.碳水化合物　即糖类物质,是主要的供能营养素,按其化学成分可分为单糖、双糖和多糖。单糖如葡萄糖、果糖和半乳糖,可直接被人体吸收利用。水果中的糖主要是葡萄糖和果糖。食糖中的蔗糖和牛乳中的乳糖是双糖,分别由葡萄糖与果糖及葡萄糖与乳糖组成。多糖主要有淀粉和膳食纤维等,淀粉在谷类、豆类、薯类和坚果中含量最多。所有糖类在消化道均转化成单糖（葡萄糖）而被吸收,少量的果糖和半乳糖被吸收后在肝脏几乎全部被转变为葡萄糖。淀粉要经过消化、吸收后才能变成单糖进入到血液中,需经过一个缓慢的过程,有利于保持血糖的平稳,因此,糖尿病患者应以进食多糖为主。

碳水化合物所提供的热量应占总热量的 55% ~ 65%,应鼓励患者多摄入复合碳水化合物及富含可溶性食物纤维素的碳水化合物和富含纤维的蔬菜。对碳水化合物总热量的控制比控制种类更重要。在碳水化合物总热量得到控制的前提下,没有必要严格限制蔗糖的摄入量。

目前认为,适当提高碳水化合物摄入量不仅可以改善糖耐量、降低胆固醇及三酰甘油,还可提高周围组织对胰岛素的敏感性。如果碳水化合物摄入过少,每日不足 125 g,则可引起体内脂肪分解过盛而导致饥饿性酮症,并可使糖耐量降低。葡萄糖是人体最直接的能量来源,因为全身所有组织细胞都能利用它,特别是脑细胞所需的能量几乎完全直接来自血糖,即使在胰岛素缺乏的糖尿病患者也不例外,因为脑细胞对葡萄糖的利用不需要胰岛素参与。

3.蛋白质 是生命活动的物质基础,机体的所有重要组成部分都需要蛋白质参与。此外,蛋白质有许多重要的生物学功能,如抗体的免疫作用、激素的生理调节作用、酶的催化作用等。因此,饮食中注意蛋白质的摄入是必要的。虽然蛋白质也能给机体提供能量,但这不是它的主要功能。蛋白质的食品来源主要为蛋、鱼、虾、瘦肉等动物食品及大豆等豆类食品。人体中有 8 种氨基酸不能合成或合成的速度远远不能适应机体的需要,这 8 种氨基酸称为必需氨基酸(如赖氨酸、缬氨酸、苏氨酸、蛋氨酸、亮氨酸、异亮氨酸、色氨酸、苯丙氨酸等)。动物蛋白中含有丰富的必需氨基酸,而植物蛋白质所含必需氨基酸较少,因此,混合膳食才能使各种食物蛋白质的氨基酸在体内互相补充,以提高蛋白质的营养价值。

蛋白质摄入过多对糖尿病没有益处。近年来许多临床和实验研究证明,高蛋白质饮食可引起患者肾小球滤过压增高,由此容易发生糖尿病肾病。因此,蛋白质摄入不应超过需要量,即不多于总热量的 15%。有微量白蛋白尿的患者,蛋白质的摄入量应限制在 0.8 ~ 1.0 g/kg 体重。有显性蛋白尿的患者,蛋白质的摄入量应限制在低于 0.8 g/kg 体重。

4.限制饮酒 特别是肥胖、高血压和/或高甘油三酯血症的患者。白酒除提供能量外不含其他营养素,对合并肝病者尤其不利,更不能随意饮用。酒精可引起促胰岛素分泌剂或胰岛素治疗的患者出现低血糖。为防止酒精引起的低血糖,饮酒的同时应摄入适量的碳水化合物。啤酒含有较多的碳水化合物,如啤酒 200 mL 相当于主食 25 g。饮用时要计算热量,减少主食量。

5.替代甜味　可用无热量非营养性甜味剂,如甜叶菊、阿斯巴甜等。甜叶菊是一种非糖天然甜味剂,由于它是从植物中提取的天然成分,比较安全,是颇有应用价值的天然甜味剂。阿斯巴甜在胃肠道中被酶代谢成天冬氨酸、苯丙氨酸及甲醇,通常称为"蛋白糖";由于它甜度高,使用的量很小,因此其热量可忽略不计。

6.食盐　限量在每天6 g以内,尤其是高血压患者。

7.妊娠期糖尿病患者　应注意叶酸的补充以防止新生儿缺陷。钙的摄入量应保证每天1 000～1 500 mg,以减少发生骨质疏松的危险性。

(三)营养治疗建议

表4-1　针对糖尿病的饮食营养调理建议

主题	建议
营养治疗的有效性	建议所有1型糖尿病和2型糖尿病患者把营养治疗作为有效的整体治疗计划的有效性的一部分。 糖尿病患者应接受个体化的医学营养治疗(MNT)以达到治疗目标,优先考虑由熟悉糖尿病 MNT 的注册营养师指导。对1型糖尿病患者,尤其是强化治疗者,用碳水化合物计算进餐计划方法进行灵活的胰岛素治疗教育计划可以改善血糖控制。对于应用固定每天胰岛素剂量的患者,保持稳定的碳水化合物的摄入时间和量可以改善血糖控制,减少低血糖风险。简单的饮食计划方法,如份数控制或健康食物选择,或许能更好地适用于文化程度较高的健康2型糖尿病患者。这种策略对老年人或许也是有效的。因为糖尿病营养治疗可以节省花费,并可改善预后(如降低 HbA_{1c}),MNT 应该由保险公司及其他支付者所充分覆盖
能量平衡	建议超重或肥胖的成年2型糖尿病患者或有糖尿病风险的个体减少能量摄入,保持健康的饮食习惯以减轻体重。在某些糖尿病患者,尤其是在糖尿病病程早期的患者,中等程度的体重减轻或许即可临床获益。为达到中等程度的体重减轻,建议持续地强化生活方式干预支持

（续表）

主题	建议
饮食方式和宏量营养素分配	有证据提示,所有糖尿病患者并没有一个理想的碳水化合物、蛋白质和脂肪的热量来源比例;所以,宏量营养素的分配应根据目前饮食方式、喜好和代谢控制目标的个体化评估。碳水化合物的量和胰岛素或许是进餐后影响血糖应答最重要的因素,所以制订饮食计划时应考虑这些因素。无论通过碳水化合物的计算,还是通过经验估算以监测碳水化合物的摄入量,都是血糖控制达标的关键。为保持身体健康,应建议患者优先从蔬菜、水果、全谷物、大豆和奶制品中摄入碳水化合物,而非其他碳水化合物来源,尤其是那些含有添加脂肪、糖类或钠的食品。用低糖负荷食物替代高糖负荷食物或许可以中度改善血糖控制。有 2 型糖尿病风险的患者应鼓励摄入达到 14 g 纤维/千卡的膳食纤维,摄入全谷食物(谷物摄入的一半)。用等热量的其他碳水化合物替代等热量的含蔗糖食物对血糖的影响相似,但仍应尽量减少营养富集的食物。有糖尿病和糖尿病风险的个体应限制或避免含糖饮料的摄入(任何含热量甜味剂,包括高果糖玉米糖浆和蔗糖),以减少体重增加和心脏代谢风险谱的恶化
蛋白质	2 型糖尿病患者摄入蛋白质似乎能增加胰岛素应答,但不升高血糖浓度。所以,含蛋白质较高的碳水化合物不应用于治疗或预防低血糖。目前的证据不足以建议糖尿病患者理想的脂肪总摄入量,所以,目标应该个体化脂肪的质量比脂肪的数量更重要。地中海饮食方式、富含单不饱和脂肪酸(MUFA)的饮食方式或许对血糖控制和心血管危险因素有益,所以应该推荐作为低脂高碳水化合物饮食方式的一个有效替代方案
膳食脂肪	建议增加富含长链 $\omega-3$ 脂肪酸(EPA 和 DHA)如鱼类和 $\omega-3$ 亚麻酸的食物摄入。建议每周至少食用 2 次(2 份)鱼(富含脂肪的鱼)。糖尿病患者饮食中饱和脂肪、胆固醇和反式脂肪的建议摄入量与普通人群相同。目前的证据不支持糖尿病患者补充 $\omega-3$ 预防或治疗心血管事件

（续表）

主题	建议
微量营养和中草药	没有明确的证据显示糖尿病患者人群维生素或矿物质的补充是有益的（如果没有缺乏）。不建议常规补充抗氧化剂如维生素 E、维生素 C 和胡萝卜素，因为缺乏有效性和长期安全性的证据。没有足够的证据支持糖尿病患者常规应用微量元素如铬、镁和维生素 D 以改善血糖控制。没有足够的证据支持应用肉桂或其他中草药/补充剂治疗糖尿病。个体化的饮食方案应包括优化食物选择，使所有微量元素符合推荐每日许可量/膳食参考摄入量
酒精	成年糖尿病患者如果想饮酒，每日饮酒量应适度（成年女性每天≤1份，成年男性≤2份）。饮酒或许使糖尿病患者迟发低血糖的风险增加，尤其是应用胰岛素或促胰岛素分泌剂的患者。教育并保证让患者知晓如何识别和治疗迟发低血糖
钠	在普通人群减少钠摄入 <2 300 mg/d 的建议，对糖尿病患者也是合适的。对糖尿病合并高血压的患者，进一步减少钠摄入应该个体化

二、运动疗法

运动疗法是糖尿病的基本治疗方法之一，尤其对 2 型糖尿病的治疗作用更大。最早提出运动疗法的大概是我国隋代巢元方，他在《诸病源候论》中指出：消渴病人要"先行一百二十步，多者千步，然后食"。现代研究已证实，具有充沛体力活动的生活方式可加强心血管系统的功能和体能感觉，改善胰岛素和敏感性，改善血压和血脂。经常性的运动可改善血糖的控制并减少降糖药物的用量。因此，运动治疗应成为所有糖尿病患者糖尿病管理方案中的一个必不可少的组成部分。所有患者均应在制订运动计划之前进行医学检查。

（一）运动疗法的目的

1.减轻胰岛素抵抗、改善糖代谢　通过有效的运动锻炼，增强外周组织对胰岛素的敏感性,减轻胰岛素抵抗,促进肌肉细胞对葡萄糖的利用,降低血糖。

2.纠正脂代谢紊乱　运动加速脂肪组织分解,促进游离脂肪酸和胆固醇的利用,降低胆固醇和低密度脂蛋白浓度,提高高密度脂蛋白浓度,纠正脂代谢紊乱。

3.减轻体重　2型糖尿病患者中,超重或肥胖者居多,长期运动锻炼能减少体内脂肪,减轻体重,增加肌肉量,从而达到减肥和矫治体型的效果。

4.增加体力　运动锻炼可维持和促进成年患者的正常体力和工作能力,保持儿童和青少年患者的正常生长发育。

(二)运动治疗的原则

运动治疗的原则是适量、经常性和个体化。运动计划的制订应在医务人员的指导下进行,以保持健康为目的的体力活动为每日至少30分钟中等强度的活动,如慢跑、快走、骑自行车、游泳等。但是运动项目要与患者的年龄、健康状况、社会、经济、文化背景相适应,即运动的项目和运动量要个体化。应将体力活动融入日常生活中去,如尽量少用汽车代步和乘电梯等。运动的强度可根据运动1小时后的心率与预期最大心率间的关系(有自主神经病变者不适用)来估计。

表4-2　运动强度和心率快慢

强度	最大心率(%)
非常轻	<35
轻	35~54
中等	55~69
强	78~89
非常强	>90
最强	100

最大心率 = 220 - 年龄

(三)运动治疗的安全性

运动治疗不应只强调运动治疗的益处,而且要注意和避免运动引起的危险,如运动有导致冠心病患者发生心绞痛、心肌梗死或心律失常的危险性;有增殖型视网膜病变的患者有发生玻璃体积血的可能性;有神经病变的患者有发生下肢(特别是足部)外伤的危险性。所有糖尿病患者在做运动之前要做相应的检查。

1. 运动与血糖的变化　所有接受胰岛素和促胰岛素分泌剂治疗的糖尿病患者均应了解运动对血糖的急性影响。除非在非常高的血糖水平(如 >15 mmol/L)的情况下,低到中等强度的运动可在运动中和运动后降低血糖水平,增加发生低血糖的危险性。因此,应注意根据运动前后血糖的变化调整胰岛素和促胰岛素分泌剂的剂量,以及在运动前和运动中增加碳水化合物的摄入量。相反,高强度的运动可在运动中和运动后的一段时间内增高血糖的水平并有可能造成持续性的高血糖,在 1 型糖尿病患者或运动前血糖已明显升高的患者,高强度的运动还可诱发酮症或酮症酸中毒,因此,应在血糖得到良好控制后进行运动。运动前,应避免在运动中要使用的肢体注射胰岛素。使用促胰岛素分泌剂和注射胰岛素的患者应避免在空腹时运动,运动的时间应在餐后 1 小时开始。酒精可加重运动后发生低血糖的危险性。

2. 运动与糖尿病的并发症

(1)血管疾病　有如下表现者,中等强度到高强度的运动有加重潜在心血管疾病的危险性,应在运动前对患者的心血管疾病进行评估。①年龄 >35 岁;②2 型糖尿病病程 >10 年;③1 型糖尿病病程 >15 年;④其他的心血管疾病的危险因素;⑤有微血管病变:增殖型视网膜病变、肾病(包括微量白蛋白尿);⑥外周血管病变;⑦自主神经病变。

(2)外周血管疾病　根据病情不同,可从事轻到中等强度的运动。

(3)视网膜病变　有增殖型视网膜病变的患者不适合从事负氧运

动、阻力运动、跳跃运动和包含憋气动作的运动。

（4）肾病　可从事低到中等强度的运动。

（5）神经病变　有保护性感觉丧失的患者应避免负重运动和需要足部反复活动的运动项目，如跑步机、长距离行走、慢跑、踏楼梯运动；可进行游泳、骑车、划船、坐在椅子上的运动、上肢运动和其他非负重运动。应注意运动时所穿鞋子的舒适性，在运动前后常规检查足部。

（四）运动疗法的实施方法

1. 2型糖尿病患者运动疗法　2型糖尿病常伴有肥胖、高血脂、缺乏运动等，这些因素最终导致胰岛素抵抗和胰岛素作用缺陷，发为糖尿病。对于2型糖尿病的治疗应首先改变患者的生活方式，给予饮食控制和运动疗法，以达到控制血糖、消除症状的目的。如果上述两种治疗方法经2~4周认真执行而无效，则应考虑进行药物治疗。

（1）步行　步行是一种简便而有效的方法。其优点是不受时间、地点的限制，而且运动强度较小，比较安全。适合年龄较大、身体较弱的糖尿病患者。步行运动量的大小是由步行速度与步行时间所决定的。一般每分钟90~100米为快速步行；每分钟70~90米为中速步行；每分钟40~70米为慢速步行。开始宜慢速步行，以后逐渐增加步行速度和时间，一般以每天步行40~60分钟为宜。

（2）慢跑　是一种中等强度的运动，适合于较年轻、身体条件较好、有一定锻炼基础的糖尿病患者。慢跑不需要任何器械，不受时间和地点的限制，且运动效果明显，运动量也较大。慢跑时，要根据个人的体力情况，采取间歇跑或常规慢跑的形式。

（3）登楼梯　有报道每天登5层楼梯，可使糖尿病的发病率比乘电梯的人减少25%；如果每天登6层楼梯3次，其死亡率比不运动者减少1/4~1/3。说明登楼梯对保持身体健康，减少心血管疾病发生率有重要意义。可根据患者个人的身体状况，选择走楼梯、跑楼梯和跳台阶等不同的形式。但登楼梯不能完全代替步行或慢跑锻炼。

除了以上几种常用的运动形式外，还可以选择如自行车、划船、高尔夫球、击剑、乒乓球、羽毛球、游泳等。运动锻炼不可避免会引起食欲增加，消化功能增强，此时应注意控制饮食。只有当运动疗法与饮食控制结合起来，才能实现热量负平衡，从而使体重下降，最终达到理想体重。

2. 1型糖尿病患者的运动疗法　1型糖尿病的治疗原则与2型糖尿病有所不同，一旦确诊应首先应用胰岛素治疗和饮食控制，待血糖得到平稳控制时，再进行运动疗法。运动对于少年儿童正常的生长发育起重要作用，一方面，可促进儿童生长发育，增强心血管功能，维持正常的运动能力；另一方面，可提高胰岛素的敏感性，增强胰岛素的作用，有利于血糖控制。

运动的种类和运动强度应根据1型糖尿病患者的年龄、病情、兴趣爱好和运动能力而制订，如选择步行、慢跑、踢球、跳绳、游泳、舞蹈等均可。每次运动要适度，不要过分劳累，以免加重病情。另外，还要注意以下几点。

(1)运动与使用胰岛素的关系　①胰岛素注射部位要尽量避开将要进行运动的肢体，否则肢体的运动会使胰岛素吸收加快导致低血糖反应出现。②运动前最好先行监测血糖，如血糖过高(血糖 > 14 mmol/L)，应测尿酮体，如酮体为阳性，则不要运动。而是首先控制血糖，待病情好转后，再进行运动疗法。③清晨空腹未注射胰岛素前，血浆胰岛素水平较低，此时运动容易诱发酮症。合理的方法是在注射胰岛素和早餐之后再进行运动。

(2)运动与饮食的关系　①运动前监测血糖，如血糖 < 5.5 mmol/L，运动前应增加食物；如 > 5.5 mmol/L，则不必增加食物。②如进行轻度至中度量的运动通常不需要增加食物；如果运动时间较长，持续几个小时，则应适当补充些食物。③运动时要随身携带食物，如饼干或糖果等，有低血糖先兆时可及时食用。运动后也要及时补充食物,有时低血糖反应可发生在运动结束后的数小时内,这主要是运动后肌肉组织增加对血糖的摄取以补充糖原贮存,同时细胞内糖原合成酶活性增加,使得血糖浓度下降引起。

3. 糖耐量减低(IGT)、空腹血糖(IFG)异常患者的运动疗法　IGT、IFG 现统称为糖尿病前期。若干年后,其中相当一部分人会发展为糖尿病,并且高血压、动脉粥样硬化和肥胖的发生率明显高于糖耐量正常者。国外已有研究表明,经常性的中等强度的运动锻炼可预防 2 型糖尿病的发生,尤其对已具有一个或数个危险因素进一步向 2 型糖尿病发展有积极的预防作用。研究结果建议每天或每周至少有 3 天进行一次中等强度的运动锻炼,包括慢跑、登楼梯、骑自行车、跳舞等,每次持续 10 分钟以上,将有助于高危人群脱离危险因素,从而减少糖尿病的发病率。

4. 运动中应注意的问题

(1)糖尿病患者的运动要遵循循序渐进的原则,运动量由小到大,运动时间由短到长,动作由易到难,使身体逐步适应,并在运动过程中逐步提高运动能力。

(2)要长期坚持,持之以恒。运动锻炼越久,运动效果就会越好。

(3)要密切观察运动的反应。开始运动时最好在医护人员监视和指导下进行,尤其是对高龄患者及有心血管并发症者,要及时监测患者心率、血压、心电图及自我感觉等,发现不良情况要及时采取措施,并随时调整运动方案及运动量。

(4)运动量要适宜,运动结束后,心率应在休息后 5～10 分钟恢复到运动前的水平,并且运动后自我感觉轻松,食欲和睡眠良好,虽有疲乏感,但短时休息后可消失。

(5)运动量过大的标志:运动结束后 10～20 分钟,心率仍未恢复,并且出现疲劳、心慌、睡眠不佳、食欲减退等情况,说明运动量过大,这时应减少运动量或暂停运动,做进一步检查,待身体情况好转后,再恢复运动。

(6)运动量不足的标志:运动后身体无发热感、无汗、脉搏无明显变化或在 2 分钟内迅速恢复正常,表明运动量过小,难以产生运动效果,应及时增加运动量。

5. 美国 ADA 关于运动的治疗建议

(1)应鼓励糖尿病或糖尿病前期儿童每天至少进行 60 分钟的体力活动。

(2)成年糖尿病患者应每周至少进行 150 分钟中等强度有氧运动(最大心率的 50%~70%),每周至少 3 天,不能连续超过 2 天不运动。目前的证据支持,应鼓励所有人包括糖尿病患者减少静坐时间,尤其是避免长时间的静坐(>90 分钟)。鼓励无禁忌证的 2 型糖尿病患者每周进行至少 2 次耐力锻炼。

总之,运动疗法作为糖尿病综合治疗中的一项基本治疗方法,对预防糖尿病的发生、改善糖代谢及防止慢性并发症的发生和发展都有一定的意义。

第五章 口服抗糖尿病药物治疗

在所有的糖尿病患者中,2 型糖尿病占其中的绝大多数,据调查,其中大部分在就医初期是用口服降糖药物治疗。以往将治疗糖尿病的口服药物统称为口服降糖药,近年来有学者认为,所谓的"口服降糖药"其实有降血糖药和抗高血糖药之分,前者可使血糖降至正常范围以下,甚至有发生低血糖的危险,如磺脲类药物及格列奈类药物。而抗高血糖药物仅仅只是降低异常升高的血糖,本类药物单独使用时,一般不会出现低血糖反应,如双胍类、葡萄糖苷酶抑制剂及胰岛素增敏剂。因此,称之为口服抗糖尿病药更为确切。

一、磺脲类药物

1942 年法国 Janbon 观察到伤寒症患者在用一种磺胺药时出现严重低血糖反应,随即进行基础研究,发现磺胺类药物使实验犬血糖水平下降,但切除胰腺后血糖不下降,揭示此类药物通过胰岛发挥作用。1955年发现一新型改良磺胺药能导致低血糖反应。由此研制出第一代磺脲类药物,包括甲苯磺丁脲、氯磺丙脲、妥拉磺脲、醋磺己脲。1966 年以格列本脲代表的第二代磺脲类药物先后被发现并广泛使用至今,包括格列本脲、格列吡嗪、格列齐特、格列喹酮、格列波脲、格列苯脲。第一代磺脲药与磺脲类的亲和力低,脂溶性差,细胞膜的通透性差,需口服较大剂量才能达到相同的降糖效果;另一方面,第一代磺脲药引起低血糖反应及其他不良反应发生率高,现已少用。现常用的格列本脲、格列苯脲、格列吡嗪控释剂、格列齐特、格列齐特缓释片为中长效制剂,降糖作用较强;格列喹酮、格列吡嗪普通剂型属短效制剂,作用时间较短。大部分磺脲类均经肝脏代谢后从肾脏排泄,仅格列喹酮95%从胆道排出,5%经肾排泄,故适用于轻、中度肾功能不全患者。

(一)作用机制

1. 刺激胰岛素分泌 磺脲类药物主要通过与β细胞膜上的磺脲类药物受体结合,抑制细胞膜上ATP-敏感性钾通道,使之关闭,细胞内钾离子不能流到细胞外,细胞内正电荷增加,使细胞膜去极化,从而使电压依赖性钙通道开放,细胞外钙离子则进入细胞内,其结果细胞内钙离子浓度增加,刺激胰岛素分泌。

磺脲类药物刺激胰岛素分泌的另一种学说认为,磺脲类药物抑制了磷酸二酯酶的活性,此酶是环腺苷酸(cAMP)的降解酶,可使cAMP水平升高,结合钙解离增加,使细胞内钙离子增加,胰岛素分泌即增加。

2. 胰腺外作用机制 近年来采用葡萄糖钳夹技术研究发现,磺脲类药物还可使人体外周葡萄糖利用增加10%~52%(平均29%),但也有研究认为,此作用可能继发于葡萄糖毒性作用的改善。不同磺脲类药物可能具有不同程度的内在拟胰岛素作用,但大多数需在较高血药浓度时才具有此作用,可能并不具有实际临床意义。

(二)磺脲类药物的药效

1. 降糖作用 临床试验表明,磺脲类药物刺激胰岛素释放的量可达非药物刺激的2倍左右。在一定剂量范围内,其降糖作用呈剂量依赖性,但也取决于尚存的胰岛功能。一旦超过最大有效浓度后降糖作用并不随之增强,而不良反应明显增加。FPG<13.9 mmol/L、有较好的胰岛功能、新诊断的糖尿病患者、胰岛细胞抗体或谷氨酸脱羧酶抗体阴性的糖尿病患者对磺脲类药物的反应良好。

2. 葡萄糖依赖的降糖作用 磺脲类药物对胰岛β细胞的刺激效应

在一定程度上还受血糖浓度的影响,即所谓的"葡萄糖依赖作用"。实验证实磺脲类药物在较低浓度时,在不同的血糖水平其刺激胰岛素分泌的强度可有差别。有资料显示,格列吡嗪控释片和格列齐特缓释剂在药理剂量时,每日口服一次维持 24 小时较低的血药浓度,由于它们刺激胰岛素的分泌还与进餐有关,因而可获得与普通剂型相似或更稳定的血糖控制,低血糖的发生也少。还有资料显示,格列吡嗪、格列齐特以及非磺脲类促分泌剂可改善负荷后早期时相胰岛素分泌。

3. 其他作用　磺脲类药物对血脂无明显影响或有较轻的改善作用,如 TG 水平下降,这种作用可能继发于血糖下降的间接作用的结果。格列吡嗪和格列齐特对凝血和纤溶系统的影响研究结果不尽一致,因此,它们对大血管病变的益处尚需进一步临床研究确认。

(三)磺脲类药物的选用原则

由于磺脲类药物的降糖机制主要是刺激 β 细胞分泌胰岛素,故适用于 β 细胞有一定功能,且饮食控制加运动疗法不能达到满意控制的 2 型糖尿病患者。

1. 可作为非肥胖 2 型糖尿病的一线用药。

2. 老年患者或餐后血糖升高为主者宜选用短效类,如格列吡嗪、格列喹酮。

3. 轻 - 中度肾功能不全患者可选用格列喹酮。

4. 病程较长、空腹血糖较高的 2 型糖尿病患者可选用中 - 长效类药物,如格列本脲、格列苯脲、格列齐特、格列齐特缓释片及格列吡嗪控释片。

(四)联合用药

磺脲类药物治疗血糖控制不能达标时,可以联合使用双胍类、噻唑烷二酮类、糖苷酶抑制剂、胰岛素。同一患者一般不同时联合应用两种磺脲类药物,也不同时用磺脲类及格列奈类非磺脲类促胰岛素分泌剂。已有证据表明,及早应用格列酮类可显著减少磺脲类继发失效。

（五）非适应证及禁忌证

1.单纯饮食控制可以达到满意控制者。

2.肥胖的 2 型糖尿病患者最好不要作为首选,因其可增加体重。

3.糖尿病性酮症酸中毒时或有易发倾向者,不宜用口服降糖药。

4.有感染、创伤、手术和应激情况时,应暂停口服药,改为胰岛素治疗。

5.严重肝、肾、心、脑、眼并发症者,一般不宜口服降糖药治疗。

6.妊娠糖尿病一般不主张使用口服降糖药治疗。

7.对磺胺药过敏者。

（六）磺脲类药物失效

约 10% 糖尿病患者开始使用磺脲类药物治疗时血糖不能控制（FPG > 13.9 mmol/L 或 FPG 下降 < 1.1 mmol/L）,为原发性失效。

有些患者初始治疗时反应良好,但经过数月或数年后疗效减弱或消失,称为继发性失效,每年发生率 5% ~ 10% ,大约 10 年后绝大多数磺脲类药物治疗患者需同时使用另外一类降糖药或胰岛素。双胍类药物的继发性失效每年也有 5% ~ 10% 。主要原因为 β 细胞功能逐渐恶化和外周组织对胰岛素抵抗不能缓解。联合用药可减少继发性失效的发生率。

（七）不良反应

1.低血糖反应　磺脲类药物的不良反应发生率低,2% ~ 5% 。最常见的不良反应是低血糖反应,常见诱因是高龄、饮酒、肝/肾疾病、多种药物相互作用。氯磺丙脲和格列本脲为长效磺脲类药物,格列本脲的代谢产物也具降糖活性,再者均从肾脏排泄,因此,在老年患者中,尤其是合并肾功能减退患者,常可引起严重而持久的低血糖反应。格列苯脲和格列吡嗪控释片也为长效制剂,但由于其较低的有效血药浓度和葡萄糖依赖的降糖作用,低血糖反应发生率较格列本脲显著降低。格列喹酮、格列吡嗪的作用时间均较短,且格列喹酮只有 5% 经肾排泄,因而老年人使用较安全,但应注意部分格列吡嗪在消化道进行肠肝循环,肝功能不全时其作用时间延长。

2. 体重增加 长期使用体重增加,临床研究表明,格列吡嗪控释片和格列苯脲增加体重作用不明显或较其他二代磺脲类药物低。

3. 其他不良反应 恶心、呕吐、胆汁淤积性黄疸、肝功能异常、白细胞减少、粒细胞缺乏、贫血、血小板减少、皮疹等。氯磺丙脲还可引起抗利尿激素分泌而导致低钠血症和水潴留。

(八)磺脲类药物治疗与微血管病变及心血管事件

长程磺脲类治疗严格控制血糖可降低糖尿病微血管病变的发生率。据英国糖尿病前瞻性研究(UKPDS):在中位数是 11 年的疗程中,磺脲类(氯磺丙脲、格列本脲)强化治疗组与传统组相比较,中位数 HbA_{1c} 分别为 7% 及 7.9%,视网膜、肾脏、神经病变的相对危险度降低 25%,差异有显著性。心肌梗死的相对危险性下降了 12%($P = 0.052$),提示为降低糖尿病患者冠心病事件需同时控制多重危险因素,尤其是血脂异常。

(九)磺脲类药物各论

1. 格列苯脲 又名优降糖,苯磺环己脲。

【药理作用】降糖作用强,且持续时间长,因而易诱发低血糖反应。本品有两种剂型,一种是非微化剂型,代号为 HB419,另一种为微粒化剂型,代号为 HB420。HB420 的吸收更快更完全,生物利用度高,有报道 35 mg HB420 约等于 5.0 mg HB419。本品半衰期短而作用时间长,可持续 12 ~ 24 小时,由于其与 β 细胞上的受体结合能力强,因此尽管血药浓度已下降,但仍继续发挥其生物效应。提示该药尚有胰外作用参与降糖机制。除降糖作用外,该药还有轻度利尿作用,可能由于其清除肾游离水的作用所致。

【药代动力学】本品口服后胃肠道吸收迅速,服用后血液浓度峰值在

3～4小时,半衰期为5～7小时,作用时间可持续12～24小时。本品主要在肝脏代谢,代谢产物降糖作用很弱,其中50%由胆道排出,50%经肾脏排出。

【不良反应】主要是低血糖反应,常常严重而持久。年老体弱、营养不良、肝肾功能不全者容易发生低血糖反应。老年患者同时服用β受体阻滞剂时低血糖反应常难以发现。

【规格】片剂:2.5 mg。

2.格列齐特 又名甲磺吡脲,达美康。另外还有格列齐特控释片。

【药理作用】

(1)恢复胰岛素生理性分泌,减轻胰岛素抵抗 格列齐特明显地具有恢复胰岛素早相分泌峰的作用,并且不引起胰岛素晚相峰的过度分泌,确保在适当的时间分泌适当的胰岛素,这样不但可以使血糖得到有效的控制,还可避免发生高胰岛素血症,使之出现低血糖、体重增加和提高大血管并发症的危险性大大降低。

此外,格列齐特还能增加肌糖原合成酶活性和脂肪组织的葡萄糖转运作用,使肝葡萄糖的生成降低,外周组织对葡萄糖的摄取和储存增强,从而减轻了胰岛素抵抗,增加了胰岛素的敏感性。

(2)血液生化效应 糖尿病患者可出现控制血小板功能和前列腺素合成不平衡,自由基产生过多,血小板的黏附和凝聚性增加,血管壁的纤维蛋白原溶解性降低,由此形成了微血栓,导致了微血管并发症的发生。而格列齐特能清除自由基,恢复前列腺素的平衡,减少血小板的凝聚;能改善血管壁中纤溶酶的活性,使纤维蛋白溶解正常化,血液黏滞度降低,有效地对抗微血栓的形成。因此可延缓糖尿病微血管并发症的进展。

(3)改善脂肪谱 格列齐特能有效地降低三酰甘油、胆固醇和游离脂肪酸的含量,改善糖尿病患者的脂代谢紊乱,减轻体重。这是格列齐特除了控制血糖之外,又一降低血管病变危险性的途径。

【药代动力学】口服吸收较快,与血浆蛋白结合。血药浓度于 24 小时内达到峰值,半衰期为 10～12 小时,作用可维持 24 小时,因此每天服药 2 次即可。大部分经肝脏代谢为无降糖活性产物,约 60% 经尿排出。

【临床应用】用于所有的 2 型糖尿病患者,特别是肥胖、老年患者及并发血管病变者;它还可与双胍类或拜糖平合用,也可与胰岛素合用。一般由小剂量开始,80 mg,每天 1～2 次,每日极量为 320 mg。

【不良反应】应用本药大多数病例无不良反应,只有少数病例出现皮肤过敏反应,偶有白细胞减少,通常是可逆的;用药过量也可发生低血糖,如果出现神志改变应立即静脉注射高渗葡萄糖。有严重酮症酸中毒、妊娠、严重肝肾功能不全者应禁用。格列齐特的继发性失效率低于其他磺脲类降糖药物。一项旨在进行磺脲类药物疗效、继发性失效率及其不良反应的研究,提示在治疗 1 年后,HbA$_{1c}$ 达到正常的百分比为:格列齐特组 80%,格列本脲组 74%,格列比嗪组 40%,格列喹酮组 40%;而 248 例病例的 5 年继发失效率为格列齐特 1.4%、格列本脲 3.8%、美吡达 5.6%;低血糖发生率分别为 2.3%、8.3%、4.6%;而且这些病例中只有格列齐特组没有体重增加。

【规格】片剂:80 mg;缓释剂:30 mg。

3. 格列吡嗪　异名:美吡哒、吡磺环己脲。

【药理作用】降糖机制与其他磺脲类药物相似。主要通过加强胰岛素的外周作用,增强胰岛素与受体的结合能力和组织对胰岛素的敏感性,增加周围组织对胰岛素的利用。有文献报道,本药在短期降糖作用方面依赖刺激胰岛 β 细胞增加胰岛素分泌来完成,而长期作用则与增强葡萄糖刺激 β 细胞分泌胰岛素有关。此外,还能抑制血小板凝聚,增强纤维蛋白的溶解活性,从而减少血管受损和微血管阻塞的危险。

【药代动力学】其主要特点是口服后可完全而迅速地由肠道吸收,为同类药中奏效最快的药物,服药后 30 分钟即在血液中出现,1～2 小时达到高峰浓度,半衰期短,为 2~4 小时,但在血液中持续作用时间可达 10 小时,至少 90% 在肝脏中代谢为无活性产物,因此较少发生低血糖反应。

【临床应用】每日剂量为 2.5~30 mg,根据血糖情况选择合适的剂量。最好从 2.5 mg 开始,根据血糖水平,每 1 周左右调整 1 次,逐渐增量。一般在餐前半小时服药,单一药物控制不好时,可与双胍类、葡萄糖苷酶抑制剂或胰岛素联合应用。

特点:①对 2 型糖尿病空腹及餐后血糖有效率达到 80% 以上。②口服吸收快,半衰期短,其代谢产物基本无活性,1 天内从肾脏排泄药量约 97%,无蓄积,因此不易发生低血糖,比较适用于老年患者。③升高高密度脂蛋白,降低三酰甘油,有利于防治动脉硬化。

【不良反应】不良反应较小,对肝、肾功能无不良影响(但肝、肾功能损害者慎用)。主要不良反应是胃肠道功能紊乱,表现为恶心、上腹涨满感等,发生率为 1%~3%,且多为一过性。低血糖反应较格列苯脲少。

【规格】片剂:5 mg。格列吡嗪控释片(又名瑞易宁):5 mg。

4.格列喹酮　异名:糖适平。

【药理作用】降糖机制与其他磺脲类药物相似。本品作用温和,对肾功能影响较小,可用于轻、中度肾功能损害患者。适用于老年糖尿病患者。

【药代动力学】口服吸收完全,与血浆蛋白结合。口服后 2~3 小时血浓度达到峰值,半衰期为 1.5 小时,8 小时血浆浓度已很低。主要在肝脏代谢分解,代谢产物无生物活性。代谢产物 95% 经胆道随粪便排出,只有 5% 的代谢产物经肾脏排出。

【临床应用】主要应用于轻、中度 2 型糖尿病患者。因其起效快,半衰期短因而较少出现低血糖反应,适用于老年患者。又由于其代谢产物仅 5% 从肾脏排出,所以可用于糖尿病肾病患者。

【不良反应】不良反应少而轻,极少数患者可产物皮肤过敏、胃肠不适、眩晕。偶有低血糖反应,但一般较轻。有严重肾功能不全患者禁用。

【规格】片剂:30 mg。

5. 格列美脲 又名亚莫利、安尼平、迪北等。

【药理作用】本品与一、二代磺脲类药物相比较,相同剂量的格列美脲具有最大的降糖活性。动物实验证实,本品降糖作用是格列苯脲(优降糖)的5.8倍。本品对心血管系统影响小。本品对调节血脂和减轻体重方面也有一定益处。

【药代动力学】本品口服后全部从胃肠道吸收,几乎全部与血浆蛋白结合,血药浓度2~3小时达到峰值。降糖活性可持续24小时以上,且正常人、肥胖者和2型糖尿病患者无显著差异。单次给药2~8 mg时,平均半衰期为5.2~7.2小时,多次给药平均半衰期为7.8~8.8小时。本品口服后,经过氧化物酶分解作用而完全代谢,主要代谢产物为环己基羟甲基衍生物和羟基衍生物。两者均无降糖作用。代谢产物60%从尿中排泄,40%经胆汁从大便排出。又排泄对肾脏影响较小,可用于轻、中度肾功能损害者。本品极少以原药从尿中排出。

【临床应用】用于2型糖尿病,尤其是老年患者及轻、中度肾功能不全患者。

【剂量与用法】起始剂量为1~2 mg,每日1次,早餐前或餐时服用。根据血糖变化调整剂量,每1~2周增加1~2 mg。最大剂量每日不超过6 mg(英国)或8 mg(美国)。

【不良反应】低血糖反应较少且轻。另外可有头晕、头痛、乏力、恶心、呕吐、白细胞和其他血细胞减少、皮肤过敏等,发生率一般小于2%。因本品尚无对儿童患者的安全性和疗效进行研究,故不推荐在儿童患者中使用。

【制剂】片剂:1 mg,2 mg。

二、双胍类降糖药

自从20世纪50年代末以来,双胍类降糖药陆续在临床上使用,主要有甲丁双胍、苯乙双胍(降糖灵)、二甲双胍(降糖片)。甲丁双胍在临床上应用非常少,苯乙双胍曾经在临床上广泛使用,但因其乳酸性酸中毒发生率较高,于20世纪70年代在许多国家已停止使用,在我国目前仍有极少数在使用。二甲双胍因为疗效好,不良反应小,现仍在临床上被广泛使用。

二甲双胍又名格华止、迪化糖锭、甲福明、美迪康。

(一)药代动力学

二甲双胍口服后主要在小肠吸收,6小时左右吸收完全。半衰期为0.9~2.6小时,药效时间6~8小时。吸收后快速分布,主要聚集在食管、胃、十二指肠、唾液腺、肾和肝。胃肠道壁内含量为血浆浓度的10~100倍。二甲双胍结构稳定,不与血浆蛋白结合,进入血细胞的速度缓慢,不在肝脏和体内代谢。其代谢产物以原型经肾随尿液排出,肾功能正常者无药物蓄积。肾功能损害者排泄半衰期延长,与肌酐清除率有关。老年人排泄半衰期延长,与肾功能减退成正比。

(二)作用机制

确切地说,二甲双胍是抗高血糖药而非降低血糖药,可使增高的血糖降低,单独使用时极少会导致低血糖反应。

1. 改善胰岛素抵抗,增加胰岛素介导的周围组织对葡萄糖的利用 二甲双胍不增加患者血胰岛素水平,但可降低血糖,改善糖耐量,提示该药不是通过刺激 β 细胞功能降低血糖,而是通过促进胰岛素氧化,增加肌肉、肝脏和脂肪组织的糖原合成和脂肪合成改善胰岛素抵抗;增加周围组织对胰岛素的敏感性,增加葡萄糖的利用。

2. 降低肝脏葡萄糖的产生和输出 二甲双胍可抑制糖原异生和糖原分解,降低肝脏葡萄糖输出。

3. 增加胰岛素受体的数量和亲和力 糖尿病患者的胰岛素受体数量和结合能力是降低的。二甲双胍显著增加胰岛素受体和亲和力,改善肌肉、脂肪组织胰岛素受体酪氨酸激酶活性,进一步改善这些组织的胰岛素敏感性。

4.减少肠道对葡萄糖的吸收　另外还有减轻体重、降低血脂、促进纤维蛋白溶解的作用;还有减轻血管炎症、改善血管内皮功能紊乱的作用。

(三)二甲双胍的其他作用

1.对体重的影响　肥胖和体重增加是2型糖尿病的危险因素,减肥和控制体重可减少并发心血管病变的危险性。二甲双胍与磺脲类药物相比,其主要优点是不会使非肥胖和肥胖患者体重增加,而常使体重减轻,尤其是同时进行饮食控制和体育锻炼者。

2.对脂代谢的影响　2型糖尿病患者大多数伴有脂代谢紊乱,这可引起动脉血管病变,也是并发心血管疾病和血栓形成的危险因素。动物实验证明,二甲双胍可显著减少脂质在兔主动脉壁上的沉积。另外还有研究提示二甲双胍可降低脂肪毒性对胰岛细胞的损害,从而改善胰岛素抵抗。本品主要降低三酰甘油、血总胆固醇和游离脂肪酸的作用。

3.对血管和血流动力学的作用　二甲双胍有促进纤维蛋白溶解的作用,还可使血小板密度和聚集性降低,并伴有 β 血栓球蛋白和血栓素 B_2 水平降低,从而降低血小板活化。血小板聚集的增高对冠心病的发生起重要作用。在高脂血症的动物实验中,二甲双胍可逆转高血小板聚集。最近的研究显示,二甲双胍可降低2型糖尿病患者糖化蛋白的形成和血浆甲基乙二醛水平,改善内皮细胞功能,抑制血管平滑肌细胞的增生和迁移,起到血管保护作用。

4.对高血压的影响　2型糖尿病常伴有高血压,二甲双胍可使血压和周围血管阻力降低,改善微动脉的顺应性,增加局部血液供应和营养交换。用本品治疗非糖尿病的高血压患者,可使收缩压和舒张压轻度下降。

(四)适应证

1. 2型糖尿病患者,特别是伴有肥胖、高胰岛素血症、高脂血症者。

2. 单用磺脲类药物治疗血糖控制不理想或无效者,可与二甲双胍联合用药。

3. 接受胰岛素治疗的患者,血糖波动大或胰岛素用量大,有胰岛素抵抗者,可合用二甲双胍。

4. IGT 或空腹血糖受损(IFG)者,为防止和延缓其发展为糖尿病,可服二甲双胍治疗。

(五)禁忌证

1. 肾功能减退者 二甲双胍几乎以原形从尿中排出,12 小时可清除 90%。二甲双胍本身不损害肾脏,但当其用于慢性肾功能减退的患者时,排泄受阻,可能会在体内蓄积致乳酸性酸中毒,为避免在体内的积聚而使其升高乳酸的作用增强,肾功能不全者不宜使用。

2. 肝功能损害者 肝病患者可引起血乳酸水平升高,为避免发生乳酸性酸中毒,肝功能不正常者不宜使用。酗酒者也可导致肝功能损害,故不宜使用。

3. 处于低氧状态者 如慢性心功能不全、心衰患者、慢性阻塞性肺疾病、肺源性心脏病者。

4. 既往有乳酸性酸中毒病史者。

5. 孕妇及儿童 虽然动物实验和临床观察都未发现此药对母婴有不良作用,但妊娠期不宜服用。儿童也不宜使用。

6. 急、慢性代谢性酸中毒,如糖尿病酮症酸中毒者。

7. 严重感染、血液系统疾病者。

(六)不良反应

1. 消化道反应 5%～20%的患者可出现可逆性的消化道反应。主要表现为腹泻、腹胀、恶心、呕吐、食欲不振、腹痛、口腔金属味等。其中腹泻发生率最高达 15%～20%,大部分消化道反应都为轻度或中度,不影响继续治疗。

2. 乳酸性酸中毒 由于本品增加周围组织对糖的无氧酵解,因此有可能发生乳酸性酸中毒,特别是大剂量使用时。国外报道,10 万例出现 3 例,且几乎都出现在有禁忌证的患者。因此,必须强调排除禁忌证的重要性。老年人剂量应减少。

(七)剂量与用法

从小剂量开始,视病情调整剂量,一般每日不超过 2 000 mg。超过 2 000 mg 时疗效不一定能提高,而不良反应增加。极量为每日 3 000 mg。

三、α 葡萄糖苷酶抑制剂

α 葡萄糖苷酶抑制剂是新一代治疗糖尿病的药物,本类药物主要是依靠延缓肠道对碳水化合物的吸收速度而达到治疗糖尿病的目的,目前已广泛应用于临床。现在常在使用的主要有德国拜尔公司生产的阿卡波糖(商品名拜唐苹)和天津武田药品公司生产的倍欣,本文主要以阿卡波糖为代表介绍这类药物。

(一)阿卡波糖的作用机制

阿卡波糖的作用机制是在小肠上部细胞刷状缘处与食物中的寡糖竞争而与 α 糖苷酶相结合,酶上的位点被阿卡波糖占据以后,食物的吸收和消化即受阻碍,而延缓碳水化合物的吸收,减轻餐后高血糖。阿卡波糖与 α 糖苷酶的结合是可逆的,经 2~3 小时后,阿卡波糖与 α 糖苷酶分离,α 糖苷酶的活性恢复,食物继续被平稳地吸收。

(二)阿卡波糖的药理作用

1. 对碳水化合物及脂质代谢的影响 阿卡波糖延缓蔗糖、淀粉的消化、吸收,但对单糖(葡萄糖)的吸收无影响。

在对糖尿病和高脂血症动物模型研究中,阿卡波糖可降低血中胆固醇和游离脂肪酸水平,还能降低 α 脂蛋白、β 脂蛋白水平。在人体中,阿卡波糖可降低三酰甘油水平,可能是通过降低极低密度脂蛋白(VLDL)合成所致;对于正常人、2 型糖尿病患者及脂质代谢紊乱患者,可降低血胆固醇水平。

2. 对胰岛素抵抗的影响 有报道经过对一组 IGT 患者研究,经阿卡波糖治疗 4 个月后,葡萄糖耐量改善,血清胰岛素水平降低,胰岛素敏感性提高,证实阿卡波糖可减轻胰岛素抵抗。

(三)阿卡波糖的应用

1. 单独治疗 2 型糖尿病 可明显降低餐后高血糖,幅度可达到 20% 以上。另外,还有降低空腹血糖的作用,其作用机制可能是高血糖下降后,减轻了葡萄糖的毒性作用,使胰岛素抵抗减轻,胰岛 β 细胞分泌胰岛素的功能改善。

2. 可与磺脲类合用 对采用磺脲类治疗后疗效不理想的患者,加用阿卡波糖,可使糖代谢好转,与加用安慰剂者有明显差别。患者全日血糖水平较前下降,餐后血糖可下降 20% 以上,尿糖明显减少或转为阴性,HbA_{1c} 降低。治疗过程中磺脲类药物的用量往往可以减少。

3. 与二甲双胍合用 美国一项研究显示,对单用二甲双胍加饮食控制血糖不理想、HbA_{1c} 在 7% ~ 10% 的患者,加用阿卡波糖 50 ~ 100 mg,每日 3 次,对照组给予等量安慰剂,每组 84 例,共治疗 24 周。结果用阿卡波糖者 HbA_{1c} 较治疗前下降 0.65%,与安慰剂组相比差距 0.71%,空腹及餐后血糖、胰岛素水平也下降,而安慰剂组经过 24 周,上述指标都有不同程度的升高。

4. 磺脲类合用二甲双胍的 2 型糖尿病患者再加用阿卡波糖 对于磺脲类加二甲双胍的患者,且两者都用到最大剂量,血糖仍控制不佳,加用阿卡波糖 100 mg,每日 3 次,共 24 周,仍可使 HbA_{1c}、餐后 2 小时血糖及体重显著下降,并有 1 例产生严重低血糖,而后将磺脲类药物减少一半,血糖控制仍良好。因此,对于那些磺脲类合用双胍类药物但血糖控制不良的患者,又不愿意使用胰岛素的 2 型糖尿病患者,加用阿卡波糖是一种可以试用的方法。

5. 在 2 型糖尿病患者中与胰岛素合用　加拿大多中心研究中,包括有原用胰岛素治疗,加用阿卡波糖或安慰剂,加用阿卡波糖后,餐后 90 分钟血糖高峰均值显著下降,与安慰剂组的变化有显著差别;空腹血糖无变化;HbA_{1c} 下降了 0.4%。治疗过程中,由于高血糖好转,而减少胰岛素用量(减少了 15% 以上)者,于加用阿卡波糖组为 36%,而于安慰剂组仅为 6%。

(四)阿卡波糖的用法与用量

1. 本品应在进第一口食物时嚼碎与食物一起服用。

2. 为了减轻胃肠道不良反应,临床要从小剂量开始,每日 3 次,每次 50 mg,隔 1～2 周或更久,根据需要增减剂量。大多数患者每日需服 3 次,每次 100 mg,可获得满意效果。最大剂量为每日 600 mg。

(五)不良反应

1. 胃肠道反应　阿卡波糖的主要不良反应是肠道功能紊乱,这是由于小肠中未被消化吸收的碳水化合物酵解后引起肠道内产生气体过多,临床上表现为肠鸣、腹胀、腹泻、腹痛等。这种不良反应经过一段治疗后可逐渐减弱、消失,这是由于小肠中、下段 α-糖苷酶活力逐渐增强,因而碳水化合物的消化吸收虽然延缓,但仍可以生理性方式进行,故肠道不良反应可逐渐减轻,以至消失。

2. 全身性不良反应　阿卡波糖被吸收不到 1%,很少到达身体其他部位,故全身性不良反应少见。有个别出现血清转氨酶升高的报道,但一般无临床症状,不伴其他肝功能变化,在停用阿卡波糖后即可恢复正常。

(六)禁忌证及注意事项

1. 肠道炎症、慢性肠道疾病伴吸收或消化不良者,肠梗阻倾向者,结肠溃疡以及疝气者,不宜使用。

2. 肝功能异常者不用。大剂量时可能使肝功能受损,故应尽量避免大剂量,必须用时应密切观察肝功能。

3. 肾功能损害者,血肌酐超过 176.8 μmol/L 时不用。

4. 有严重造血系统疾病者不用。有恶性肿瘤者不宜使用。

5. 孕妇不用,因目前尚无孕期服用本品的报道。

6. 在服助消化药的酶抑制剂,如淀粉酶、胰酶时,不宜合用本品,因可削弱阿卡波糖的疗效。

7. 酗酒者不用。

8. 服用本品过程中如发生低血糖,应静注或口服葡萄糖治疗,如用蔗糖或一般甜食无效,因活性被抑制,寡糖及多糖的消化力受阻,血葡萄糖水平不能迅速提高。

四、格列奈类药物

格列奈类为非磺脲类的口服促胰岛素分泌药,目前用于临床的药物有瑞格列奈和那格列奈。降糖作用机制与磺脲类药物基本相同,都是与胰岛 β 细胞膜上 ATP 敏感的钾通道的调节亚单位相结合,钾离子选择性通道关闭,钾离子浓度升高,β 细胞去极化,从而电压依赖的钙通道开放,钙离子内流,细胞内钙离子浓度升高,促进胰岛素分泌至细胞外。格列奈类药物促胰岛素分泌效果较磺脲类起效快而短暂,而且与血糖浓度有关,血糖高时作用增强,血糖低时效果减弱,因而降低餐后高血糖作用较强,可减少低血糖发生率。

(一)瑞格列奈

1. 药效及药代动力学 瑞格列奈对基础胰岛素分泌无明显刺激作用,但是当进餐后对胰岛素的分泌有明显的刺激作用,甚至可超过格列本脲。也就是说,葡萄糖水平越高,β 细胞对瑞格列奈敏感性越强,会刺激更多的胰岛素释放。由于瑞格列奈促进餐后早期胰岛素分泌的作用较磺脲类强,且模拟生理性胰岛素分泌,故控制餐后高血糖的作用较磺脲类为佳。

瑞格列奈口服后迅速完全吸收,刺激胰岛素分泌作用起效迅速,持续时间较短,绝大部分与血清白蛋白结合,1小时达血药浓度高峰,血浆半衰期约1小时,主要在肝脏代谢,代谢物为非活性物质,服药9小时后几乎98%的瑞格列奈被代谢,其中90%由肠道排泄,8%由肾脏排出。

2. 适应证

(1)2型糖尿病患者经饮食及运动治疗血糖控制不佳,而胰岛β细胞尚有一定分泌胰岛素功能患者。

(2)无急性并发症如糖尿病酮症酸中毒、高渗性非酮症综合征、感染、手术等。

(3)不合并妊娠、哺乳。

(4)无严重肝肾功能不全,丙氨酸转氨酶(ALT)或门冬氨酸转氨酶(AST)不超过正常上限的1.2倍,血清肌酐不高于140 μmol/L。

(5)无心衰、心绞痛、严重心律失常,近1年未发生心肌梗死者。

(6)与二甲双胍或格列酮类合用,可增加疗效。

(7)不宜与磺脲类药物合用,因两者作用方式相同,不能提高疗效。

3. 用量与用法 于餐前服用,之后马上就可进餐,起始量为每次0.5~1.0 mg,每天3次,然后根据血糖情况调节药物剂量,每日最大剂量为16 mg。进餐时服药,不进餐不服药,故称餐时血糖调节剂。

4. 不良反应

(1)低血糖 一般较少且轻,给予碳水化合物后容易纠正。

(2)消化道反应 罕见,通常较轻微,偶发厌食、恶心、呕吐、腹痛、腹泻等。

(3)过敏反应 偶见皮肤过敏如瘙痒、荨麻疹等。

(4)肝转氨酶升高,但仅见于个别患者,且为轻度和短暂性的。

5. 注意事项

(1)有明显肝、肾功能损害者禁用本药,应采用胰岛素治疗。

(2)孕妇、哺乳期妇女、12岁以下儿童尚无应用经验,故禁用本药。

（3）在应激状态时,如感染、高热、创伤、手术时应改用胰岛素治疗。

（4）与其他药物如二甲双胍、格列酮类联合应用,血糖仍不能控制在理想水平,应改用胰岛素治疗。

6. 规格　0.5 mg,1 mg,2 mg。

（二）那格列奈

1. 药理、药效、药代动力学

（1）作用方式基本与瑞格列奈相同,促进 β 细胞膜 K^+ – ATP 通道关闭,膜去极化,钙离子内流,胰岛素颗粒移动,胰岛素分泌。本品刺激胰岛素分泌的作用快速而且短暂,可迅速降低餐后高血糖,单独应用时低血糖发生率少。本品对 2 型糖尿病治疗能否奏效,与患者胰岛 β 细胞分泌胰岛素的功能有关。胰岛素释放的程度还与血糖浓度有关,血糖水平高时,β 细胞对那格列奈敏感性增加,胰岛素释放增多。

本药口服后迅速吸收,50 分钟后达到血药浓度峰值,其生物利用度为 70%,在血液中与白蛋白结合,在肝脏内代谢,原药及代谢物约 80% 由肾脏排出。半衰期为 1.5～1.8 小时。

（2）那格列奈降低餐后血糖的效果强于格列本脲,但格列本脲降低空腹血糖的效果高于那格列奈。本药对空腹胰岛素无影响。

（3）联合用药:与格列奈类相同。

2. 不良反应

（1）低血糖反应　一般较轻,未见严重低血糖及夜间低血糖。

（2）头晕,见于 3.6% 的患者。

（3）可增加血尿酸水平,其意义未明。

3. 适应证、禁忌证、用法与用量

（1）适应证与禁忌证同瑞格列奈。

（2）开始剂量一般为每次 60～120 mg,每日 3 次服用。

4. 规格　120 mg。

五、噻唑烷二酮类(格列酮类)

噻唑烷二酮类药物是于 20 世纪 80 年代初研制成功的一类具有减轻胰岛素抵抗、提高胰岛素敏感性以治疗糖尿病的药物。最初的药物如曲格列酮因肝毒性较大,引起转氨酶升高甚至少数患者发生肝功能衰竭,而退出临床应用。现在临床上应用的主要有罗格列酮及吡格列酮。2007年5月21日《新英格兰医学杂志》发表的一篇对 42 项临床研究进行的荟萃分析报告称,服用文迪雅(马来酸罗格列酮片)治疗 2 型糖尿病会使患者的心脏病死亡风险增加。尽管该研究得出的结论并未得到当时学术界的广泛认同,但此事在国内外医药界却引起了不小的震动。但 FDA 在2013 年 11 月 25 日经过审查后认定,与标准的 2 型糖尿病药物二甲双胍(metformin)和磺脲类药物相比,含罗格列酮的药物,不会增加心脏病发作(heart attacks)的风险。2 型糖尿病是一种可导致严重并发症及过早死亡的疾病,对于某些患者而言,罗格列酮是一种治疗选择,能够改善血糖控制。2 型糖尿病患者应继续与其医疗保健专家密切合作,以确定最适合的治疗方案。而与之同类的吡格列酮却没有相关心血管方面的负面报道,目前临床上成为应用较为广泛的增敏剂。

(一)罗格列酮

1. 药理毒理

(1)药理作用 本品属噻唑烷二酮类抗糖尿病药,通过提高胰岛素的敏感性而有效地控制血糖。本药为氧化物酶体增殖激活受体 γ(PPAR – γ)的高选择性、强效激动剂。人类的 PPAR – γ 受体存在于胰岛素的主要靶组织,如肝脏、脂肪和肌肉组织中。本品激活 PPAR – γ 受体,可对参与葡萄糖生成、转运和利用的胰岛素反应基因的转录进行调控。此外,PPAR – γ 反应基因也参与脂肪酸代谢的调节。在本品的临床研究中,空腹血糖(FPG)和 HbA$_{1c}$ 的检测结果表明,本品可改善血糖控制情况,同时伴有血胰岛素和 C 肽水平降低,也可使餐后血糖和胰岛素水平下降。本品对血糖控制的改善作用较持久,可维持达52周。

2型糖尿病的主要病理生理学特征为胰岛素抵抗。本品的抗糖尿病作用已在2型糖尿病的动物模型中得到显示。可有效地降低 ob/ob 肥胖小鼠、db/db 糖尿病小鼠和 fa/fa Zucker 肥胖大鼠的血糖,减轻其高胰岛素血症,并可延缓 db/db 小鼠和 Zucker 肥胖大鼠模型的糖尿病发展。动物研究提示,本品的抗糖尿病作用是通过提高肝脏、肌肉和脂肪组织对胰岛素的敏感性而实现,并且在脂肪组织中使胰岛素调控的葡萄糖转运因子 GLUT－4 的基因表达增加。本品单独使用不会使2型糖尿病和/糖耐量减低的模型动物出现低血糖。

(2)毒理研究

①动物毒性 本品对小鼠、大鼠、犬的给药剂量分别为每天3 mg/kg、4 mg/kg(相当于人日服最大推荐剂量下 AUC 的 5.22 倍、22 倍和 2 倍)时,均发现心脏重量增大,形态学检查可见心室肥大,这可能与血容量增加导致心脏负荷加大有关。

②遗传毒性 体外细菌基因致突变试验、体外人淋巴细胞染色体畸变试验、小鼠体内微核试验、体内外大鼠程序外 DNA 合成试验(UDS)结果均为阴性。小鼠淋巴瘤体外试验中,在代谢活化条件下可见突变率有轻度增加(约2倍)。

③生殖毒性 本品剂量达每天 40 mg/kg(相当于人日服用最大推荐量下 AUC 的 116 倍),对雄性大鼠交配能力和生育力无影响。本品可改变雌性大鼠的动情周期(剂量每天 2 mg/kg,相当于人日服用最大剂量下 AUC 的 20 倍),降低雌性大鼠的生育力(每天 40 mg/kg,相当于人日服用最大推荐剂量下 AUC 的 200 倍),并伴有血中孕激素和雌激素降低。在每天0.2 mg/kg(相当于人日服用最大剂量下 AUC 的 3 倍)剂量下,未见到上述改变。本品剂量为每天0.6 和4.6 mg/kg(相当于人日服用最大剂量下 AUC 的 3 倍和15 倍),可降低雌猴卵泡期血清雌二醇水平,继而使

黄体激素水平和黄体期孕酮水平下降,并出现闭经,这可能与本品直接抑制卵巢甾体激素的生成有关。大鼠怀孕早期给予本品,对着床或胚胎无影响;但在妊娠中、晚期给予本品,可引起大鼠和家兔胚胎死亡和生长延滞。大鼠和家兔给药剂量分别达每天 3 mg/kg 和 100 mg/kg(分别相当于人日服用最大剂量下 AUC 的 20 和 75 倍)时,未见致畸作用。大鼠给药每天 3 mg/kg 可使胎盘出现病理改变。大鼠妊娠和哺乳期连续给药可引起窝仔数减少,新生鼠生存能力下降和出生后生长迟缓,但生长迟缓可于青春期后恢复。本品对大鼠、家兔胎盘、胚胎/胚仔和仔代的无影响剂量分别是每天 0.2 mg/kg、15 mg/kg,约为人日服用最大推荐剂量下 AUC 下 4 倍。尚无充分和严格控制的孕妇临床研究资料。只有当其潜在的利益大于对胎儿的潜在危险性时,孕妇才可以服用本品。大鼠乳汁中检测到了本品的相关物质,但本品是否经人乳汁分泌尚不清楚。由于许多药物可经人乳汁分泌,故哺乳妇女不宜使用本品。现有资料明显提示,妊娠期间血糖水平异常可增加新生儿先天畸形的发生率、新生儿的发病率和死亡率,为此大多数专家建议在妊娠期单用胰岛素,以尽可能维持正常的血糖水平。

④致癌性 小鼠掺食给予本品 2 年,每天 0.4、1.5 和 6 mg/kg(高剂量相当于人日服用最大推荐剂量下 AUC 的 12 倍),未见致癌作用,但在每天 1.5 mg/kg 以上剂量,可引起脂肪组织增生。大鼠经口给予本品 2 年,每天 0.05、0.3 和 2 mg/kg[高剂量分别相当于人日服用最大推荐剂量下 AUC 的 10 倍(雄性)和 20 倍(雌性)],在每天 0.3 mg/kg 和更高剂量下,可明显增加大鼠良性脂肪组织瘤的发生率,上述两种动物上发现的增生反应与本品对脂肪组织过度而持久的药理作用有关。

2. 药代动力学 国外文献资料报道显示,文迪雅在治疗剂量范围内,其血浆峰浓度(Cmax)与药-时曲线下面积(AUC)随剂量增加而成比例增加,消除半衰期为 3~4 小时,与剂量无关。

（1）吸收 本品的绝对生物利用度为99%。血药浓度达峰时间（Tmax）为1小时。进食不改变本品的AUC值，但可引起Cmax下降约28%及Tmax延迟至1.75小时，此改变无明显临床意义，故本品在空腹或进餐时服用均可。

（2）代谢 本品可被完全代谢，无原形药物从尿中排出，其主要代谢途径为N－脱甲基化和羟化，而后代谢物与硫酸和葡萄糖醛酸结合。文献显示，在循环中所有代谢产物的活性均明显弱于原形化合物，故它们对胰岛素敏感性的作用甚微。

（3）排泄 口服或静脉给予[14C]马来酸罗格列酮后，约64%从尿中排出，约23%从粪便中排出。[14C]相关物质的血浆半衰期范围为103～158小时。共642例男性和405例女性2型糖尿病患者（年龄35～80岁）参加了三项大样本的临床试验，其群体药代动力学结果表明，本品药代动力学参数不受年龄、种族、吸烟或饮酒的影响。口服清除率及口服稳态分布容积随体重增加而增加。若患者的体重在50～150 kg范围内，其口服清除率和稳态分布容积的变化不大于1.7倍和2.3倍。此外，本品的口服清除率受体重和性别的影响，女性患者大约低15%。

（4）年龄 群体药代动力学分析结果表明（716例受试者年龄小于65岁，331例受试者大于65岁），本品的药代动力学不受年龄的影响。

（5）性别 相同体重下，女性患者（405例）的平均口服清除率较男性患者（642例）低大约6%。单用本品，女性患者的疗效较男性患者显著，究其原因，在相同体重指数（BMI）下，女性患者的脂肪含量一般多于男性，由于分子靶点PPAR－γ在脂肪组织中表达，因而至少可部分解释本品在女性患者中疗效显著的原因。而肥胖患者则不存在此性别差异。由于糖尿病患者的治疗强调个性化，故无须根据性别进行剂量调整。

（6）肝损害患者 与健康受试者相比，伴中、重度肝脏疾患的2型糖尿病患者服用本品后，未结合药物的口服清除率明显降低，由此导致血中未结合药物的峰浓度(Cmax)和AUCO-inf分别增加了2倍和3倍,且消除半衰期亦延长2小时。因此,若2型糖尿病患者有活动性肝脏疾患的临床表现或血清转氨酶升高(ALT>正常值上限的2.5倍)时,则不应服用本品。

(7)肾损害患者　对轻至重度肾功能损害或需血液透析的患者,本品的药代动力学参数与肾功能正常者相比,无显著临床差异,故无须进行剂量调整。

3.适应证　适应于2型糖尿病。单一服用文迪雅,并辅以饮食控制和运动,可控制2型糖尿病的血糖。对于饮食控制和运动加服本品或用单一抗糖尿病药物,而血糖控制不理想的2型糖尿病患者,本品可与二甲双胍或磺脲类药物联合应用。对服用最大推荐剂量二甲双胍或磺脲类药物,且血糖控制不佳的患者,如果本品不能替代抗糖尿病药物,则需在其基础上联合应用。

4.用法用量　糖尿病的治疗应个体化。

本品的起始用量为4 mg/d,每日1次,每次1片。经8~12周治疗后,若空腹血糖控制不理想,可加量至单独服用本品8 mg/d或与二甲双胍合用。

(1)单药治疗　本品的起始用量为4 mg/d,每日1次,每次1片。临床实验表明,服用每次4 mg、每日2次可更明显降低患者的空腹血糖和HbA$_{1c}$水平。

(2)联合用药　若在现有的治疗中加用本品,则应维持原有磺脲类药物或二甲双胍的用量并加用本品。与磺脲类药物合用,本品的起始用量为4 mg/d,每日1次,每次1片。如患者出现低血糖,需减少磺脲类药物的用量。与二甲双胍合用时,本品的起始剂量通常是4 mg/d,每日1次,每次1片。在合并用药期间,不会发生因低血糖而需调整二甲双胍用量的情况。

（3）最大剂量　本品的最大推荐剂量为 8 mg/d,可单次或分 2 次服用,临床研究表明,此剂量单药服用或与二甲双胍合用均安全有效。本品可于空腹或进餐时服用。

（4）老年患者服用本品时无须因年龄而调整剂量。肾损害患者单用本品无须调整剂量;因肾损害患者禁用二甲双胍,故对此类患者,本品不可与二甲双胍合用。

若 2 型糖尿病患者有活动性肝脏疾患的临床表现或血清转氨酶升高（ALT > 上限的 2.5 倍）,则不推荐服用文迪雅。患者在初次服药前应检测肝功能。

（5）目前尚无 18 岁以下患者服用的资料,故不推荐儿童患者服用文迪雅。本品单片不可掰开服用。

5. 不良反应

（1）少数患者服用本品后可出现贫血和水肿,但这些事件均为轻度至中度,因此通常不需要中断治疗。

（2）转氨酶　国外有研究报道,共有 4 598 例患者接受文迪雅治疗的多项临床试验中,服用时间约为 3 600 病人年,无证据表明有药物所致的肝毒性反应或转氨酶水平升高发生。在安慰剂或阳性药物对照试验中,丙氨酸转氨酶（ALT）水平超过正常上限 3 倍的可逆性升高的发生率分别为:罗格列酮组 0.2%,安慰剂组 0.2%,阳性对照组 0.5%。高胆红素血症发生率分别为:罗格列酮组 0.3%,安慰剂组 0.9%,阳性对照组 1%。在长期开放的临床试验中,丙氨酸转氨酶（ALT）的升高超过正常上限 3 倍的发生率分别为:罗格列酮组 0.35/100 病人年,安慰剂组为 0.59/病人年,阳性对照组为 0.78/病人年。文迪雅自上市前的临床试验中,无一例特发性药物反应性肝功能衰竭。

6. 注意事项

（1）心衰及心功能不全患者慎用　本品单用或与其他抗糖尿病药物

合用可引起液体潴留,有加重充血性心衰的危险,故不推荐用于 NYHA 分组心功能为Ⅲ级和Ⅳ级的患者和急性心衰患者。

(2)水肿　水肿患者慎用。

(3)体重　单用文迪雅或与其他降糖药合用可出现体重增加,且具有剂量相关性。体重增加的机制尚不清楚,但有可能为体液潴留和脂肪重新分布的共同作用的结果。

(4)患者开始服用文迪雅前,应检测转氨酶。若患者血清转氨酶升高(ALT > 正常上限的 2.5 倍)时,则不应服用本品。所有患者在初次服用文迪雅前应检测肝功能,服药后要定期复查。

(5)儿童使用　目前,尚无儿童使用本品的有效性及安全性资料。故不推荐儿童患者服用本品。

(6)老年患者　老年患者服用文迪雅时不需要因年龄而调整剂量。

(7)孕妇及哺乳期妇女用药　尚无足够的人类妊娠和哺乳期妇女使用文迪雅的资料,本品可使胰岛素抵抗的绝经前期和无排卵型妇女恢复排卵,因此建议患者服用本品时,需采取避孕措施。

7. 临床作用

(1)对血糖及胰岛素水平的影响　临床试验结果显示,文迪雅可有效地控制空腹血糖,降低 HbA_{1c},同时降低胰岛素及 C 肽水平。本品与二甲双胍、磺脲类药物合用可明显降低血糖,疗效优于单一用药。

(2)对血脂的影响　疗程为 26 周的对照试验显示,单用本品可增加总胆固醇、低密度脂蛋白(LDL)和高密度脂蛋白(HDL)的含量。上述改变与安慰剂或格列苯脲组相比,差异均具有显著的统计学意义。试验发现,低密度脂蛋白(LDL)的升高主要出现在服用文迪雅最初 1~2 个月,其后始终保持在高水平基线水平;与之相反,高密度脂蛋白(HDL)则呈持续上升趋势。服用本品 2 个月后,LDL/HDL 比率达到最高,其后则呈下降趋势。

（3）对游离脂肪酸（FFA）的影响 FFA与胰岛素抵抗的发生有密切的关系，文迪雅能明显降低FFA，此种作用对提高胰岛素敏感性及改善β细胞分泌胰岛素的功能非常有利。

8.规格 4 mg/片（按罗格列酮计）。

（二）吡格列酮

1.药理作用 本品属噻唑烷二酮类口服抗糖尿病药，为高选择性过氧化物酶增殖体激活受体γ（PPARγ）的激动剂，通过提高外周和肝脏的胰岛素敏感性而控制血糖水平。其主要作用机制为激活脂肪、骨骼肌和肝脏等胰岛素所作用组织的PPARγ核受体，从而调节胰岛素应答基因的转录，控制血糖的生成、转运和利用。

2.药代动力学 每日1次口服给药24小时后，总吡格列酮（吡格列酮和其活性代谢产物）血清浓度仍比较高。7天内，吡格列酮和总吡格列酮达到稳态血清浓度。稳态时，吡格列酮的两个有药理活性的代谢产物，代谢产物Ⅲ（M-Ⅲ）和Ⅳ（M-Ⅳ），血清浓度达到或超过吡格列酮的水平。在健康志愿者和2型糖尿病患者中，吡格列酮占总吡格列酮峰浓度的30%~50%，占血清浓度-时间曲线下面积（AUC）的20%~25%。每日分别给药15 mg（相当于1片）及30 mg（相当于2片），吡格列酮和总吡格列酮的血清峰浓度（Cmax）、AUC和谷血清浓度（Cmin）均成比例增加。而以每日60 mg（相当于每日4片）给药时，吡格列酮和总吡格列酮的增长略低于此比例。

（1）吸收 口服给药后，空腹情况下，30分钟后可在血清中测到吡格列酮，2小时后达到峰浓度。食物会将峰浓度时间推迟到3~4小时，但不改变吸收率。

（2）分布 单剂给药后吡格列酮的平均表观分布容积（Vd/F）是0.63±0.41（平均值±标准差）L/kg体重。在人血清中，吡格列酮蛋白结合率很高（>99%），主要结合于血清白蛋白，也与其他血清蛋白结合，但亲和力低。代谢物 M－Ⅲ 和 M－Ⅳ 与血清白蛋白的结合率也很高（＞98％）。

（3）代谢　吡格列酮通过羟基化和氧化作用代谢,代谢产物也部分转化为葡萄糖醛酸或硫酸结合物。在 2 型糖尿病动物模型中,代谢产物 M－Ⅱ、M－Ⅳ（吡格列酮的羟基化衍生物）和 M－Ⅲ（吡格列酮的酮代谢产物）均有药理活性。在多次给药后,人血清中主要的药物形式除吡格列酮外,还有 M－Ⅲ 和 M－Ⅳ。稳态时,在健康志愿者和 2 型糖尿病患者中,吡格列酮均占血清总峰浓度的 30％～50％ 和总 AUC 的 20％～25％。当与表达人的 P450 或人肝微粒体一起孵育时,吡格列酮主要形成 M－Ⅳ,也生成少量的 M－Ⅱ。在吡格列酮肝代谢中,细胞色素 P450 的主要同工酶为 CYP2C8 和 CYP3A4,其他很多同工酶,包括主要分布在肝外的 CYP1A1 也参与代谢。在体外等摩尔浓度时,酮康唑可抑制达 85％ 的吡格列酮经肝代谢。与人 P450 肝微粒体孵育时,吡格列酮并不抑制 P450 活性。尚未进行人体内的研究确定吡格列酮是否可诱导 CYP3A4 生成。

（4）排泄和清除　空腹给药后,相当于 15％～30％ 剂量的吡格列酮在尿中出现。排泄药物主要是代谢产物及其结合物,而肾对吡格列酮的清除可忽略。据研究,大部分口服药以原形或代谢产物形式排泄入胆汁,并从粪便清除。

吡格列酮和总吡格列酮的平均血清半衰期分别为 3～7 小时和 16～24 小时。计算出的吡格列酮表观清除率（CL/F）为 5～7 L/h。

（5）特殊人群

①肾功能不全　在中度（肌酐清除率 30～60 mL/min）至重度（肌酐清除率 ＜30 mL/min）肾功能不全的患者中,吡格列酮、M－Ⅲ 和M－Ⅳ 的血清清除半衰期与在正常人中的相同。肾功能不全患者用药无须调整。

②肝功能不全　与正常对照相比,肝功能不全（Child－Pugh 分级 B 或 C）患者吡格列酮和总吡格列酮平均峰浓度降低约 45％,而平均 AUC

值不变。

如患者有活动性肝疾病的临床证据或血清丙氨酸转氨酶(ALT)水平超过正常高限的2.5倍时,不应用盐酸吡格列酮治疗。

③老年人　与年轻人比,健康老年人吡格列酮和总吡格列酮的血清峰浓度无明显变化,AUC值略高,最终半衰期略长。这些变化没有什么重要的临床意义。

④儿童　尚无儿童的药代动力学数据。

⑤性别　女性中,平均 Cmax 和 AUC 值增加20%~60%。无论单药,还是与磺脲、二甲双胍或胰岛素合用,在男性和女性中,盐酸吡格列酮均可改善血糖控制。在对照临床试验中,糖化血红蛋白,即血红蛋白 A_{1c}(HbA_{1c})基线浓度的降低,女性比男性大一些(HbA_{1c}均值的差别平均为0.5%)。为达到良好血糖控制,治疗应个体化,但无须仅就性别差别而进行剂量调整。

⑥种族　尚未获得不同种族的药代动力学数据。

3. 适应证　对于2型糖尿病(非胰岛素依赖性糖尿病,NIDDM)患者,盐酸吡格列酮可与饮食控制和体育锻炼联合以改善和控制血糖。盐酸吡格列酮可单独使用,当饮食控制、体育锻炼和单药治疗不能满意控制血糖时,它也可与磺脲、二甲双胍或胰岛素合用。

4. 用法用量　盐酸吡格列酮应每日服用一次,服药与进食无关。

糖尿病治疗应个体化。治疗反应用 HbA_{1c} 评价更理想,与单用 FBG 相比,它是评价长期血糖控制的更好指标。HbA_{1c} 反映了过去2~3个月的血糖情况。临床应用时,我们建议,除非血糖控制变差,患者的盐酸吡格列酮治疗应足够长(3个月),以评价 HbA_{1c} 的改变。

(1)单药治疗　单用饮食控制和体育锻炼不足以控制血糖时,可进行盐酸吡格列酮单药治疗,初始剂量可为 15 mg(相当于1片)或 30 mg(相当于2片)每日1次。如对初始剂量反应不佳,可加量,直至 45 mg

（相当于3片）每日1次。如患者对单药治疗反应不佳,应考虑联合用药。

（2）联合治疗　与磺脲类药物合用时,盐酸吡格列酮初始剂量可为15 mg（相当于1片）或30 mg（相当于2片）每日1次。当开始用盐酸吡格列酮治疗时,磺脲剂量可维持不变。当患者发生低血糖时,应减少磺脲用量。与二甲双胍合用时,盐酸吡格列酮初始剂量可为15 mg（相当于1片）或30 mg（相当于2片）每日1次。开始盐酸吡格列酮治疗时,二甲双胍剂量可维持不变。一般而言,与二甲双胍合用时,二甲双胍无须降低剂量也不会引起低血糖。与胰岛素合用时,盐酸吡格列酮初始剂量可为15 mg（相当于1片）或30 mg（相当于2片）每日1次。当开始用盐酸吡格列酮治疗时,胰岛素用量可维持不变。对于联用盐酸吡格列酮和胰岛素的患者,当出现低血糖或血浆葡萄糖浓度低至100 mg/dL以下时,可降低胰岛素用量10%～25%。进一步根据血糖结果进行个体化调整。

（3）最大推荐剂量　盐酸吡格列酮剂量不应超过45 mg（相当于3片）每日1次,因为超过这一剂量的用药尚未进行安慰剂对照的临床研究。剂量超过30 mg（相当于2片）的联合用药也尚未进行安慰剂对照的临床研究。

对于肾功能不全的患者,剂量无须调整。

如治疗开始前,患者出现活动性肝病的临床表现或血清转氨酶水平升高（ALT超过正常上限2.5倍）,就不应用盐酸吡格列酮治疗。所有病例在开始盐酸吡格列酮治疗前均应监测肝酶,治疗中也应监测。

目前尚无盐酸吡格列酮在18岁以下患者使用的数据,故盐酸吡格列酮不宜用于儿童患者。

目前尚无盐酸吡格列酮与其他噻唑烷二酮类药物合用的数据。

5. 不良反应　表5-1显示了以盐酸吡格列酮单药治疗[剂量7.5 mg（相当于1/2片）、15 mg（相当于1片）、30 mg（相当于2片）、45 mg（相当于3片）,每日1次]与安慰剂对照的临床试验中,总体不良反应发生率及其类型。

表5-1 安慰剂对照的盐酸吡格列酮单药治疗临床研究:盐酸吡格列酮

治疗病例中不良反应达到5% 不良反应情况 病例百分比(%)

不良反应	安慰剂 (N=259)	盐酸吡格列酮 (N=606)
上呼吸道感染	8.5	13.2
头痛	6.9	9.1
鼻窦炎	4.6	6.3
肌痛	2.7	5.4
牙齿疾病	2.3	5.3
糖尿病恶化	8.1	5.1
喉炎	0.8	5.1

盐酸吡格列酮与磺脲(N=373)、二甲双胍(N=168)或胰岛素(N=379)合用时,临床不良反应类型与盐酸吡格列酮单药治疗相仿,唯一例外是与胰岛素合用时,水肿发生率增加(吡格列酮15%,安慰剂7%)。由于不良反应(除高糖血症外)退出临床试验的发生率,安慰剂组(2.8%)与盐酸吡格列酮组(3.3%)相仿。

与磺脲或胰岛素合用时,曾有患者出现轻至中度低血糖。与一磺脲类药物合用时,安慰剂组病例低血糖发生率为1%,盐酸吡格列酮组为2%。与胰岛素合用时,安慰剂组病例低血糖发生率为5%,15 mg盐酸吡格列酮组为8%,30 mg盐酸吡格列酮组为15%。

6. 禁忌证 盐酸吡格列酮禁用于对本品或本品中的任何成分过敏的患者。

7. 注意事项 一般盐酸吡格列酮仅能在胰岛素存在下发挥降糖作用,故不应用于1型糖尿病或糖尿病酮症酸中毒治疗。①低血糖症:当患者联合使用盐酸吡格列酮和胰岛素或其他口服降糖药时,有发生低血糖症的风险,此时可能有必要降低同用药物的剂量。②排卵:绝经期前不排卵的胰岛素抵抗患者,噻唑烷二酮,包括盐酸吡格列酮的治疗可能导致重新排卵。作为胰岛素敏感性改善的结果之一,这些患者如不采取有效避孕措施,则有怀孕的风险。③血液学:盐酸吡格列酮可能造成血红蛋白和红细胞压积的降低。这些变化可能与血浆容积增加有关,在血液学方面无重要的临床意义。④水肿:水肿患者使用盐酸吡格列酮时应谨慎。在2型糖尿病双盲临床试验中,曾有盐酸吡格列酮治疗时发生轻到中度水肿。⑤心脏:在临床前的试验中,噻唑烷二酮,包括吡格列酮,可造成血浆容积增加和由前负荷增加引起的心脏肥大。于 NYHA 标准心功能Ⅲ级和Ⅳ级的患者,盐酸吡格列酮不宜使用。⑥对肝脏的影响:曲格列酮是噻唑烷二酮类中的另一药物,它有体质特异的肝毒性。上市后的临床应用中,曾报道过罕见的肝衰竭、肝移植和死亡病例。尽管无临床数据显示盐酸吡格列酮存在肝毒性或可使 ALT 升高,但吡格列酮与曲格列酮在结构上相似,而后者有体质特异性的肝毒性,并曾有罕见病例出现肝衰竭、肝移植和死亡。

如患者有活动性肝病的证据或 ALT 水平超过正常上限 2.5 倍,不应服用本品治疗。在基线测定或盐酸吡格列酮治疗期间,肝酶轻度升高(ALT 水平在 1~2.5 倍正常上限)的病例,应加以评估,判断肝酶升高的进程。对肝酶轻度升高的病例,盐酸吡格列酮治疗的开始和继续都应谨慎,应进行适当的临床随访,包括更频繁的肝酶监测。如血清转氨酶水平再升高(ALT 超过 2.5 倍正常上限),肝功能检查应更频繁,直到肝酶水平恢复正常或回到治疗前水平。如 ALT 超过 3 倍正常上限,应尽快重复检验。如 ALT 水平仍超过 3 倍正常上限或患者出现黄疸,盐酸吡格列酮治疗应中止。所有病例在开始治疗前及治疗中均应定期进行肝酶监测。

8. 孕妇及哺乳期妇女用药 在女性方面,尚无足够且控制良好的研究。只有当对胎儿潜在的好处超过潜在风险时,才应在孕期使用盐酸吡格列酮。因为现有数据强烈提示孕期血糖异常与先天异常和新生儿患病率、死亡率升高相关,大部分专家建议,怀孕期间使用胰岛素尽量将血糖控制到正常水平。

哺乳期母亲:在泌乳大鼠中,吡格列酮可分泌到乳汁中。尚不清楚人可否将盐酸吡格列酮分泌入乳汁。因为许多药物可分泌入乳汁,母乳喂养的妇女不应使用盐酸吡格列酮。

9. 儿童用药　儿童使用盐酸吡格列酮是否安全、有效尚无定论。

10. 老年患者用药　在安慰剂对照的盐酸吡格列酮临床试验中,约有500 例患者年龄在 65 岁或以上。盐酸吡格列酮的有效性和安全性在这些病例和年轻病例之间无显著差别。

11. 药物相互作用

(1)口服避孕药　同时应用另一噻唑烷二酮和含炔雌醇、炔诺酮的口服避孕药时,二者的血浆浓度都会降低约30%,这可能会使避孕作用消失。同时应用盐酸吡格列酮和口服避孕药的药代动力学评价尚未进行。所以,对于同时使用盐酸吡格列酮和口服避孕药的病例,避孕应更谨慎。

(2)格列吡嗪　对于健康受试者,同时应用盐酸吡格列酮(45 mg 相当于 3 片每日 1 次)和格列吡嗪(5.0 mg 每日 1 次)共 7 天,未改变格列吡嗪的稳态药代动力学指标。

(3)地高辛　对于健康受试者,同时应用盐酸吡格列酮(45 mg 相当于 3 片每日 1 次)和地高辛(0.25 mg 每日 1 次)共 7 天,未改变地高辛的稳态药代动力学指标。

(4)华法林　对于健康受试者,同时应用盐酸吡格列酮(45 mg 相当于 3 片每日 1 次)和华法林,未改变华法林的稳态药代动力学指标。而且接受长期华法林治疗的病例,服用盐酸吡格列酮不会对凝血酶原时间产生有临床意义的影响。

(5)二甲双胍　对于健康受试者,服用 7 天盐酸吡格列酮(45 mg 相当于 3 片每日 1 次)后,再同时予二甲双胍(1 000 mg)和盐酸吡格列酮(45 mg 相当于 3 片),未改变二甲双胍的单剂药代动力学指标。

六、二肽基肽酶Ⅳ(DPP-4)抑制剂

英国糖尿病前瞻性研究(UKPDS)表明无论采用何种治疗手段,糖尿病患者的胰岛 β 细胞功能都将进行性下降,传统的降糖药物没有保护胰岛 β 细胞功能和促其新生的作用。可喜的是,肠促胰岛素类似物和二肽基肽酶Ⅳ(DPP-4)抑制剂两类药物研发的进展给 2 型糖尿病的治疗带来了新的希望。

2 型糖尿病患者肠促胰素作用减弱,肠道分泌的两种主要肠促胰素包括胰升血糖素样多肽(GLP-1)和葡萄糖依赖性促胰岛素多肽(GIP)。其中具有药物研究价值的主要是 GLP-1。GLP-1 由回肠黏膜上皮 L 细胞分泌,能够刺激胰岛素分泌;抑制胰升糖素分泌;减少肝糖产生和输出;延缓胃排空速度;增强饱感并减少自由进食的能量摄入,减轻体重;提高胰岛素敏感性;促进 β 细胞新生、再生和增生。GLP-1 对胰岛素和胰高糖素的影响是呈葡萄糖依赖性的。GLP-1 还可通过增强胰岛素生物合成和分泌,提高 β 细胞敏感性,改善 β 细胞功能。2 型糖尿病患者进餐后 GLP-1 分泌是减少的,血清胰岛素和 C 肽水平也降低。有研究显示,给予 2 型糖尿病患者 GLP-1 后胰岛素分泌确实提高,并且胰升糖素水平下降,血糖降低,减少了餐后血糖波动。但是,GLP-1 可被 DPP-Ⅳ(二肽酰酶-4)迅速降解并由肾清除。DPP-4 抑制剂则能阻止 GLP-1 降解而增加循环中完整的、具有生物活性的 GLP-1 水平,从而增加胰岛素分泌,达到降低血糖的目的。

目前在中国临床上市的 DPP-4 抑制剂主要为五种,即西格列汀(捷诺维)、维格列汀(佳维乐)、沙格列汀(安立泽)、阿格列汀(尼欣那)、利格列汀(欧唐宁)。五种 DPP-4 抑制剂总体上降糖疗效类似,但作用有其各自临床特点。

（一）西格列汀

1. 药理作用 本品是一类被称为二肽基肽酶4(DPP-4)抑制剂的口服抗高血糖药物,在2型糖尿病患者中可通过增加活性肠促胰岛激素的水平而改善血糖控制。西格列汀能够防止DPP-4水解肠促胰岛激素,从而增加活性形式的GLP-1和GIP的血浆浓度。通过增加活性肠促胰岛激素水平,西格列汀能够以葡萄糖依赖的方式增加胰岛素释放并降低胰高糖素水平。对于存在高血糖症的2型糖尿病患者,胰岛素和胰高糖素水平发生的上述变化可降低糖化血红蛋白A_{1c}(HbA$_{1c}$)并降低空腹血糖和餐后血糖水平。西格列汀的葡萄糖依赖性作用机制与磺酰脲类药物的作用机制不同,即使在葡萄糖水平较低时,磺酰脲类药物也可增加胰岛素分泌,从而在2型糖尿病患者和正常受试者人体中导致低血糖。西格列汀是一种有效和高度选择性的DPP-4酶抑制剂,在治疗浓度下不会抑制与DPP-4密切相关的DPP-8或DPP-9。

2. 药代动力学 健康受试者口服给药100 mg剂量后,西格列汀吸收迅速,服药1~4小时后血浆药物浓度达峰值(Tmax中值)。西格列汀的血药AUC与剂量成比例增加。健康志愿者单剂量口服100 mg后,西格列汀的平均血药AUC为8.52M/h,Cmax为950nM,表观终末半衰期($t_{1/2}$)为12.4小时。服用西格列汀100 mg达到稳态时的血浆AUC与初次给药相比增加约14%。个体自身和个体间西格列汀AUC的变异系数较小(5.8%和15.1%)。西格列汀在健康受试者和2型糖尿病患者中的药代动力学指标大体相似。

3. 适应证 本品配合饮食控制和运动,用于改善2型糖尿病患者的血糖控制。

4. 注意事项 本品不得用于1型糖尿病患者或治疗糖尿病酮症酸中毒。

(1)肾功能不全患者用药 本品可通过肾脏排泄。由于本品适用于中重度肾功能不全患者的规格尚未上市,因此本品不建议使用于中重度肾功能不全的患者(肌酐清除率<50 mL/min)。

(2)与磺酰脲类药物联合使用时发生低血糖　在本品单药治疗或与已知不导致低血糖的药物(即二甲双胍或吡格列酮)进行联合治疗的临床试验中,接受本品治疗的患者报告的低血糖发生率与安慰剂组相似。与其他抗高血糖药物和磺酰脲类药物联合使用时的情况相似,当本品与已知可导致低血糖的磺酰脲类药物联合使用时,磺酰脲类药物诱导的低血糖发生率高于安慰剂组(参见不良反应)。因此,为了降低磺酰脲类药物诱导发生低血糖的风险,可以考虑减少磺酰脲类药物的剂量。目前尚未充分研究本品与胰岛素的联合使用。

(3)超敏反应　本品上市后在患者的治疗过程中发现了以下严重超敏反应。包括过敏反应、血管性水肿和剥脱性皮肤损害,包括 Stevens – Johnson 综合征。由于这些反应来自人数不定的人群自发性报告,因此通常不可能可靠地估计这些反应的发生率或确定这些不良反应与药物暴露之间的因果关系。这些反应发生在使用本品治疗的开始 3 个月内,有些报告发生在首次服用之后。如怀疑发生超敏反应,停止使用本品,评估是否有其他潜在的原因,采用其他方案治疗糖尿病。

5.儿童用药　目前,尚未确定本品在 18 岁以下儿童患者中使用的安全性和有效性。

6.老年患者用药　临床研究中,本品在老年患者(≥65 岁)中使用的安全性和有效性与较年轻的患者(<65 岁)是相当的。不需要依据年龄进行剂量调整。由于不建议中重度肾功能不全的患者使用本品,因此建议在开始使用本品前及使用过程中定期评估患者的肾功能(见用法用量,"肾功能不全的患者"的部分)。

7.孕妇及哺乳期妇女用药　孕妇及哺乳期妇女禁用。

(二)维格列汀

1.药理作用　维格列汀是一种具有选择性、竞争性、可逆的 DPP – 4 抑制剂。葡萄糖依赖性促胰岛素多肽(GIP)和胰高血糖素样多肽1(GLP-1)是维持体内葡萄糖浓度的重要激素,都具有肠促胰岛素作用。2型糖尿病患者GIP的促胰岛素分泌作用受损,仅有GLP-1能发挥促胰岛激素分泌作用,它通过作用于胰岛B细胞膜上的受体,促进胰岛素的分泌。GLP-1还可抑制胰高血糖素的分泌以及抑制胃排空从而增加饱足感(抑制食欲)。DPP4与蛋白结合存在于许多组织中,如肾、肝、小肠膜的刷状边缘、胰管、淋巴细胞、内皮细胞,其能通过水解GLP-1的N端第2位丙氨酸迅速使其失活。

维格列汀通过与DPP-4结合形成DPP-4复合物而抑制该酶的活性,在提高GLP-1浓度,促使胰岛B细胞产生胰岛素的同时,降低胰高血糖素浓度,从而降低血糖。且对体重无明显影响。

2.药代动力学 健康人体药代动力学研究表明,口服维格列汀吸收迅速,生物利用度约为85%。达峰时间为给药后1~2小时,血浆半衰期为1.5~4.5小时,蛋白结合率低(4%~17%)。其体内过程具有线性药动学特征,多次口服给药后未出现药物蓄积,其药动学参数不受食物影响。

维格列汀代谢途径较多,大部分药物(55%)通过肝水解(氰基水解)灭活,主要代谢产物LAYl51无药理活性。很少一部分母体药物由CYP450酶系统代谢。维格列汀主要通过尿排泄,尿中含有18%~22%的原型药物。

单次服用维格列汀(25~200 mg)可迅速抑制血浆中DPP-4活性,30~60分钟可抑制90% DPP-4的活性。DPP-4抑制作用持续时间具有剂量依赖性,口服50 mg和100 mg维格列汀后,12小时内DPP-4活性抑制可分别达70%和90%;口服100 mg,24小时仍可抑制40%的DPP-4活性。肝功能异常患者使用维格列汀无须调整剂量。

3.适应证 本品适用于治疗2型糖尿病。当二甲双胍作为单药治疗用至最大耐受剂量仍不能有效控制血糖时,本品可与二甲双胍联合使用。

4. 用法用量

(1)成人 当维格列汀与二甲双胍合用时,维格列汀的每日推荐给药剂量为 100 mg,早晚各给药一次,每次 50 mg。不推荐使用 100 mg 以上的剂量。本品可以餐时服用,也可以非餐时服用(请参见药代动力学)。

(2)特殊人群 ①肾功能不全的患者:轻度肾功能不全患者(肌酐清除率≥50 mL/min)在使用本品时无须调整给药剂量。中度或重度肾损伤患者或进行血液透析的终末期肾病(ESRD)患者,不推荐使用本品(请参见注意事项和药代动力学)。②肝功能不全的患者:肝功能不全患者,包括开始给药前血清丙氨酸氨基转移酶(ALT)或血清门冬氨酸氨基转移酶(AST)大于正常值上限(ULN)3 倍的患者不能使用本品(请参见注意事项和药代动力学)。

5. 注意事项

(1)一般原则 本品不能作为胰岛素的替代品用于需要补充胰岛素的患者。本品不适用于 1 型糖尿病患者,亦不能用于治疗糖尿病酮症酸中毒。

(2)肾功能不全的患者 由于本品在中度或重度肾功能不全患者或需要接受血液透析治疗的终末期肾脏疾病(ESRD)患者中的应用经验有限,因此不推荐此类患者使用本品。

(3)肝功能不全的患者 肝功能不全患者,包括开始给药前血清丙氨酸氨基转移酶(ALT)或血清门冬氨酸氨基转移酶(AST)大于正常值上限(ULN)3 倍的患者不能使用本品。

(4)肝酶监测 在使用本品的过程中,罕见有肝功能障碍(包括肝炎)报告。在报告病例中,患者一般未出现临床症状且无后遗症,停药后肝功能检测结果恢复正常。本品给药前应对患者进行肝功能检测,以了解患者的基线情况。在第一年使用本品时,需每 3 个月测定一次患者的肝功能,此后定期检测。对于转氨酶升高的患者应复查以复核检测结果,并在其后提高肝功能检测的频率,直至异常结果恢复正常为止。当患者的血清丙氨酸氨基转移酶(ALT)或血清门冬氨酸氨基转移酶(AST)超过正常值上限(ULN)3倍或持续升高时,最好停止使用本品。出现黄疸或其他提示肝功能障碍症状的患者应停止使用本品,并需立即联系其主治医师进行检查。停止使用本品后,在肝功能检测恢复正常后,不建议重新使用本品治疗。

(5)心力衰竭 在纽约心脏协会(NYHA)心功能分级为Ⅰ~Ⅱ级的充血性心力衰竭患者中,使用维格列汀的经验有限,因此这类患者应慎用维格列汀。目前尚未在 NYHA 心功能分级Ⅲ~Ⅳ级患者中进行维格列汀的临床试验,因此不推荐此患者人群使用本品。

(6)皮肤疾病 在猴中进行的维格列汀临床前毒理学研究中,曾有出现于四肢的皮肤损伤报告,包括水泡和溃疡。尽管在临床研究中未观察到皮肤损伤的发生率异常增加,但是在合并有糖尿病皮肤并发症的患者中使用维格列汀的经验仍较为有限。因此,建议使用本品的糖尿病患者进行常规护理的同时,应特别注意监测其皮肤病变(如水泡或溃疡)的情况。

(7)辅料 本品片剂中含有乳糖。有罕见的遗传性半乳糖不耐受、Lapp 乳糖酶缺陷或葡萄糖-半乳糖吸收不良的患者不能服用本品。

(8)对驾车和操控机器能力的影响 目前尚无本品对患者驾车和操控机器能力影响的研究。服药后,有眩晕不良反应的患者,应避免驾车或操控机器。

6.孕妇及哺乳期妇女用药 维格列汀用于妊娠妇女的相关数据较少。动物实验的结果显示,高剂量维格列汀已显示有生殖毒性。对人类的潜在风险未知。由于缺乏在人类中应用数据,因此在妊娠期不可使用本品。目前尚不知晓维格列汀在人类中是否通过乳汁分泌。动物实验的结果显示,维格列汀能够通过乳汁分泌。因此,在哺乳期不可使用本品。

7.儿童用药 因缺乏安全性和有效性数据,本品不推荐在儿童和青少年患者中使用。

8.老年用药 老年患者无须调整用药剂量,75 岁或 75 岁以上的患者使用经验有限,所以应慎用本品。

(三)沙格列汀

1.药理作用 沙格列汀是二肽基肽酶 4(DPP-4)竞争性抑制剂,可降低肠促胰岛激素的失活速率,增高其血液浓度,从而以葡萄糖依赖性的方式减少 2 型糖尿病患者空腹和餐后的血糖浓度。餐后,从小肠释放到血液中的肠促胰岛激素浓度升高,如胰高血糖素样肽-1(GLP-1)和葡萄糖依赖性促胰岛素肽(GIP),促进胰腺 β 细胞以葡萄糖依赖性的方式释放胰岛素,而 DPP-4 会使其失活。GLP-1 还可抑制胰腺 α 细胞分泌胰高血糖素,从而抑制肝脏葡萄糖产生。2 型糖尿病患者的 GLP-1 浓度下降,但 GLP-1 的肠促胰岛效应依然存在。2 型糖尿病患者给予沙格列汀后,对 DPP-4 活性的抑制作用能维持 24 小时。口服糖负荷或进餐后,DPP-4 的这种抑制作用能使循环中的活性 GLP-1 和 GIP 水平增加 2~3 倍,同时降低胰高糖素浓度,刺激胰腺 β 细胞葡萄糖依赖性释放胰岛素。胰岛素释放的增加和胰高糖素的减少导致空腹血糖浓度降低,口服糖负荷时或餐后血糖漂移减少。

2.药代动力学 健康志愿者和 2 型糖尿病患者中,沙格列汀及其活性代谢物 5-羟基沙格列汀的药代动力学特性相似。在 2.5~400 mg 剂量间,沙格列汀及其活性代谢物的血浆峰浓度(Cmax)和 AUC 值呈比例性增长。健康志愿者单次口服 5 mg 沙格列汀后,沙格列汀及其活性代谢物的平均血浆 AUC 值分别为 78 ng·h/mL 和 214 ng·h/mL,对应的 Cmax 分别为 24 ng/mL 和 47 ng/mL。沙格列汀及其活性代谢物的 AUC 和 Cmax 的平均变异性(% CV)均小于 25%。

任一试验剂量每日 1 次重复给药后,无论是沙格列汀或其活性代谢物均未观察到有明显的蓄积作用。每日 1 次连续给予 14 天 2.5～400 mg 的沙格列汀后,观察到的沙格列汀及其活性代谢物的清除率不呈时间或剂量依赖性变化。

(1)吸收　5 mg 每日 1 次给药后,沙格列汀的中位达峰时间(Tmax)为 2 小时,沙格列汀活性代谢物 Tmax 为 4 小时。与空腹相比,高脂饮食后给药能使沙格列汀的 Tmax 延长约 20 分钟。沙格列汀餐后给药比空腹给药的 AUC 值提高 27%。沙格列汀可与食物同时服用或分开服用。

(2)分布　沙格列汀及其活性代谢物在体外人血浆中的蛋白结合率可忽略不计。因此,各种疾病状态(如肾或肝功能不全)引起的血浆蛋白水平的改变不影响沙格列汀的分布。

(3)代谢　沙格列汀的代谢主要由 CYP3A4/5 介导。沙格列汀的主要代谢产物也是 DPP－4 抑制剂,其抑制活性作用是沙格列汀的 1/2。因此,CYP3A4/5 强抑制剂和强诱导剂能改变沙格列汀及其代谢物的药代动力学。

(4)排泄　沙格列汀通过肾和肝排泄。单次给予 5 mg 14C－沙格列汀后,尿中排泄出的沙格列汀、沙格列汀活性代谢物、总放射性物分别为给药剂量的 24%、36% 和 75%。沙格列汀的平均肾清除率(～230 mL/min)大于平均肾小球滤过率(～120 mL/min),提示存在主动的肾脏清除。总共有 22% 的放射性物质在粪便中回收,提示部分沙格列汀通过胆汁排泄和/或部分未吸收的药物经胃肠道排泄。健康志愿者单次口服沙格列汀 5 mg 后,沙格列汀及其活性代谢物的平均血浆半衰期($t_{1/2}$)分别为 2.5 小时和 3.1 小时。

3.适应证　用于 2 型糖尿病。

(1)单药治疗　可作为单药治疗,在饮食和运动基础上改善血糖控制。

(2)联合治疗 当单独使用盐酸二甲双胍血糖控制不佳时,可与盐酸二甲双胍联合使用,在饮食和运动基础上改善血糖控制。

(3)重要的使用限制 由于对于 1 型糖尿病和糖尿病酮症酸中毒的有效性尚未确定,故本品不用于 1 型糖尿病或糖尿病酮症酸中毒的患者。

尚未对本品与胰岛素的联合使用进行研究。

尚未在有胰腺炎病史的患者中进行本品的研究。尚未确定有胰腺炎病史的患者使用本品是否会增加胰腺炎发生的风险(参见注意事项)。

4. 用法用量 口服,推荐剂量 5 mg,每日 1 次,服药时间不受进餐影响。

(1)肾功能不全患者 轻度肾功能不全的患者无须调整剂量。中或重度肾功能不全的患者应将剂量调整为 2.5 mg,每日 1 次。重度肾功能不全的患者用药经验非常有限,因此本品用于此类患者时应谨慎。本品不推荐用于需要进行血液透析的终末期肾病患者(参见注意事项和药代动力学)。根据肾功能情况,本品的剂量可能应限于 2.5 mg,因此在本品治疗前建议评估肾功能,并且在常规治疗的同时,应定期评估肾功能(参见注意事项和药代动力学)。

(2)肝功能受损患者 轻或中度肝功能受损的患者无须进行剂量调整(参见药代动力学)。本品用于中度肝功能受损的患者须谨慎,不推荐用于严重肝功能受损的患者(参见注意事项)。

(3)强效细胞色素 P450 3A4/5(CYP3A4/5)抑制剂 与强效 CYP3A4/5 抑制剂(如酮康唑、阿扎那韦、克拉霉素、茚地那韦、伊曲康唑、奈法唑酮、奈非那韦、利托那韦、沙奎那韦和泰利霉素)合用时,应将本品的剂量限制为每天 2.5 mg。

5. 注意事项

(1)一般情况 沙格列汀不能用于 1 型糖尿病或糖尿病酮症酸中毒的患者。尚未进行沙格列汀与胰岛素联用的研究。

（2）肾功能不全　中或重度肾功能不全的患者推荐进行单剂量调整。本品用于重度肾功能不全的患者应谨慎，并且不推荐用于需要进行血液透析的终末期肾病患者。在开始本品治疗前建议评估肾功能，并且在维持常规治疗的同时，应定期进行肾功能评估（参见用法用量和药代动力学）。

（3）肝功能受损　沙格列汀用于中度肝功能受损患者需谨慎，不推荐用于重度肝功能不全的患者（参见用法用量和药代动力学）。

（4）超敏反应　在本品上市后使用的过程中已有严重的超敏反应报告，包括速发过敏反应、血管性水肿以及剥脱性皮肤损害。这些反应出现在本品治疗后的头3个月内，有些报告发生在首剂给药后。如果疑有严重的超敏反应，则停止使用本品，评估是否还存在其他可能的原因，并改用别的糖尿病治疗方案（参见不良反应）。

在使用别的二肽基肽酶－4（DPP－4）抑制剂出现血管性水肿的患者中使用本品应谨慎。因为尚未确定这类患者使用本品是否易发生血管性水肿。

（5）皮肤疾病　有报告在猴的非临床毒理学试验中发现，猴的四肢出现溃疡和坏死性皮肤损伤（参见药理毒理学）。尽管在临床上并未发现皮损的发生率升高，但糖尿病并发皮损的患者使用沙格列汀的临床经验有限。上市后报告显示在使用DPP－4抑制剂类的患者中出现了皮疹，因此皮疹也被列为沙格列汀的不良反应之一（参见不良反应）。在糖尿病患者的日常管理中，建议观察皮肤是否存在水泡、皮疹和溃疡。

（6）心力衰竭　在纽约心功能分级（NYHA）为Ⅰ～Ⅱ级的患者中的临床经验有限，对NYHA为Ⅲ～Ⅳ级的患者使用沙格列汀的情况没有临床经验。

（7）免疫功能低下患者　沙格列汀临床试验并未对接受器官移植或者明确诊断为免疫缺陷综合征的免疫功能低下的患者进行研究。因此，尚未获得沙格列汀在此类患者中的有效性和安全性。

（8）乳糖　本品含有乳糖一水合物。罕见的半乳糖不耐受遗传疾病、Lapp 乳糖酶缺乏症或葡萄糖－半乳糖吸收不良患者不得服用本品。

（9）与已知会引起低血糖的药物合用　胰岛素促泌剂（如磺脲类）会引起低血糖。因此，与沙格列汀合用时，需减少胰岛素促泌剂的剂量，以降低发生低血糖的风险。

（10）大血管风险终点事件研究　目前尚无结论性的临床研究证明沙格列汀或其他任何糖尿病治疗药物可降低大血管并发症的风险。

（11）胰腺炎　在本品上市后使用的过程中，有患者出现急性胰腺炎的报告。在开始本品治疗后，应谨慎地观察患者是否有胰腺炎的症状和体征。如果疑有胰腺炎，应立即停用本品，并且进行恰当的处理。尚未确定有胰腺炎病史的患者使用本品是否会增加胰腺炎发生的风险。

（四）阿格列汀

1. 药理作用　阿格列汀为二肽基肽酶 – 4（DPP – 4）抑制剂。进食可刺激小肠分泌浓度升高的肠降血糖素进入血液，如胰高血糖素样肽 – 1（GLP – 1）和葡萄糖依赖性促胰岛素多肽（GIP）。这些激素引起胰岛 β 细胞以葡萄糖依赖性方式释放胰岛素，但这些激素可在数分钟内被 DPP – 4 酶灭活。阿格列汀抑制剂 DPP – 4 活性，可减慢这些肠降血糖素的灭活，由此增加这些激素的血浓度，并以葡萄糖依赖性方式降低 2 型糖尿病患者的空腹和餐后血糖。

体外研究中，当浓度与治疗暴露量相近时，阿格列汀选择性结合并抑制 DPP – 4 活性，但不抑制 DPP – 8 或 DPP – 9 活性。

2. 药代动力学　据国外文献报道，在健康受试者和 2 型糖尿病患者中对阿格列汀（尼欣那）的药代动力学进行了研究。在健康受试者中，单次口服给予阿格列汀剂量 800 mg 后，给药后 1～2 小时达到血浆峰浓度（Tmax 中位值）。当给予推荐临床剂量 25 mg 时，阿格列汀消除的平均终末半衰期($t_{1/2}$)约为 21 小时。对 2 型糖尿病患者进行剂量 400 mg 重复给药 14 天后,阿格列汀的蓄积量很小,阿格列汀总暴露量(AUC)和峰值(Cmax)分别升高 34 和 9。当在剂量范围 25 ~ 400 mg 进行阿格列汀单次给药或重复给药时,总暴露量和峰值升高与剂量增加成比例。阿格列汀 AUC 的个体间变异系数为 17。在健康志愿者和 2 型糖尿病患者间,阿格列汀的药代动力学特征相似。

(1)吸收 阿格列汀的生物利用度约为 100。阿格列汀与高脂肪餐同时服用时,阿格列汀的暴露总量和峰值不会发生显著改变。因此,阿格列汀可与食物同时或分开服用。

(2)分布 对健康受试者进行阿格列汀单次 12.5 mg 静脉输液后,终末期分布容积为 417 L,说明药物广泛分布进入组织。阿格列汀的血浆蛋白结合率为 20%。

(3)代谢 阿格列汀不经过广泛代谢,给药剂量的 60% ~ 71% 以原型通过尿液排泄。在口服给予[14C]阿格列汀后,检测到两种次要代谢产物,N – 去甲基化代谢物 M – I(<1 母体化合物)和 N – 乙酰化代谢物 M – II(<6,母体化合物)。M – I 为活性代谢产物,对 DPP – 4 的抑制活性与母体化合物相似;M – II 对 DPP – 4 或其他 DPP 相关酶均不具有抑制活性。体外数据显示,CYP2D6 和 CYP3A4 参与阿格列汀有限的代谢作用。阿格列汀主要以(R)– 异构体(>99%)形式存在,在体内少量转化为(S)– 异构体或不发生转化。在 25 mg 剂量水平,未检测到(S)– 异构体。

(4)排泄 [14C]阿格列汀衍生放射活性的主要消除途径为经肾排泄(76%),并有 13% 通过粪便回收,给药放射性剂量的总回收率达到 89%。阿格列汀的肾清除率为 9.6 L/h,显示肾小管主动分泌参与此过程,系统清除率为 14.0 L/h。

3. 适应证　2 型糖尿病。

在经下列任一疗法治疗而效果不理想的情况下使用：

——仅饮食及运动疗法；

——饮食及运动疗法 + α – 葡萄糖苷酶抑制剂类药物；

——饮食及运动疗法 + 噻唑烷二酮类药物；

——饮食及运动疗法 + 磺酰脲类药物；

——饮食及运动疗法 + 双胍类药物。

对于 1 型糖尿病和糖尿病酮症酸中毒的有效性尚未确定,故阿格列汀不用于 1 型糖尿病或糖尿病酮症酸中毒的患者。

4. 用法用量　通常,成人以每次 25 mg(以阿格列汀计)、每日 1 次的剂量口服用药。

与用法用量有关的使用注意事项:在中度以上肾功能障碍患者中,排泄的延迟可致本品血药浓度升高,因此应根据患者的肾功能情况而适当调整剂量。

	血清肌酐值 （mg/dL）＊	肌酐清除率 （Ccr,mL／min）	剂量
中度肾功能障碍患者	男性:1.4 < ~ ≤2.4 女性:1.2 < ~ ≤2.0	30≤ ~ <50	每次 12.5 mg、每日 1 次
高度肾功能障碍患者/ 晚期肾功能衰竭患者	男性: >2.4 女性: >2.0	<30	每次 6.25 mg、每日 1 次

对于晚期肾功能衰竭患者,不考虑与血液透析的时间关系

＊与肌酐清除率相应的换算值(年龄 60 岁、体重 65 kg)

5. 注意事项　胰腺炎:已有服用阿格列汀治疗的患者发生急性胰腺炎的上市后报道。在开始使用阿格列汀后,应对患者是否出现胰腺炎体征和症状进行仔细观察。如果怀疑发生急性胰腺炎,立即停用阿格列汀并采取适当的治疗措施。尚不清楚具有胰腺炎病史的患者在使用阿格列汀时发生胰腺炎的风险是否升高。

6. 儿童用药 未进行该项研究且无可靠参考文献。

7. 老年用药 不需要根据年龄对阿格列汀的剂量进行调整。年龄不会对阿格列汀的药代动力学产生任何具有临床意义的影响。

8. 妊娠及孕妇用药。

(五) 利格列汀

1. 药理作用 利格列汀是二肽基肽酶4（DPP-4）抑制剂，DPP-4能够降解肠促胰岛素激素样多肽-1（GLP-1）以及葡萄糖依赖性促胰岛素多肽（GIP）。利格列汀能够升高活性肠促胰岛素激素的浓度，以葡萄糖依赖性的方式刺激胰岛素释放，降低循环中的胰高血糖素水平。这两种肠促胰岛素激素都参与了葡萄糖稳态的生理调节。一天中肠促胰岛素分泌维持较低的基础水平，进餐后立即升高。在葡萄糖水平正常或升高的条件下，GLP-1和GIP能增加胰腺β-细胞胰岛素的生物合成和分泌。此外，GLP-1还能减少胰腺α细胞的胰高血糖素分泌，肝葡萄糖排出量减少。

2. 药代动力学 在健康受试者和2项糖尿病患者中，研究了利格列汀药代动力学的特点。健康受试者单次口服5 mg剂量后，血浆峰浓度大约在给药后1.5小时（Tmax）发生；平均血浆曲线下面积（AUC）为139 nmol·h/L，最大血浆浓度（Cmax）为8.9 nmol/L。

利格列汀的血浆浓度以至少二相的方式消除，终末半衰期较长（>100小时），这与利格列汀与DPP-4进行可饱和的结合有关。半衰期较长并不会引起药物的蓄积。经过5 mg剂量利格列汀多次口服可以确定，利格列汀蓄积的有效半衰期约为12小时。每日给药1次以后，5 mg利格列汀在第3次给药以后达到了稳态血药浓度，在稳态时达到的Cmax和AUC与第一次给药相比，增加了1.3倍。利格列汀AUC的受试者自身变异系数和受试者间变异系数都较小（分别为12.6%和28.5%）。在1~10 mg剂量范围内，利格列汀的血浆AUC以低于剂量比例的方式增加。利格列汀在健康受试者中的药代动力学通常与 2 型糖尿病患者相似。

（1）吸收　利格列汀的绝对生物利用度约为 30%。高脂餐能使 C_{max} 降低 15%，使 AUC 增加 4%；这一效应并无临床相关性。利格列汀可以在进食或空腹条件下服用。

（2）分布　健康受试者单次静脉注射 5 mg 利格列汀后稳态的表观分布容积均值约为 1 110 升，这表明利格列汀在组织中有广泛的分布。利格列汀的血浆蛋白结合率呈浓度依赖性，血浆蛋白结合率从 1 nmol/L 时的 99% 左右降至 ≥30 nmol/L 时的 75% ~89%，这表明结合 DPP – 4 的饱和度随着利格列汀浓度的增加而升高。在 DPP – 4 完全饱和的高浓度时，仍有 70% ~80% 的利格列汀与血浆蛋白结合，因此血浆中有 30% ~20% 的利格列汀处于非结合状态。具有肾或肝功能不全的患者血浆结合未受影响。

（3）代谢　口服给药后，大部分（约 90%）的利格列汀以原型排泄，表明代谢是次要的消除途径。吸收的利格列汀有一小部分代谢为无药理学活性的代谢产物，其稳态暴露水平为格列汀的 13.3%。

（4）排泄　健康受试者口服［14C］利格列汀后，在 4 天给药期间内，大约有 85% 的放射性通过肠肝系统（80%）或尿液（5%）消除。稳态时的肾清除约为 70 mL/min。

（5）特殊人群药代动力学

①肾功能不全　进行了一项开放标签的药代动力学研究，评价利格列汀 5 mg 剂量在患有不同程度的慢性肾功能不全男性和女性患者中的药代动力学。此项研究纳入 6 例肾功能正常即肌酐清除率（Ccr）≥80 mL/min 的健康受试者，6 例轻度肾功能不全 2 型糖尿病患者（Ccr 50 ~ <80 mL/min），6 例中度肾功能不全患者（Ccr 30 ~ <50 mL/min），10 例重度肾功能不全（Ccr <30 mL/min）的 2 型糖尿病患者，以及 11 例肾功能正常的患者。通过测量 24 小时尿肌酐清除率测量肌酐清除率，或

者根据 Cockcroft－Gault 公式用血清肌酐进行估算。

在稳态时,轻度肾功能不全患者的利格列汀暴露水平与健康受试者具有可比性。

在中度肾功能不全患者中,稳态时利格列汀的暴露量高于健康受试者(AUCz,ss 增加了 71 ％,Cmax 增加46％)。暴露水平的增高并未伴随着蓄积半衰期、终末半衰期的延长或蓄积系数的增加。利格列汀的肾排泄低于给药剂量的5％,不受肾功能降低的影响。

重度肾功能不全的 2 型糖尿病患者,稳态暴露水平比肾功能正常的 2 型糖尿病患者增加了大约40％（AUCz,ss 增加42％,Cmax 增加35％）。对于两个 2 型糖尿病组,肾排泄均低于给药剂量的7％。群体药代动力学分析的结果进一步支持了这些发现。

②肝功能不全　在轻度肝功能不全(Child－Pugh 分类 A)的患者中,利格列汀的稳态暴露水平(AUCz,ss)比健康受试者低大约 25％,Cmax 低大约 36％。在中度肝功能不全(Child－Pugh 分类 B)的患者中,利格列汀的 AUCz,ss 比健康受试者低大约 14％,Cmax 低大约 8％。在重度肝功能不全(Child－Pugh 分类 C)的患者中,利格列汀的 AUC0－24 与健康受试者具有可比性,Cmax 低大约 23 ％。在肝功能不全的患者中,药代动力学参数的降低并未导致对 DPP－4 抑制的降低。

③老年人　根据一项群体药代动力学分析,年龄对利格列汀的药代动力学没有临床意义上的影响。

3.适应证　利格列汀与二甲双胍和磺脲类药物联合使用,配合饮食控制和运动,可用于成年 2 型糖尿病患者的血糖控制。

4.用法用量

（1）成人　推荐剂量为 5 mg,每日 1 次。本品可在每天的任意时间服用,餐时或非餐时均可服用。

（2）特殊人群　①肾功能不全患者:肾功能不全患者不需要调整剂

量。②肝功能不全患者：肝功能不全患者不需要调整剂量。③漏服：如果遗漏给药，建议患者在下次服药时不需服用双倍剂量。

5.注意事项　本品不能用于治疗 1 型糖尿病患者，也不能用于治疗糖尿病性酮症酸中毒。

与已知会引起低血糖的药物合用：已知促胰岛素分泌药和胰岛素会引起低血糖。在一项临床试验中，利格列汀与促胰岛素分泌药（如磺脲类）合用引起的低血糖发生率，高于安慰剂。在重度肾功能不全患者中利格列汀与胰岛素合用会引起较高的低血糖的发生率。因此，与利格列汀合用时，需要较低剂量的促胰岛素分泌药或胰岛素，从而减少低血糖的风险。

大血管的结果：尚无临床研究建立利格列汀或其他降糖药能够降低大血管风险的确切证据。

对驾驶和操作机器能力的影响：未进行过对驾驶和机械操作能力影响的研究。但是，应提醒患者发生低血糖症的风险，尤其是在和磺脲类联合使用的情况下。

6.儿童用药　尚未建立本品在儿童患者中的安全性和有效性数据。

7.老年用药　老年患者无须调整剂量。

在 15 项利格列汀的临床试验中，共有 4 040 例 2 型糖尿病患者接受了利格列汀 5 mg 治疗：1 085 例患者（27%）为 65 岁或以上，而 131 例患者（3%）为 75 岁或以上。在这些患者中，有 2 566 例参加了 12 项双盲安慰剂对照研究：591 例（23%）为 65 岁或以上，82 例（3%）为 75 岁或以上。在 65 岁及以上的患者和较年轻的患者之间，没有发现总体安全性或有效性的差异。因此对老年人群并无剂量调整建议。虽然利格列汀的临床研究中未发现老年和年轻患者之间的差异，但是不能排除某些老年个体会更为敏感的可能性。

8. 妊娠及哺乳期用药

（1）妊娠期　在大鼠和家兔中进行了生殖研究。但是并没有在妊娠妇女中进行充分的、对照良好的研究。因为动物的生殖研究并不是总能预测人类的反应，因此除非确有需要外，本品不得在妊娠期间使用。

利格列汀在子代器官形成期给予孕鼠，剂量达 30 mg/kg，给予孕家兔，剂量达 150 mg/kg，并无致畸性，根据 AUC 暴露水平，约为临床剂量的 49 倍和 1 943 倍。在大鼠和家兔中，引起母体毒性的利格列汀剂量，在大鼠中（临床剂量的 1 000 倍），引起骨骼骨化的发育延迟以及大鼠的胚胎丢失略有增加；在家兔中（临床剂量的 1 943 倍），会引起胚胎吸收增加以及内脏和骨骼变化。

利格列汀从妊娠第 6 天开始，给予雌性大鼠直至哺乳第 21 天，在母体毒性剂量下（暴露水平 > 临床剂量 1 000 倍），会引起雄性和雌性后代的体重减轻以及身体和行为发育迟缓。大鼠暴露水平达临床剂量的 49 倍，在后代中未观察到功能、行为或生殖毒性。

利格列汀口服给药，在雌性大鼠和家兔中，能够通过胚胎到达胎儿。

（2）哺乳期　现有的动物数据表明，利格列汀可以分泌到乳汁中，乳汁/血浆比为 4:1。尚不明确该药物是否会分泌到人乳汁中。因为许多药物都会在人乳汁中分泌，故当哺乳的妇女接受利格列汀给药是必须非常小心。

七、SLGT - 2 抑制剂（达格列净）

钠 - 葡萄糖协同转运蛋白 2（SGLT2）抑制剂，是由百时美施贵宝和阿斯利康公司联合开发的一种新型的抗糖尿病药物，2012 年 11 月 12 日获欧洲药品管理局（EMA）批准上市，用于治疗 2 型糖尿病，其化学名称为(2S,3R,4R,5S,6R) - 2 - [3 - (4 - 乙氧基苯基) - 4 - 氯苯基] - 6 - 羟甲基四氢 - 2H - 吡喃 - 3,4,5 - 三醇。

1. 作用机制　肾功能正常的成人每日大概经肾小球滤过 180 g 的葡

萄糖,几乎全部的葡萄糖在肾小管被重吸收,该过程由钠 – 葡萄糖协同转运蛋白(SGLTs)实现。SGLT1 主要介导胃肠道内葡萄糖的重吸收,同时可以负责肾脏内约 10% 的葡萄糖重吸收。SGLT2 是一种低亲和力、高容量的转运载体,在肾小管近曲小管细胞刷状缘近 S1 段特异表达,介导了 90% 滤过葡萄糖的重吸收。SGLT2 抑制剂选择性和强效地抑制 SGLT2,阻断近曲小管对葡萄糖的重吸收,增加葡萄糖在尿液中的排泄,从而降低血糖,这种降糖机制不依赖胰岛素的作用。本品为口服长效制剂,推荐剂量为 10 mg/d。

2.药效学　一项在健康志愿者与糖尿病受试者中进行的随机、双盲、安慰剂对照的单剂量和多剂量临床研究发现该药促进尿糖排泄的作用呈现剂量依赖性。在健康志愿者中单次口服达格列净 2.5 mg、10 mg、20 mg、50 mg 和安慰剂,给药后 24 小时内尿糖排泄量分别为 7. 45 g、24.4 g、28.5 g、32.2 g 和 0.03 g。在糖尿病受试者中单次口服达格列净 2.5 mg、10 mg、20 mg 和安慰剂,给药后 24 小时内尿糖排泄量分别为 37.9 g、68.4 g、76.7 g 和 9.4 g,多剂量研究表明口服达格列净 2.5 mg、10 mg、20 mg 和安慰剂,第 14 天的 24 小时尿糖排泄量依次为 41.6 g、71.4 g、73 g 和 6.8 g。

3.药动学　在健康受试者中,达格列净口服后快速吸收,达峰时间 Tmax 为 1 ~ 2 小时,蛋白结合率为 91% ,口服生物利用度约为 78% ,血浆终末半衰期为 12.9 小时。口服后,药物主要在肝脏经尿苷二磷酸葡萄糖苷酸基转移酶 1A9(UGT1A9)代谢为无活性的代谢物,较小部分经 P450 酶代谢,对 P450 酶没有抑制或诱导作用。药物原型和相关代谢物 75% 经尿排泄,21% 经粪便排泄。本品与高脂食物同时服用与空腹服用相比,Tmax 延长 1 倍,但是吸收程度没有影响,因此可与食物同服。肾功能对达格列净的药动学有较大影响,合并轻度、中度或重度肾功能不全的糖尿病患者口服达格列净 20 mg/d,共 7 天,该药的平均系统暴露较肾功能正常的糖尿病患者分别高 32% ,60% 和 87% 。在肾功能正常、轻度不全、中度不全和重度不全的糖尿病患者中,药物达稳态时 24 小时的尿糖排泄量依次为 85 g、52 g、18 g、11 g。

Kasichayanula 等研究了肝功能不全对达格列净的药动学影响。轻、中度和严重肝功能不全的受试者单次口服达格列净 10 mg,各组 Cmax 分别较肝功能正常者低 12% 、高 12% 和高 40% ,各组 AUC 分别较肝功能正常者的高 3% ,36% 和 67% 。因此,中度和重度肾功能不全者不推荐使用达格列净,轻度肝功能不全患者需要减少使用剂量。

4. 药物相互作用　本品主要在肝脏经 UGT1A9 代谢,是 P - 糖蛋白的底物,研究证实达格列净的药动学特征并未被二甲双胍、吡格列酮、西格列汀、格列苯脲、伏格列波糖、辛伐他汀、缬沙坦、华法林、地高辛等改变,达格列净对上述药物的血药浓度不产生具有临床意义的影响。利福平可以降低达格列净 22% 的体内暴露量,甲芬那酸可以增加 51% 的体内暴露量,但是对 24 小时尿糖排泄无临床意义的影响。

5. 安全性　达格列净具有良好的耐受性和安全性,10 mg/d 达格列净治疗相关的不良事件发生率与安慰剂相似,常见的不良反应有低血糖、多尿、背部疼痛、生殖器感染、尿路感染、血脂异常和血细胞比容增加等。低血糖风险总体较小,低血糖发生率与其他基础降糖治疗有关,达格列净与磺脲类药物或胰岛素联合治疗时,低血糖发生率较安慰剂组高。因此,本品与胰岛素或胰岛素促泌剂联合使用时,可能需要调整后者的剂量。

第六章　胰岛素治疗

一、胰岛素的发现

1869 年德国柏林的 Paul Langerhans 在他的博士论文中首选记述了胰腺内有群集成岛的细胞团块。此团块与外分泌腺管没有关系,但不知其功能。以后人们称之为 Langerhans 小岛。1889 年 Josef von Mering 与 Osker Minkowski 做动物实验,切除实验犬的胰腺,目的是观察胰腺是否是生存所必需,却发现去胰腺的犬出现了糖尿病。由此而知糖尿病的发病与胰腺有关。罗马尼亚布加勒斯特医学院的生理学教授 Nicolae Paulescu 在 1916 年就开始胰提取实验,1920 年报道了他的研究。另一个是德国柏林的医师 Georg Zuelzer 在 1906 年已将胰腺提取液注射于糖尿病患者且见到了明显的效果,并于 1908 年做了报道。1911 年 Zuelzer 医师得到药厂资助,从屠宰场得到 100 kg 动物胰腺,制备了提取液。因为所制产品注射于动物后引起了严重抽搐,他以为这是产品不纯而引起的毒性反应,而将产品全部弃去,并因第一次世界大战而中止了研究。

在胰岛素发现之前糖尿病是一种绝症,尤其是青少年患者不但生长发育停顿而且常在一次次酮症酸中毒袭击中夭折。为了拯救患者的生命,当时一位著名的美国糖尿病专家 Frederick Allen 提出用“饥饿疗法”来降低血糖及尿糖。应用绝食间以低卡饮食(300~800 kcal)的“饥饿疗法”确实减少了酮症酸中毒昏迷的次数,挽救了一些患者的生命,但这些患者只是在毫无生趣的悲惨无望的生活中延续生命,平均只有现年的存活时间。

班廷(Frederic Banting)于1891年11月14日生于加拿大安大略省的一个殷实的农民家庭。1916年12月因为第一次世界大战被征招入伍当军医。1920年班廷在韦仕敦(Western)大学觅得生理系兼职助教一职。1921年,班廷开始了他的研究计划:切除胰腺制成实验糖尿病犬,对另一些犬予结扎胰管使外分泌腺萎缩后,提取萎缩胰中可能来自胰岛的物质,将提取液注射于去胰腺的糖尿病犬,观察提取液能否降低血糖及尿糖。经过反复的实验研究,1921年12月30日班廷在美国生理学会议上报告了他们的实验研究结果,继而于1922年初在《实验及临床医学杂志》上发表了题为“胰腺的内分泌”的论文。1922年1月班廷将胰提取液应用于第一个糖尿病患者,14岁的男孩 Leonard Thompson。1922年5月3日,加拿大多伦多研究组在美国首都华盛顿的美国内科医师学会会议上宣读了题为“胰腺提取物对糖尿病的效果”论文,宣告了这一划时代的医学发现的诞生。1923年10月15日,胰岛素以商品名 Isulin 正式上市。1923年班廷获得诺贝尔医学奖。1992年世界糖尿病联盟为了纪念这位医学史、糖尿病学史上的伟人,这位拯救了无数糖尿病患者的救命恩人,决定以班廷医师的生日11月14日为每年的世界糖尿病日。

二、胰岛素的分类

(一)按制剂来源分类

1. 动物胰岛素　包括猪胰岛素和牛胰岛素。目前临床上常用的是猪胰岛素,其分子结构与人胰岛素只有1个氨基酸的差别。

2. 合成人胰岛素　通过基因工程技术将人胰岛素基因插入酵母菌质粒或大肠埃希菌质粒中,所得的胰岛素与人胰岛素分子结构完全一样。

(二)按胰岛素起效时间及作用维持时间分类

1. 超短效胰岛素类似物(IA)　主要有赖脯胰岛素及门冬胰岛素(诺和锐),皮下注射吸收及起效速度更快,起效时间 0.25~0.5 小时,峰值时间 0.5 ~ 1.5 小时,有效作用时间 3 ~ 4 小时,药效持续时间 4 ~ 6 小时。只需在三餐前即刻皮下注射,可控制餐后高血糖。

2. 短效(快效)胰岛素(RI) 是最早生产的胰岛素的剂型,外观透明,特点是起效较快,持续时间较短。起效时间 0.5 ~ 1 小时,峰值时间 2 ~ 3 小时,有效作用时间 3 ~ 6 小时,药效持续时间 6 ~ 8 小时。可用于静脉注射。

3. 中效胰岛素(NPH) 即低精蛋白锌胰岛素,起效时间 2 ~ 4 小时,峰值时间 6 ~ 10 小时,有效作用时间 6 ~ 10 小时,药效持续时间 10 ~ 16 小时。只能皮下注射,不能用于静脉注射,根据病情需要,早餐或晚餐前皮下注射,每日 1 ~ 2 次。

4. 长效胰岛素(PZI) 即鱼精蛋白锌胰岛素,起效时间 4 ~ 6 小时,峰值时间 10 ~ 16 小时,在效作用时间 18 ~ 20 小时,药效持续时间 20 ~ 24 小时。只能皮下注射,不能用于静脉注射。

5. 甘精胰岛素(Glargine) 起效时间 1 ~ 2 小时,峰值时间:无,有效作用时间 24 小时,药效持续时间 24 小时。一天注射一次,平稳吸收,无峰值。

6. 预混胰岛素 目前临床上常用的一种剂型,有 30R(30% RI 与 70% NPH)和 50R(50% RI 与 50% NPH)两种混合制剂。

(三)药用胰岛素与内源性胰岛素比较

尽管现在胰岛素的生产已达到和人胰岛素相同的结构水平,但是药用胰岛素与体内自身分泌的胰岛素相比,仍有很多不足之处。

1. 外源性胰岛素是六聚体,其吸收和代谢较内源性胰岛素缓慢;其次,即使是高纯度胰岛素仍有少量杂质和制剂中的辅料成分,可刺激身体免疫反应而产生抗体,应用高纯度胰岛素仍可检出抗体约 10%。

2. 体内 β 细胞分泌的胰岛素首先经门静脉再转运至肝脏,在门静脉内保持约 60% 的浓度,有利于肝脏能很好地处理由小肠吸收包括葡萄糖在内的营养物质。其余40%经肝静脉至体循环,其浓度仅为肝脏的1/3左右,此种差异与循环中葡萄糖浓度的逐渐递减相一致。而经注射的胰岛素先经体静脉转运至肝静脉达肝脏,再经肠静脉至门静脉,造成体循环胰岛素的浓度高于门静脉,和血液循环中的葡萄糖转运浓度不相平行,因此药用胰岛素所用的日剂量要比内源性胰岛素的量大,易于产生高胰岛素血症。

3. 身体内 β 细胞分泌的胰岛素是随体内血糖浓度的波动而调节的,而注射外源性胰岛素则是固定的,没有这种协调作用,因而易导致血糖波动。

三 、胰岛素的作用

(一)胰岛素对糖代谢的作用

在维持血糖稳定的过程中,胰岛素是降血糖的激素,胰岛素的缺乏将产生高血糖。胰岛素降低血糖的机制主要有三个方面:促进葡萄糖进入细胞,促进各种组织利用葡萄糖,抑制肝脏糖异生。

(二)胰岛素对脂肪代谢的作用

1. 在肝及脂肪组织当中,胰岛素是脂肪分解的强抑制物,也有间接的脂肪合成作用。因此,缺乏胰岛素时,会导致脂肪合成减少,并且有几种对抗激素使游离脂肪酸大量释出。

2. 基础水平的胰岛素就有限制脂肪分解和酮体生成的作用,当胰岛素浓度升高时可完全抑制这种过程。

3. 胰岛素影响极低密度脂蛋白(VLDL)及低密度脂蛋白(LDL)的清除。缺乏胰岛素时,三酰甘油及胆固醇常常增高。

(三)胰岛素对蛋白质代谢的作用

血浆胰岛素水平是维持正常的蛋白质和氨基酸代谢,维持氮平衡最重要的因素。胰岛素促进蛋白质合成,抑制蛋白质分解,同时减少尿素形成和抑制氨基酸转变为葡萄糖。

四、胰岛素应用

胰岛素是 1 型糖尿病患者维持生命和控制血糖所必需的药物。2 型糖尿病患者虽然不需要胰岛素来维持生命,但多数患者在糖尿病的晚期却需要使用胰岛素来控制血糖和水平以减少糖尿病急、慢性并发症发生的危险性。过去人们担心在 2 型糖尿病患者中使用胰岛素会加重动脉粥样硬化,但在英国糖尿病前瞻性研究(UKPDS)中,使用胰岛素或促胰岛素分泌剂治疗的患者组与其他药物治疗组和主要以饮食控制的对照组相比,大血管病变发生的危险性并没有增加。因此,胰岛素目前仍被当作 2 型糖尿病患者达到良好血糖控制的重要手段。目前通过皮下注射速效或长效的胰岛素尚不能模拟体内胰岛素分泌的生理曲线,尽管如此,通过适当的饮食控制、运动和调理,以及自我血糖水平监测,至少一日两次用各种长短效胰岛素混合注射或便携式胰岛素泵输注可以获得满意的血糖控制。

(一)1 型糖尿病的胰岛素替代治疗

1 型糖尿病患者因体内自身胰岛素分泌的绝对缺乏,基本或完全需要靠外源性胰岛素替代来维持体内血糖的代谢和其他体内需要胰岛素的生命活动,需终生应用胰岛素治疗。其治疗目的是:①控制高血糖,防止酮症酸中毒发生;②使营养状况及体重均恢复到正常,生长发育达到正常水平;③使糖尿病的血管神经并发症降至最低限度;④空腹血糖在 6.1 mmol/L 以内、餐后血糖在 8.0 mmol/L 以内、糖化血红蛋白 6.1% 以下,血脂、血压等指标控制在正常范围内。

1.胰岛素治疗方案　目前临床上常用的治疗方案有以下几种。

(1)三餐前短效加睡前中效胰岛素方案　即在每餐前注射短效胰岛素,在睡前注射中效胰岛素。

(2)为使白天也能维持基础胰岛素,也可在上述方案的基础上,于早餐前也注射一定量的中效胰岛素。此方案最符合生理要求,近年来应用越来越普遍。

(3)短效胰岛素与中、长效胰岛素混合注射方案 早、晚餐前均采用速效胰岛素加中效(或长效)胰岛素混合注射。此方法简便易行,注射次数少,易被患者所接受。

(4)三餐前短效和早晚前长效胰岛素方案 由于长效胰岛素作用可维持18~24小时,因此,对于病情较轻的患者,仅在早餐前注射一次长效胰岛素即可。但对于病情较重,胰岛素用量大的患者仍需早晚餐前各注射一次长效胰岛素。

(5)胰岛素泵 胰岛素泵持续皮下滴注胰岛素是一种模拟人体胰岛素分泌的装置,它可设定一个持续皮下输注的基础胰岛素输出量及每次餐后的追加剂量,其优点是更能使血糖稳定控制,是目前临床上最理想的胰岛素注射方法。

2.胰岛素的应用剂量的确定与调整

(1)胰岛素的初始剂量确定 在无其他伴随疾病的情况下,每日所需胰岛素的剂量为每天0.5~1.0 U/kg。其中,早、午餐所需的量占胰岛素总量的2/3,晚餐后及夜间占1/3。在出现其他伴随疾病时(如感染等),胰岛素的用量要相应增加。儿童在生长发育期对胰岛素的需要量相对增加。

(2)开始治疗时,为防止低血糖发生,并便于调整剂量,可采用短效类胰岛素,每日3~4次。待血糖控制良好,病情稳定时,为了减少注射胰岛素的次数,可尝试改用混合胰岛素,每日2次,皮下注射。

(3)胰岛素用量的调整 胰岛素治疗开始后,应密切监测血糖,可根据患者血糖谱(三餐前血糖、三餐后2小时血糖及睡前血糖)的情况调整胰岛素用量。通常情况下,每3天可检查血糖谱1次,直至血糖控制到理想水平。每天胰岛素的增减量原则上以4~6 U为宜。

(二)2型糖尿病的胰岛素补充治疗

2型糖尿病患者的基本病因之一是胰岛β细胞功能的缺陷且进行性

减退。在 2 型糖尿病的早期,因高血糖所导致的葡萄糖毒性可抑制 β 细胞的胰岛素分泌,体内可出现严重的胰岛素缺乏。如患者对饮食控制和药物治疗效果不佳,可采用短期的胰岛素强化治疗使血糖得到控制并减少葡萄糖对 β 细胞的毒性作用。随后,多数 2 型糖尿病患者可改用饮食控制和口服药物治疗。但是,随着病程的进展,大多数的 2 型糖尿病患者需要补充胰岛素来使血糖得到良好的控制。在口服降糖药效果逐渐降低的时候,可采用口服降糖药和中效或长效胰岛素的联合治疗。当上述联合治疗效果仍差时,可完全停用口服药,而改用每日多次胰岛素注射治疗的方案同 1 型糖尿病。有些患者因较严重的胰岛素抵抗需要使用较大剂量的胰岛素(如每日 1 U/kg 体重),为避免体重明显增加和加强血糖控制,可加用二甲双胍、α - 糖苷酶抑制剂或胰岛素增敏剂。另外,随着 2型糖尿病病程的延长,患者的各种并发症尤其是肝、肾等重要脏器的并发症的出现,如果此时继续给予口服降糖药,则可能导致其肝、肾等脏器损害加重,因此,需要改用胰岛素治疗。

1. 胰岛素治疗的适应证

(1)口服降糖药失效　经饮食、运动疗法及足量的口服降糖药联合治疗 3 个月后,空腹血糖仍明显增高者。

(2)急性并发症或严重的慢性并发症　如糖尿病酮症酸中毒、糖尿病高渗综合征、乳酸性酸中毒、严重的眼、肝、肾等并发症。

(3)初发的 2 型糖尿病,经饮食、运动治疗后,血糖仍较高,可短期应用胰岛素强化治疗。

(4)应激状态　如严重感染、外伤、手术等。

(5)服用口服降糖药,消瘦明显的患者。

(6)对口服降糖药有明显的不良反应的患者。

2. 治疗方法

(1)口服药联合治疗　对口服药应用足量,但血糖未达到理想水平者,可采用与胰岛素联合治疗方法。白天继续服用口服降糖药,可在早餐前或睡前加用中效或长效胰岛素。若实施联合疗法 1～2 个月疗效不佳者,或联合疗法胰岛素每日剂量在 30 U 以上者,则应改为常规胰岛素方案治疗。

(2)胰岛素补充治疗 停服降糖药物,改用每日 2～3 次胰岛素皮下注射。

(3)在 2 型糖尿病的早期,经饮食及运动治疗血糖仍较高者,为了尽快地解除糖毒性及脂毒性对胰岛 β 细胞的抑制,恢复 β 细胞功能,可采取短程胰岛素强化治疗,待血糖降至正常时,再改用口服药物。

(4)胰岛素的静脉输注 在严重的糖尿病状态如糖尿病酮症酸中毒、高渗综合征、昏迷、严重呕吐、腹泻及手术需要禁食的患者,均可应用胰岛素静脉输液的方法进行抢救,但此时就密切监测血糖,以免发生低血糖。

3.胰岛素剂型的选择

(1)空腹血糖升高为主 可选择白天口服药物,睡前及/或应用中效或长效胰岛素。

(2)餐后血糖升高为主 选用速效类胰岛素。

(3)胰岛素泵 对于严重胰岛素抵抗伴口服降糖药失效的 2 型糖尿病患者及伴有严重并发症者,可给予胰岛素泵治疗。

(三)胰岛素治疗的不良反应

1.低血糖反应 是常见的胰岛素的不良反应,与胰岛素剂量大及饮食不当有关。当血糖低于 2.5 mmol/L 时可确诊。长时间的低血糖,极易造成脑组织损伤,甚至造成永久性的脑损害。

(1)临床症状 低血糖表现有交感神经兴奋症状及脑功能障碍的表现。交感神经症状常见的有心悸、出汗、手抖、饥饿感、乏力、面色苍白;中枢神经功能障碍可表现为头晕、嗜睡、反应迟钝、瘫痪甚或昏迷。

（2）苏木杰（Somogyi）反应　糖尿病患者如果低血糖发生于夜间，其症状常被忽视而未被察觉，则在次日清晨可出现反应性低血糖，称为苏木杰反应。此种情形常被误认为是胰岛素用量不足所致，反而追加胰岛素剂量，而导致更为严重的低血糖发生。

（3）处理　应及时向糖尿病患者及其家属进行有关低血糖反应的相关知识，一旦出现症状，应立刻进含糖食物如果汁、饼干等。如症状在10分钟内无改善时需再进食。当出现意识丧失时应立即静脉注射50%葡萄糖液，直到患者清醒。怀疑是苏木杰反应者，应测凌晨3点钟血糖，如此时血糖低于正常，而早晨空腹血糖高者，应减少晚间胰岛素的用量。

2.水肿和视物模糊

（1）水肿　胰岛素治疗初期可因钠潴留而发生轻度水肿，一般可自行缓解，严重水肿者可服少量利尿药。

（2）视物模糊　部分患者可出现，为晶状体屈光改变所致，可于数周内自然恢复，无须处理。

（3）胰岛素抗药性　在除外酮症酸中毒和拮抗胰岛素的激素存在的情况下，胰岛素应用量较大，每日胰岛素的用量超过 2 U/kg。此种情形可改用人胰岛素制剂，如仍无效，除继续加大胰岛素用量外，可考虑加服二甲双胍或噻唑烷二酮类药物。

（4）其他反应　①过敏反应：注射部位出现红肿、红斑、水泡等局部过敏反应表现，偶有荨麻疹、紫癜、哮喘等症状。前者可通过经常改变注射部位来防止，后者如症状严重时可给予抗过敏治疗。②皮下脂肪萎缩：见于长期使用普通胰岛素的患者，出现注射部位皮下脂肪萎缩，是由制剂中不纯物质刺激机体产生的免疫反应所致。改用高纯度胰岛素可避免此种情况发生。③皮下硬节：是因为胰岛素反复在同一部位注射所致，应经常更换注射部位即可避免。

3.体重增加　经胰岛素治疗后，由于血糖得到控制，尿糖排出减少，能量丢失得到纠正,而使一些消瘦的患者体重恢复,这是正常现象。但应用胰岛素后如果不严格控制饮食,导致体重增加过多,而不利于血糖的控制及易诱发血管神经性并发症。因此,使用胰岛素治疗的患者应严格控制饮食,避免体重超重。

(四)胰岛素的贮存和使用

1.贮存 胰岛素为生物制剂,为了保存其生物活性,要保存在 4 ~ 10℃的环境。开瓶后不宜久存,应在 1 个月内用完,并要注意制剂有无异常沉淀、有无变色及产品有效期。

2.抽取 抽取胰岛素前要先注入适量空气,然后将瓶底向上,抽取胰岛素。当抽取两种胰岛素混合时,要先抽取速效胰岛素,然后再抽取中效或长效胰岛素。如果先抽取中、长效胰岛素,再抽短效胰岛素,则会引起短效胰岛素变得混浊,影响短效胰岛素的效价。

3.注射部位 一般为皮下注射,常用的注射部位有上臂外侧,大腿前部及外侧,臀部、腰背及腹部两侧,注射点之间要间隔 2 厘米以上。一般可采取垂直注射的方法,消瘦者可捏起皮下组织或稍倾斜注射。

第七章　1型糖尿病

1型糖尿病是在遗传易感性的基础上,在外界环境因素作用下(最常见的是病毒感染),引发自身免疫功能紊乱,导致胰岛 β 细胞的损伤和破坏,最终使胰岛素分泌绝对不足,而有高血糖、高酮血症和酸中毒,并由此引起各种临床症状。我国儿童青少年1型糖尿病的发病率为0.6/10 万左右,属低发病区。但由于我国人口基数大,故1型糖尿病患者的绝对数量并不少。

一、流行病学

我国1型糖尿病约占糖尿病总数的5%。世界上患病率最高的是斯堪底那维亚半岛,1型糖尿病占糖尿病总数的20%,在南欧占13%,美国占8%。儿童1型糖尿病的发生率芬兰比我国高30倍,美国比我国高20倍。1型糖尿病的发病,呈现以下几个特点。

1. 发病年龄　国外统计主要发生在12~14岁,然后开始下降。我国部分地区的资料中报道为10~14岁达到发病高峰。6个月以内的婴儿很少发生1型糖尿病。

2. 地域性　1型糖尿病的发病率有很强的地域性。总体来说,北欧国家发病率高,芬兰是全世界1型糖尿病发病率最高的国家。北美及中欧国家次之,亚洲1型糖尿病发病率普遍较低。

3. 种族性　白种人发病率最高,黄种人最低。1型糖尿病发病率的种族差异可能部分是由于遗传因素决定的,尤其是生活在同一地区不同种族间 1 型糖尿病发病率的差异更加提示了遗传因素在本病发病中的作用。

二、病因与发病机制

(一)自身免疫

1 型糖尿病是一种自身免疫性内分泌病,是一种发生于胰岛 β 细胞的器官特异性自身免疫病。它是由自身免疫反应性 T 细胞所引起,整个胰岛被 T 淋巴细胞所浸润,最终胰岛内缺乏 β 细胞,故没有胰岛素分泌。有关证据如下。

1. 患者血清中存在胰岛细胞抗体(ICA)、胰岛素自身抗体(IAA)、谷氨酸脱羧酶抗体(GADA)及其他自身免疫抗体。

2. 常与其他自身免疫性内分泌疾病,如甲状腺功能亢进、桥本甲状腺炎及艾迪生病等同时存在。

3. 常有自身免疫性疾病的家族史,如类风湿关节炎、胶原病、恶性贫血及重症肌无力等家族史。

4. 死亡的 1 型糖尿病患者尸检时,可发现胰岛中大量淋巴细胞浸润的胰岛炎。

5. 新诊断的 1 型糖尿病患者接受免疫抑制治疗,可短时期改善病情,降低血糖。

(二)环境因素

1. 病毒感染　常见的与 1 型糖尿病相关的病毒主要有腮腺炎病毒、风疹病毒、巨细胞病毒、心肌炎病毒、柯萨奇 B4 病毒等。病毒感染引起 β 细胞损伤的方式可能有以下几种情况。

(1)病毒进入 β 细胞后直接破坏 β 细胞,导致患者发生严重高血糖。

(2)病毒进入 β 细胞后长期滞留,使 β 细胞生长速度减慢,细胞寿命缩短,β 细胞数量逐年减少,并于若干年后出现糖尿病。

(3)病毒感染后,病毒抗原在 β 细胞表面表达,引发自身免疫应答,β

细胞遭受自身免疫破坏。

2.化学物质摄入 对胰岛 β 细胞有毒性作用的化学药物被人或动物摄入后,可引起糖耐量减低或糖尿病,如四氧嘧啶、链脲霉素等。

（三）遗传因素

1 型糖尿病的亲属发生糖尿病的机会显著高于一般人群,有一定的遗传性。对 1 型糖尿病的单卵双胞胎进行长期随访,发生糖尿病的双胞胎一致率为 30%～50%。遗传学研究显示,1 型糖尿病是多基因、多因素共同作用的结果。

三、临床表现

（一）1 型糖尿病的表现特点

1.起病较急,常因感染或饮食不当诱发起病,可有家族史。

2.典型者有多尿、多饮、多食和消瘦三多一少症状。

3.不典型隐匿患儿多表现为疲乏无力,遗尿,食欲可降低。

4.20%～40% 患儿以糖尿病酮症酸中毒急症就诊。

（二）成人晚发自身免疫性糖尿病（LADA）特点

1.起病年龄 15 岁以上,发病 6 个月内无酮症酸中毒发生。

2.发病后消瘦明显。

3.胰岛细胞抗体（ICA）、胰岛素自身抗体（IAA）、谷氨酸脱羧酶抗体（GADA）阳性。

4.起病初期,口服降糖药有效,但数月或 1 年后失效,必须依赖胰岛素治疗。

5.常伴有其他自身免疫性疾病,如甲状腺功能亢进症等。

四、治疗

1 型糖尿病的治疗目的是降低血糖、消除症状,预防、延缓各种急、慢性并发症的发生,提高生活质量,使糖尿病儿童能与正常儿童一样生活和健康成长。因此本病的治疗是综合性的,包括合理应用胰岛素、饮食管理、体育锻炼、监测血糖及加强糖尿病教育。

（一）胰岛素治疗

1型糖尿病一经确诊，常需终生依赖外源性胰岛素的替代治疗。由于患者胰岛残存的 β 细胞功能有差异，胰岛素的治疗要注意个体化。

1.胰岛素应用方法　糖尿病患者初次使用胰岛素要先用短效胰岛素，初治剂量为每天 0.5～1.0 U/kg，分 4 次注射，于早、中、晚餐前 30 分钟皮下注射，晚睡前再注射 1 次。每日胰岛素总量的分配：早餐前 30%～40%，中餐前 20%～30%，晚餐前 30%，睡前 10%，睡前一般用中效胰岛素。

2.胰岛素剂量调整　根据血糖情况调整胰岛素用量。每天监测 4 次血糖（三餐前及睡前），必要时可测 7 次血糖（三餐前半小时、三餐后 2 小时及睡前）。病情控制后，可尝试减少胰岛素注射次数，改为预混胰岛素早、晚餐前各注射 1 次。

经过一段时间治疗后，随着病情的控制，胰岛 β 细胞功能可逐步恢复，能分泌一定量的胰岛素，此时应及时减量，避免发生低血糖。这样，最终减到维持量，即进入了缓解期。

美国于 20 世纪 80 年代进行了多中心、随机、对照的大规模、前瞻性的糖尿病控制和慢性并发症试验（DCCT），1 141 例 1 型糖尿病患者被随机分到常规治疗组和强化治疗组，常规治疗组的患者每日接受 1～2 次的中效或混合胰岛素注射；强化治疗组每日接受多次胰岛素注射或用胰岛素泵治疗，同时患者接受糖尿病强化治疗的自我管理教育，试验于 1993 年结束，平均疗程 6.5 年，结果强化治疗组平均 HbA_{1c} 低于 7%，而常规治疗组的 HbA_{1c} 在 9% 左右，强化治疗组的一级预防及二级预防并发症风险分别下降率如下：视网膜病变为 76% 和 47%～56%，微量白蛋白尿为 34% 和 43%，白蛋白尿为 44% 和 56%，神经病变为 69% 和 57%。由此可以看出，严格控制血糖，对于减少 1 型糖尿病的多种并发症，延长患者寿命有积极意义。

（二）饮食治疗

1 型糖尿病的饮食治疗是为了使血糖能控制在要求的范围内，并且要营养均衡。饮食治疗还要考虑到个人的口味和嗜好，必须与胰岛素治疗同步进行。

1. 计划饮食，控制总热量，但要保证儿童正常生长发育的需要。

2. 均衡饮食，保证足够营养，特别是蛋白质的供应。应避免高糖高脂食物，多选择高纤维素食物，烹调以清淡为主。

3. 定时定量，少量多餐，最好一日三餐加三次点心。

饮食治疗的详细情况可参阅第四章第一节的有关内容。

（三）运动治疗

1 型糖尿病患者病情稳定后可以参加各种体育活动，运动可使热量平衡并能控制体重，运动促进心血管功能，有利于冠心病的预防。运动使肌肉对胰岛素的敏感性增加，从而增加葡萄糖的利用，有利于血糖控制。运动方式和运动量应个体化，循序渐进，强度适当，量力而行，注意安全，包括防止运动后低血糖的发生。运动治疗的详细情况可参阅第四章第二节的有关内容。

（四）心理治疗和教育

此是 1 型糖尿病患者尤其是儿童患者综合治疗的一部分，包括呼吁社会、学校、家庭给予糖尿病儿童更多的关心和爱护，使他们能与正常儿童一样健康成长。

（五）门诊随访及预防

一般患者至少每 2～3 个月糖尿病专业门诊复诊。

1. 每次携带病情记录本，以供医生对病情控制的了解，作为指导治疗的依据。

2. 对于儿童患者每次随访都要测量身高、体重、血压、尿常规、尿糖及酮体、餐后 2 小时血糖及糖化血红蛋白。

3. 每半年至 1 年应检测血脂、尿微量白蛋白、眼底及空腹或负荷后 C 肽水平等,以早期发现糖尿病的慢性并发症,并了解胰岛 β 细胞功能的变化。

第八章　肠促胰素类药物

随着 2 型糖尿病病程的进展,患者的胰岛 β 细胞呈现功能进行减退的特点,尽管传统的糖尿病治疗多采取阶梯式的方法,但均未能针对 2 型糖尿病的病因——即胰岛 β 细胞功能的进行性衰退来进行有效控制。此外胰岛素治疗虽然能够极大地改善患者的血糖水平,但同时存在低血糖事件风险及体质量增长等局限性。肠促胰素(incretin)类药物为 2 型糖尿病提供了新的治疗选择。该类药物不仅能有效降低血糖,低血糖风险小,同时具有改善 β 细胞功能、减轻体质量、改善收缩压等优势。

（一）肠促胰素类药物分类

肠促胰素类药物主要包括 GLP－1 受体激动剂和 DPP－4 抑制剂两大类。目前应用于临床的 GLP－1 受体激动剂主要有艾塞那肽和利拉鲁肽。艾塞那肽根据从希拉毒蜥唾液中提取的肽类物质(exendin－4)重组改造而成,与人内源性 GLP－1 具有 53% 的同源性,需要一天 2 次餐前皮下注射,其血药浓度波动大。利拉鲁肽是第一个人的 GLP－1 类似物,与人体天然 GLP－1 有97% 的同源性。利拉鲁肽将天然人 GLP－1 第 34 位的赖氨酸替换为精氨酸,并在第 26 位赖氨酸处连接一个 16 碳棕榈酰脂肪酸侧链,从而可减缓药物皮下吸收,与白蛋白可逆结合并延缓 DPP－4 灭活,使其半衰期延长达 13 小时,作用时间即可覆盖 24 小时,每天一次注射并且与用餐时间无关。天然 GLP－1 在体内会被 DPP－4 迅速分解灭活,而 DPP－4 抑制剂能消除 DPP－4 对肠促胰素的降解作用,延长

GLP-1 的生理活性持续时间,从而间接调节胰岛素的分泌,达到治疗 2 型糖尿病的目的。动物研究结果证实 DPP-4 抑制剂在改善血糖控制,提高胰岛素敏感性的同时,还能增加 B 细胞数量,促进 β 细胞再生和减少其凋亡。

(二)DPP-4 抑制剂

见第六章内容。

(三)GLP-1 受体激动剂

1. 艾塞那肽

(1)临床应用　作为辅助用药,用于单服二甲双胍或磺酰脲类药或联用二甲双胍和磺酰脲类药后均未达到充分血糖控制的 2 型糖尿病患者的血糖控制的改善。

(2)药理

①药效学　本品是一种合成的肠降血糖素类似物(有抗高血糖作用的肽),其 53% 的氨基酸顺序与哺乳动物胰高血糖素样多肽-1(GLP-1)的氨基酸顺序相同,但不是 GLP-1 的类似物。GLP-1 是一种肠道激素,是肠道 L 细胞响应营养摄入而分泌的激素,可通过其受体产生降血糖和抗糖尿病作用(如刺激葡萄糖依赖性胰岛素的释放,抑制胰高血糖素的分泌),但半衰期较短——低于 2 分钟,主要经蛋白水解酶Ⅳ(二肽酰胺酶Ⅳ)快速降解。本药可激动 GLP-1 受体,产生与 GLP-1 类似的作用:其许多(或所有)抗糖尿病作用似与 GLP-1 受体结合有关,但观察到的所有药效学作用与 GLP-1 的作用并不一致,有研究人员认为,这可能是本药通过功能不同的其他受体而产生的。其作用包括:增强葡萄糖依赖性的胰岛素的分泌和抑制葡萄糖依赖性的异常增高的胰高血糖素的分泌、减慢胃排空、减少食物摄入、促进 β-细胞增殖和再生、减少脂肪堆积及胰岛素增敏作用(动物模型)。由于本药相对较能抵抗蛋白水解酶Ⅳ(二肽酰胺酶Ⅳ)的降解(因 GLP-1 的 2 位存在一个丙氨酸基团,可被蛋

白水解酶Ⅳ识别,而本药2位则为甘氨酸基团),故有较长的半衰期,体内活性较GLP-1增强。一项安慰剂对照研究提示,本品可显著降低禁食状态的血浆葡萄糖水平,降低餐后葡萄糖相对于基础值的峰变化;用药后观察到胃排空延迟、热量摄入减少。资料表明,本药在非糖尿病受试者及2型糖尿病患者中均是一种强效促胰岛素分泌药。

②药动学 予2型糖尿病患者皮下注射本品,可见餐后葡萄糖水平降低持续达5小时,注射后约3小时达最低点。2型糖尿病患者皮下注射10 μg后2.1小时达峰浓度(Cmax)211 pg/mL,曲线下面积(AUC)为1.036(ng·h)/mL。动物研究中,经皮下注射给药的生物利用度为65%~75%,尚无人类的生物利用度资料。皮下注射和静脉给药的分布容积分别为28.3 L(与剂量、年龄、性别、种族和患者的体型无关)和64 mL/kg(健康受试者)。药物在人体内的代谢尚不明确,但动物研究表明本品较GLP-1更能抵抗蛋白水解酶Ⅳ的降解。本药主要经肾小球过滤清除,随后经蛋白水解降解,平均肾清除率为9.1 L/h,终末半衰期为2.4小时,轻至中度肾损害者(肌酐清除率30~80 mL/min)的平均肾清除率减至0.9 L/h。肾清除率和半衰期均与剂量、年龄、性别、种族和患者的体型无关。

③遗传与生殖毒性 动物研究表明本药对胎仔有不良效应(致畸、致死胎或其他)。

(3)注意事项

①特别警示 本药可能导致胰腺炎。

②禁忌证 对本药过敏者;1型糖尿病患者;糖尿病性酮症酸中毒患者;晚期肾疾病或严重肾损害(肌酐清除率低于30 mL/min)患者不推荐使用本药;严重胃肠道疾病(如胃轻瘫)患者不推荐使用本药。

③慎用 低血糖者(与磺酰脲类同用则风险增加)。

④药物对儿童的影响 儿童用药的安全性和疗效尚未确立。

⑤药物对妊娠的影响　尚无孕妇用药的安全性数据,孕妇用药应权衡利弊。美国食品药品管理局(FDA)对本药的妊娠安全性分级为 C 级。

⑥药物对哺乳的影响　本药可分泌入哺乳小鼠的乳汁中,尚无哺乳妇女用药的安全性数据,哺乳期用药应权衡利弊。

(4)不良反应

①心血管系统　未见对心率、血压或心电图等参数的影响。

②代谢/内分泌系统　可见低血糖(5%～36%)。和联用磺酰脲类后出现轻至中度低血糖,且呈剂量依赖性,口服碳水化合物后症状消除。和联用二甲双胍时罕见低血糖发生。据报道,本药治疗第 1 天,皮质醇水平轻度升高,第 28 天后恢复正常。

③免疫系统　有资料显示,可见本药抗体产生,但似乎对降低糖基化血红蛋白水平无影响。

④神经　可见头晕(9%)、头痛(9%)、神经质(9%)。

⑤胃肠道　可见腹泻(13%)、消化不良(6%)、恶心(44%)、呕吐(13%)。此外,本药可能导致胰腺炎。

(5)药物相互作用

①与对乙酰氨基酚合用,可致对乙酰氨基酚的 AUC、峰浓度及生物利用度降低,达峰时间延长。其机制可能与胃排空减慢引起对乙酰氨基酚吸收减少有关。两药联用时,应至少在使用本药前 1 小时给予对乙酰氨基酚。

②与洛伐他汀合用,可致洛伐他汀的 AUC、峰浓度及生物利用度降低。其机制可能与胃排空减慢引起洛伐他汀吸收减少有关。合用时可能需增加洛伐他汀剂量以弥补其生物利用度的降低,并有必要监测血脂。

(6)给药说明

①对需用胰岛素的患者,本药不能取代胰岛素。

②使用胰岛素、噻唑烷二酮、右旋苯丙氨衍生物、瑞格列奈类或 α-

葡萄糖苷酶抑制药的患者应慎用本药。

③用药后若怀疑出现胰腺炎,应停药。若确诊胰腺炎由本药引起,应永久性停用本药。

(7)用法与用量

①成人常规剂量:皮下注射,初始剂量,一次 5 μg,一日 2 次;维持剂量,一次 10 μg,一日 2 次。

②肾功能不全时剂量:不推荐晚期肾脏疾病或严重肾损害者(肌酐清除率低于 30 mL/min)使用本药。

2.利拉鲁肽

(1)功能主治 适用于成人 2 型糖尿病患者控制血糖;适用于单用二甲双胍或磺脲类药物最大可耐受剂量治疗后血糖仍控制不佳的患者,与二甲双胍或磺脲类药物联合应用。

(2)用法用量

①用量 利拉鲁肽(商品名诺和力)的起始剂量为每天 0.6 mg。至少 1 周后,剂量应增加至 1.2 mg。预计一些患者在将剂量从 1.2 mg 增加至 1.8 mg 时可以获益,根据临床应答情况,为了进一步改善降糖效果,在至少一周后可将剂量增加至 1.8 mg。推荐每日剂量不超过 1.8 mg。

利拉鲁肽可用于与二甲双胍联合治疗,而无须改变二甲双胍的剂量。

利拉鲁肽可用于与磺脲类药物联合治疗。当诺和力与磺脲类药物联用时,应当考虑减少磺脲类药物的剂量以降低低血糖的风险(见注意事项)。调整利拉鲁肽的剂量时,无须进行自我血糖监测。然而,当利拉鲁肽与磺脲类药物联合治疗而调整磺脲类药物的剂量时,可能需要进行自我血糖监测。

②特殊人群 肾功能损害者:轻度肾功能损害的患者不需要进行剂量调整。在中度肾功能损害患者中的治疗经验有限。目前不推荐利拉鲁肽用于包括终末期肾病患者在内的重度肾功能损害患者(见药代动力

学)。肝功能损害者:在肝功能损害患者中的治疗经验有限,因此不推荐利拉鲁肽用于轻、中、重度肝功能损害患者(见药代动力学)。

③用法 利拉鲁肽每日注射一次,可在任意时间注射,无需根据进餐时间给药。利拉鲁肽经皮下注射给药,注射部位可选择腹部、大腿或者上臂。在改变注射部位和时间时无需进行剂量调整。然而,推荐利拉鲁肽于每天同一时间注射,应该选择每天最为方便的时间。利拉鲁肽不可静脉或肌内注射。

(3)不良反应 临床试验期间最常见的不良反应为胃肠道不适,恶心和腹泻非常常见,呕吐、便秘、腹痛和消化不良常见。在利拉鲁肽治疗的开始阶段,这些胃肠道不良反应发生频率可能更高。上述不良反应通常在治疗持续数天或数周内减轻。头痛和上呼吸道感染也是常见不良反应。

此外,低血糖事件为常见不良反应,而当利拉鲁肽与磺脲类药物联用时则非常常见。重度低血糖主要发生在利拉鲁肽与磺脲类药物联用时。

免疫原性:与其他含蛋白质或肽类的药物可能具有免疫原性相一致,患者在接受利拉鲁肽治疗之后可能会产生抗利拉鲁肽抗体。平均有8.6%的患者会产生抗体。抗体形成不会导致利拉鲁肽疗效的降低。

注射部位反应:在长期(26周或更长)对照试验中,约2%接受利拉鲁肽的受试者报告了注射部位反应。这些反应通常都为轻度,而且不会导致停用利拉鲁肽。

胰腺炎:在利拉鲁肽长期临床试验期间已经报告了少数(<0.2%)急性胰腺炎病例。利拉鲁肽与胰腺炎之间的因果关系尚不明确。

甲状腺事件:在所有中、长期临床试验中,全部利拉鲁肽、安慰剂和全部对照药组中甲状腺不良事件的总体发生率分别为33.5,30.0和21.7事件/1 000患者年,而严重甲状腺不良事件的发生率分别为5.4.2.1和0.8事件/1 000患者年。在利拉鲁肽治疗组患者中,甲状腺肿瘤、血降钙素升高和甲状腺肿是最常见的甲状腺不良事件,其发生率分别为 0.5%、1%和 0.8%。

(4)注意事项　利拉鲁肽不得用于 1 型糖尿病患者或用于治疗糖尿病酮症酸中毒。

利拉鲁肽不得用于有甲状腺髓样癌(MTC)既往史或家族史患者以及 2 型多发性内分泌肿瘤综合征患者（MEN2）。

利拉鲁肽在纽约心脏病学会(NYHA)分级。Ⅰ～Ⅱ级的充血性心力衰竭患者中的治疗经验有限。尚无在 NYHA 分级 Ⅲ～Ⅴ级的充血性心力衰竭患者中应用的经验。

在炎症性肠病和糖尿病性胃轻瘫患者中的治疗经验有限,因此不推荐利拉鲁肽用于这些患者。

利拉鲁肽治疗过程中会伴随有一过性的胃肠道不良反应,包括恶心、呕吐和腹泻。

已经发现使用其他 GLP－1 类似物与发生胰腺炎风险相关。已有少数急性胰腺炎的报道。应当告知患者急性胰腺炎的特征性症状:持续、严重的腹痛。如果怀疑发生了胰腺炎,应该停用利拉鲁肽和其他潜在的可疑药物。

一些临床试验已经报告了包括血降钙素升高、甲状腺肿和甲状腺肿瘤在内的甲状腺不良事件,尤其是在之前患有甲状腺疾病的患者中（见不良反应）。接受利拉鲁肽联合磺脲类药物治疗的患者发生低血糖的风险可能增加（见不良反应）。减少磺脲类药物的剂量可以降低低血糖的风险。

对驾驶和机械操作能力的影响。尚未研究利拉鲁肽对驾驶和机械操作能力的影响。应告知患者在驾驶和操作机械时预防低血糖发生,特别是当利拉鲁肽与磺脲类药物合用时。

使用和其他操作的特别注意事项。利拉鲁肽仅在呈无色澄明时才可使用。利拉鲁肽不得在冷冻后使用。利拉鲁肽应与长至 8 mm 以及细至 32G 的诺和针，配合使用。

（5）药理作用　利拉鲁肽是一种 GLP-1 类似物，与人 GLP-1 具有 97% 的序列同源性，人 GLP-1 可以结合并激活 GLP-1 受体。GLP-1 受体为天然 GLP-1 的靶点，GLP-1 是一种内源性肠促胰岛素激素，能够促进胰腺 β 细胞葡萄糖浓度依赖性地分泌胰岛素。与天然 GLP-1 不同的是，利拉鲁肽在人体中的药代动力学和药效动力学特点均适合每天一次的给药方案。皮下注射给药后，其作用时间延长的机制包括：使吸收减慢的自联作用；与白蛋白结合；对二肽基肽酶 IV（DPP-IV）和中性内肽酶（NEP）具有更高的酶稳定性，从而具有较长的血浆半衰期。

利拉鲁肽的活性由其与 GLP-1 受体间特定的相互作用介导，导致环磷酸腺苷（cAMP）的增加。利拉鲁肽能够以葡萄糖浓度依赖的模式刺激胰岛素的分泌，同时以葡萄糖浓度依赖的模式降低过高的胰高糖素的分泌。因此，当血糖升高时，胰岛素分泌受到刺激，同时胰高糖素分泌受到抑制。与之相反，在低血糖时利拉鲁肽能够减少胰岛素分泌，且不影响胰高糖素的分泌。利拉鲁肽的降血糖机制还包括轻微延长胃排空时间。利拉鲁肽能够通过减轻饥饿感和能量摄入降低体重和体脂量。

（6）毒性研究

①遗传毒性　遗传毒性研究数据显示，利拉鲁肽对人体没有特殊危害。

②生殖毒性　动物研究并未显示出利拉鲁肽会对生育力会产生直接的有害作用，但是在最高剂量下会轻度增加早期胚胎的死亡率。孕中期给予利拉鲁肽可以导致母体动物体重下降和胎仔生长减慢，并伴有意义不明的大鼠肋骨及家兔骨骼变异。大鼠接受利拉鲁肽后新生仔鼠的生长减慢，且高剂量组在断乳期后此效应仍然存在。尚不清楚新生仔鼠生长减慢系因为直接 GLP-1 效应导致新生仔摄取母乳量减少，或者因为热

量摄取减少导致母乳产量下降所致。

③致癌性 在大鼠和小鼠为期 2 年的致癌性试验中观察到非致死性的甲状腺 C 细胞肿瘤。在大鼠中,未观察到未见不良反应的剂量水平(NOAEL)。猴在接受 20 个月的给药后未观察到这些肿瘤。在啮齿类动物中的这些发现系一种非遗传毒性的、GLP—受体介导的特定作用所致,啮齿类动物对该作用尤为敏感。此作用与人体的相关性可能较低,但是不能完全排除。

未发现其他与给药相关的肿瘤。

(7)利拉鲁肽贮藏 利拉鲁肽应冷藏于 2～8℃冰箱中(勿接近冰箱的冷冻室)。不可冷冻。首次使用后,应在 30℃以下贮藏或冷藏在 2～8℃冰箱中,盖上笔帽避光保存。应当告知患者在每次注射后按照当地的要求丢弃注射针头,这可以避免污染、感染和渗漏,同时能确保给药准确。不可冷冻,

首次使用后的有效期为 1 个月。同时,贮藏利拉鲁肽(诺和力)笔芯时切勿带有针头。

第九章　2型糖尿病

第一节　西医治疗

一、流行病学

2型糖尿病起病时症状比较隐匿,很难在发病初期即获确诊,但其患病率较高。一般用患病率对2型糖尿病的流行病学特点进行研究。近年来,世界各国2型糖尿病的患病率均有急剧增加的趋势,2型糖尿病患者激增是造成全世界糖尿病患者总数剧增的主要原因。据20世纪80年代以来WHO报告的结果,世界各国2型糖尿病患病率的变化有以下共同特点。

1.患病率急剧增加　近三五十年内2型糖尿病急剧增加的趋势仍难以缓解。WHO预测结果如下:1994年糖尿病患者人数为1.20亿,1997年为1.35亿,2000年为1.75亿,2010年为2.39亿,2025年将突破3亿。目前世界糖尿病患者人数最多的前三位国家为印度、中国、美国。

2.2型糖尿病是糖尿病人群的主体　2型糖尿病占糖尿病患者的90%左右,我国2型糖尿病所占比例也是如此。

3.发病年轻化　不少国家儿童2型糖尿病已占糖尿病儿童的50%~80%,儿童2型糖尿病问题已引起人们极大的关注。

4.存在大量血糖升高但未达到糖尿病诊断标准者　他们的空腹血

糖、餐后2小时血糖或服糖2小时血糖介于正常血糖与糖尿病诊断标准之间,目前称为糖尿病前期。

5.各地发病状况差异巨大 世界各国2型糖尿病的患病率有很大差异,从不足0.1%直至40%。患病率最高的地区是太平洋岛国瑙鲁和美国皮玛(Pima)印第安人。发病率增加最快的是由穷到富急剧变化着的发展中国家。

二、2型糖尿病的发病机制

目前认为,2型糖尿病是胰岛素分泌缺陷及/或胰岛素作用缺陷为病理生理基础的复杂病,也即是胰岛素抵抗和胰岛素分泌障碍两个环节。一般认为,胰岛素抵抗是原发异常,近年来认为可能是二者同时存在,只是表现先后、轻重不一而已。临床上大致可分为三期:早期,有胰岛素抵抗和高胰岛素血症,血浆葡萄糖得以维持正常;中期,胰岛素抵抗加重,虽有高胰岛素血症,仍不能代偿出现餐后高血糖,且胰岛素越高,胰岛素受体越不敏感,形成恶性循环,加重高血糖症;后期,胰岛素抵抗仍存在,但胰岛素分泌降低,导致空腹高血糖症,高胰岛素血症也渐趋于消失,甚而低于正常。

许多成人常见病如高血压、动脉粥样硬化、血脂紊乱、肥胖等都属于此范畴,近年来,高尿酸血症、微量蛋白尿也被纳入其中,这些病与2型糖尿病常群集出现而通称为胰岛素抵抗综合征,提示在病因学上除了存在特有的遗传和/或环境因素外,尚可能存在共同遗传和/或环境发病基础。

(一)遗传因素

1.家族发病调查 2型糖尿病有明显的遗传倾向,有调查表明,双亲之一为2型糖尿病者,其子女发病风险为40%,双亲均为2型糖尿病者,子女发病风险率可达70%。2型糖尿病家族史调查中有明显的母系效应。2型糖尿病患者的双亲,母亲为患者较父亲为患者多见,可达到1倍左右。

2.孪生子女一致性调查 英国以至少一方是2型糖尿病的孪生子为调查对象,调查113对单卵孪生子,其中92对均为2型糖尿病,占全部孪生子的81%。日本糖尿病学会以同样方法进行研究,46%单卵孪生子中37对患病呈一致性,占全部孪生子的80%;10对双卵孪生子中仅4对一致,占全部孪生子的40%。

3.与种族遗传有关 2型糖尿病患病率有明显的种族和地域差异,患病率最高的是美国的亚利桑那州的Pima印第安人及西南太平洋的瑙鲁人。35岁以上的Pima印第安人半数以上患2型糖尿病。而巴布亚新几内亚2型糖尿病的患病率接近0。

(二)β细胞功能缺陷

1.第一相胰岛素分泌缺陷 正常人胰岛素第一相分泌峰值在静脉注射葡萄糖后2~4分钟出现,6~10分钟后消失。若此时糖负荷仍然存在,则随后出现胰岛素的第二相分泌,直至葡萄糖被清除。第一相胰岛素分泌在抑制基础状态下肝脏葡萄糖产生中具有重要意义。在2型糖尿病早期,第一相胰岛素分泌延迟或消失。

2.早期胰岛素分泌障碍 正常人口服葡萄糖耐量试验(OGGT)中,血浆胰岛素约于30分钟到达峰值,此为负荷后早期胰岛素分泌。进馒头餐后胰岛素峰值从开始进食约于60分钟达峰值。早期胰岛素分泌对于抑制肝脏葡萄糖输出,抑制脂肪分解,限制游离脂肪酸进入肝脏,减轻负荷后高血糖程度并减轻负荷后期的高胰岛素血症有重要意义。

2型糖尿病患者OGGT在30分钟时血浆胰岛素水平明显低于正常人,胰岛素分泌峰值出现在OGGT后2小时,显示早期胰岛素分泌严重不足,导致进餐后3小时内一直处于高血糖状态,而正常人此时已恢复至基线血糖水平。

3.胰岛素的脉冲式分泌障碍 正常人空腹时,胰岛素的脉冲式分泌周期约为13分钟。胰岛素的脉冲式分泌有助于防止靶组织中胰岛素受体数目的下调,维持胰岛素的敏感性。反之,持续的高胰岛素血症将导致胰岛素受体数目下调,引发胰岛素抵抗。在 2 型糖尿病当中,胰岛素的脉冲式分泌发生紊乱,正常的间隔脉冲消失,出现高频(5～13 分钟)脉冲。胰岛素的脉冲式分泌缺陷是 2 型糖尿病的早期标志,此外,在 2 型糖尿病的一级亲属中亦观察到正常的胰岛素脉冲式分泌消失,提示胰岛素的脉冲式分泌缺陷可为原发性损害。

(三)胰岛素抵抗

2 型糖尿病患者可以通过以下三种水平表现其胰岛素抵抗性。

1.胰岛素受体前水平 1979 年 Tager 等发现突变胰岛素引起的糖尿病,于 β 链上第 25 个氨基酸(苯丙氨酸)为亮氨酸所替代而失效,后又发现 β 链第 24 个氨基酸(苯丙氨酸)也为丝氨酸所替代、α 链上第 3 个氨基酸(缬氨酸)为亮氨酸所替代而失效,均引起糖尿病,提示生物合成中胰岛素基因突变而形成结构异常和生物活性降低的胰岛素导致糖尿病。也有由于连接肽酶可能有缺陷不能使胰岛素分解去 C 肽而形成胰岛素,以致血循环中胰岛素原过多而胰岛素不足,导致糖尿病。但此种异常胰岛素引起的糖尿病在病因中仅占少数。

2.胰岛素受体水平 胰岛素受体是一跨膜的大分子糖蛋白,由两个 α 亚基和两个 β 亚基组成。定位于 19 号染色体短臂上的胰岛素受体基因编码,含有 22 个外显子和 21 个内显子。胰岛素受体基因突变可通过多种方式影响受体的功能:受体生物合成率降低;受体插入细胞膜过程异常;受体与胰岛素的亲和力下降;酪氨酸激酶活性降低;受体降解加速。现已证实有 30 余种胰岛素受体基因点状突变或片段缺失与严重的胰岛素抵抗有关。

3.受体后水平 胰岛素与其受体的 α 亚基结合,β 亚基酪氨酸激酶活化后,进而使胰岛素敏感组织细胞内胰岛素受体底物(insulin receptor substrate;IRS)磷酸化,从而诱发一系列特殊化改变。胞质内或细胞器内底物发生磷酸化和去磷酸化,取决于靶组织的特性和不同的关键酶。胰岛素促进各组织的葡萄糖转运及酵解,肝和肌肉的糖原的合成,糖异生和糖原分解的抑制。过程中胰岛素需依赖葡萄糖运出体 GLUT4 及许多关键酶如葡萄糖激酶,糖原合成酶,磷酸果糖激酶,丙酮酸激酶和丙酮酸脱氢酶等的活性。其中,GLUT4 和葡萄糖激酶在胰岛素抵抗中的作用,近年来得到深入的研究。GLUT4 转运葡萄糖依赖于胰岛素,后者激活 GLUT4 并促进其由细胞内微粒体向细胞膜转位,从而促进葡萄糖转入细胞内。已发现肥胖症和 2 型糖尿病患者的脂肪细胞内 GLUT4 基因表达降低,肿瘤坏死因子 α 表达增多,致使脂肪分解增加 FFA 浓度增高,通过脂肪酸 – 葡萄糖循环,相互影响糖和脂肪的代谢,导致胰岛素作用减弱和胰岛素抵抗。葡萄糖激酶是葡萄糖代谢过程中第一个关键酶,催化葡萄糖转化为 6 – 磷酸 – 葡萄糖,特异地在肝脏和 β 细胞中表达。许多家系调查研究显示青年人中的成年型糖尿病家系中,葡萄糖激酶基因呈连锁不平衡,并发现某些基因突变,导致胰岛素抵抗。

(四)胰岛素抵抗与胰岛素分泌缺陷的相互作用

胰岛素抵抗与胰岛素分泌缺陷是 2 型糖尿病发病机制的两个主要环节,尽管谁是原发病仍存在争议,但目前普遍认为,胰岛 β 细胞对胰岛素抵抗的失代偿是导致 2 型糖尿病发病的最后共同机制,且产生胰岛素抵抗的遗传学背景会影响 β 细胞对胰岛素抵抗的代偿能力及对糖尿病的易感性。

(五)胰高糖素分泌旺盛

胰高血糖素是胰岛 α 细胞分泌的一种多肽激素,其主要生物作用是促进肝糖原分解,抑制肝糖原合成,增强糖异生,使血糖升高。在胰岛内 α 细胞与 β 细胞、δ 细胞相互比邻,分别分泌胰高血糖素、胰岛素、生长抑素,三者之间的旁分泌系统的相互调控作用,构成了反馈机制,对维持血糖的平衡十分重要。在 2 型糖尿病患者,不仅存在着 α 细胞功能的异常,同时还有 β 细胞功能的异常。在 2 型糖尿病的发展中,胰岛素的分泌表现多种异常,如进餐后早期相(第一时相)的分泌减少,后相分泌延迟,由此胰高血糖素在进餐后非但不受抑制,反而进一步升高。胰岛素和胰高血糖素的分泌异常共同导致了餐后高血糖的发生。而这两种激素的分泌异常甚至在糖耐量受损时即已经出现。很多研究表明,胰高血糖素可以刺激血糖升高,但很大程度上依赖于胰岛素的浓度。Pankaj Shah 等研究发现,如果餐后胰岛素可迅速升高,胰高血糖素抑制的缺乏对于糖耐量的影响是非常小的。而在胰岛素分泌延迟或分泌下降时缺乏对胰高血糖素的抑制则可发生明显的高血糖。

近年来,胰腺 α 细胞在糖尿病发病及治疗中所起作用,越发受到重视,有人认为 2 型糖尿病患者除存在胰腺 β 细胞的损伤还存在胰腺 α 细胞的损伤,一般认为 2 型糖尿病患者胰高血糖素(GC)和游离脂肪酸(FFA)都呈增高水平。GC 增高常与血糖水平、胰岛素抵抗 (IR)相关。GC 可能直接影响餐后血糖和肠促胰岛素的分泌,与纤溶活性也有独立的联系。动物实验提示糖尿病早期 GC 变化比胰岛素下降更明显,封闭GC 受体可改善 IR。

Unger 提出"双激素"学说,认为 2 型糖尿病的发生有胰岛素和胰高血糖素作用紊乱的参与,胰高血糖素绝对或相对过多,是造成糖尿病高糖血症的重要因素之一。

(六)脂毒性

"脂毒性"是指血循环中游离脂肪酸(FFA)浓度过高以及脂肪组织分泌的各种脂肪素(adipocytokines 或 adipokines)含量增高所引起的致糖尿病作用。由于脂毒性与葡萄糖毒性有许多交叉,因此,有"糖脂毒性(gluco – lipotoxicity)"或"脂糖毒性(lipo – glucotoxicity)"之称。

肌肉细胞内的脂质堆积可导致线粒体再生过程中过氧化物酶体增殖物激活受体 γ(PPARγ)转录因子的表达下降,而 PPARγ 与糖代谢有关。

脂肪组织分泌的各种脂肪素中的 TNF－α 可通过干扰胰岛素信号系统诱发 IR。高热量、高脂饮食、缺乏运动,常常导致肥胖和伴有胰岛素抵抗的 2 型糖尿病。IR 通常见于腹型肥胖患者,多伴有内脏脂肪增多。胰岛素作用之一是抑制脂肪分解,而内脏脂肪能对抗此作用,致使脂肪分解成 FFA。FFA 增高可引起肌肉对糖的摄取降低。其可能机制包括:肌细胞胰岛素受体数量减少、FFA 抑制胰岛素与受体结合或引起胰岛素受体酪氨酸激酶活性异常等。肌肉组织产生糖摄取障碍,从而使血糖升高,升高的血糖对胰岛 β 细胞又产生毒性作用,即所谓的"糖脂毒性"。动物实验证明 FFA 升高是致胰腺 β 细胞功能障碍的原因,可引起进行性 β 细胞衰竭。脂肪素又称抵抗素(resistin),包括肿瘤坏死因子 α(TNF－α)、白介素 6(IL－6),I 型纤溶酶原激活物抑制剂(PAI－1)、瘦素(leptin)、脂联素(adiponectin－APN)等。其中 TNF－α、IL－6、PAI－1 作用是阻断胰岛素的信号传递系统。

随着脂毒性诱导胰岛 β 细胞凋亡的机制研究的不断深入,控制 2 型糖尿病患者胰岛 β 细胞的进行性凋亡,就有可能改善该类患者 β 细胞数量减少的状态,使得控制 β 细胞凋亡成为治疗 2 型糖尿病的可能和必需的手段。①降脂治疗有直接有效地降低脂毒性的作用;②神经酰胺合成抑制剂 Fumonisin B 几乎可完全抑制 FFA 诱导的 β 细胞凋亡过程;③iNOS 抑制剂可降低 NO 的生成,从而减少凋亡的发生;④能与 PPARs 相互作用的药物如噻唑烷二酮类药,能减弱 FFA 诱导的 β 细胞破坏;⑤抗氧化剂氨基胍,既可通过使 NO 合成减少,阻断细胞凋亡途径使胰岛 β 细胞凋亡减少,又能使受到抑制的胰岛素基因启动转录因子－1(PDX－1)表达部分恢复,从而使胰岛素分泌增加;⑥进一步筛选、克隆胰岛 β 细胞凋亡相关基因,以及 Bcl－2 基因转染等一系列的治疗措施的应用,有效地遏止 β 细胞凋亡将有助于减少和延缓 2 型糖尿病的发生和发展。

三、临床表现

2 型糖尿病是一慢性进行性疾患,病程漫长,一般难以估计其准确起病时间。2 型糖尿病可以发生于任何年龄,但以中老年多见。与 1 型糖尿病相比,2 型糖尿病有更强的家族性,糖尿病亲属中发生率比非糖尿病亲属高出 4～10 倍。早期轻症 2 型糖尿病常无明显症状,到症状出现或临床确诊时书局是发病较长时间,甚至可达数年或数十年不等。也有一部分患者始终无症状,而在常规体检时或因慢性并发症就诊时才发现患有糖尿病。目前,根据 2 型糖尿病的自然病程,可将其分为三期:高血糖前期、高血糖期、慢性并发症期,现将各期临床表现分述如下。

(一)高血糖前期

2 型糖尿病高血糖前期的患者多有糖尿病家族史,一般体态肥胖,特别是腹型肥胖。胰岛素抵抗是 2 型糖尿病发病的主要机制之一,因此多数患者伴有长期的高胰岛素血症,以维持血糖在正常范围内。此时患者可有空腹血糖受损(IFG)或糖耐量减低(IGT),另外,还可伴有高脂血症、高尿酸血症、原发性高血压、动脉粥样硬化症。对于高血糖前期的患者需进行处理的看法已得到公认,目前采用的干预手段主要有行为干预和药物干预两大类。行为干预主要是指进行适当的体育运动;药物干预是指根据患者不同的病情选用合适的药物如降压药、调脂药、降低血尿酸的药物等等。结果已证实这些干预方法能减少由高血糖前期向糖尿病转变的发生率。

(二)高血糖期

此期患者在早期时,大多数并无症状。随后出现糖尿病的"三多一少"症状轻重不一,且常可伴有某些并发症或伴随症。有时并发症或伴发症可先于糖尿病症状出现,或以主要症状出现而将糖尿病本身症状隐蔽。如老年病例常可先有冠心病症候群如心绞痛、心肌梗死等;或脑血管意外症候群如脑血栓形成、脑出血等。中年患者可先有尿路感染、外阴瘙痒、肺结核、皮肤痈疖，也可因劳累、饮食不当（包括禁食、过食、饮酒等）和应激导致酮症酸中毒为首发症状。在此阶段中，空腹血糖升高而尿糖多呈阳性，但也可因为肾糖阈增高而尿糖呈阴性。如空腹及餐后血糖均明显升高者，一般有下列典型症状。

1. 口渴、多饮、多尿　由于糖尿，尿渗透压升高而肾小管回吸收水减少，尿量常增多，一日尿总量常在 2 ~ 3 L。由于多尿和失水，患者常烦渴，喝水量及次数就会增多。2 型糖尿病患者口渴、多饮、多尿症状多较轻，其中以喝水增多作为主诉较常见，但有相当部分患者此类症状不明显。

2. 多食　由于失糖，糖分未能充分利用，伴以高血糖刺激胰岛素分泌，食欲常常亢进，易有饥饿感，所以患者常有多食症状。但有时患者食欲突然降低，则应注意有无感染、发热、酸中毒或已诱发酮症等。

3. 体重下降和疲乏　由于胰岛素分泌的绝对或相对不足和组织对胰岛素敏感性降低，机体对葡萄糖的利用下降，取而代之以脂肪和蛋白质分解代谢代偿性加强，以弥补能量的不足，其结果是体内脂肪组织消耗增加，蛋白质合成减少负氮平衡，机体日渐消瘦。能量生成不足，组织失水和电解质紊乱，则出现疲乏、虚弱无力。

4. 皮肤瘙痒　多见于妇女外阴部，是由于尿糖刺激局部所致。有时并发白念珠菌等真菌性阴道炎，瘙痒更严重，常伴有白带增加。皮肤干燥时也可发生全身瘙痒，但较少见。

5. 低血糖　2 型糖尿病患者早期的一段时间内可出现反复的低血糖症状，容易被误诊。这主要是由于胰岛素分泌时相的异常，分泌高峰延迟，虽然患者空腹和餐后 2 小时血糖升高，但在餐后 4 ~ 5 小时反而可因为不恰当的胰岛素分泌过多而出现低血糖症状。此时患者有饥饿感、全身无力、出冷汗、面色苍白、心跳加快，严重时可有行为改变，甚至昏迷。

6. 其他症状　可有四肢酸痛、麻木、腰痛、性欲减退、阳痿不育、月经失调、便秘、视力障碍等。

（三）慢性并发症期

2型糖尿病的慢性并发症的发生与遗传、高血糖、高血压、高血脂、高胰岛素血症等因素有关,多在患糖尿病5~10年后发生,但因为2型糖尿病的准确发病时间难以确定,有相当一部分患者在诊断时就有糖尿病肾脏病变、神经病变、视网膜病变的相关表现,如蛋白尿、水肿、肢体麻木、视力改变等,甚至一些患者是以并发症而来就诊。因此,当高危个体出现与糖尿病或并发症的相关症状时,即使是唯一症状,也应高度怀疑糖尿病的可能性,进行血糖检测,以明确诊断。

四、治疗

2型糖尿病治疗的目的主要是尽可能纠正以糖代谢异常为基础的多种代谢紊乱,并消除或减轻可导致器官损害的各种危险因素,以防止或延缓多种并发症的发生和发展。

糖尿病是一种不可根治的慢性疾病,因此糖尿病需要持续的医疗照顾。从生物医学的角度,糖尿病的治疗目标是通过纠正糖尿病患者不良的生活方式和代谢紊乱以防止急性并发症的发生和减低慢性并发症的风险。但是在对糖尿病的管理过程中,提高糖尿病患者的生活质量和保持患者良好的生理状态也是糖尿病重要的治疗目标。

糖尿病的治疗就是综合性的治疗。“综合性”的第一层含义是:糖尿病的治疗包括饮食控制、运动、血糖监测、糖尿病自我管理教育和药物治疗。“综合性”的第二层含义是:虽然糖尿病主要是根据高血糖确诊因而需要医疗照顾,但对大多数的2型糖尿病患者而言,往往同时伴有代谢综合征的其他表现,如高血压、血脂异常、肥胖、高尿酸血症等,所以糖尿病的治疗应包括降糖、降压、调脂、降尿酸、减轻体重和改变不良生活习惯如戒烟等措施的治疗。

表9-1　2型糖尿病的控制目标

控制指标		理想	良好	差
血糖(mmol/L)	空腹	4.4~6.1	≤7.0	>7.0
	非空腹	4.4~8.0	≤10.0	>10.0
HbA$_{1c}$(1%)		<6.5	6.5~7.5	>7.5
血压(mmHg)		<130/80	130/80~140/90	≥140/90
BMI(kg/m^2)	男性	<25	<27	≥27
	女性	<24	<26	≥26
TC(mmol/L)		<4.5	≥4.5	≥6.0
HDL-C(mmol/L)		>1.1	1.1~0.9	<0.9
TG(mmol/L)		<1.5	1.5~2.2	>2.2
LDL-C(mmol/L)		<2.6	2.6~3.3	>3.3

（一）生活方式的干预

1.饮食　饮食治疗是所有糖尿病治疗的基础,是糖尿病自然病程中任何阶段预防和控制糖尿病必不可少的措施,不良的饮食习惯还可导致相关的心血管危险因素如高血压、血脂异常和肥胖。饮食治疗要注意以下几点。

（1）控制体重在正常范围内。

（2）单独或配合药物治疗来获得理想的代谢控制（包括血糖、血脂、血压）,有利于对糖尿病慢性并发症的预防。

（3）饮食治疗要个体化,在制订饮食计划时,除了要考虑到饮食治疗的一般原则外,还要考虑到糖尿病的类型、生活方式、文化背景、社会经济地位、是否肥胖、治疗情况、并发症和个人饮食的喜好。

（4）膳食总热量的20%~30%应来自脂肪和油料,其中少于1/3的热量来自于饱和脂肪,单不饱和脂肪酸和多不饱和脂肪酸之间要达到平衡。

（5）碳水化合物所提供的热量应占总热量的55%~65%,应鼓励患者多摄入复合碳水化合物及富含可溶性食物纤维素的碳水化合物和富含纤维的蔬菜。

(6)蛋白质不应超过总热量的15%,有白蛋白尿的患者,蛋白质的摄入量应限制在低于0.8~1.0 g/kg体重。

详细内容请参阅第四章第一节。

2.运动　具有充沛的体力活动的生活方式可加强心血管系统的功能和体能感觉,改善胰岛素的敏感性,改善血压和血脂。经常性地运动可改善血糖的控制并减少降糖药物的用量。因此,运动治疗是所有糖尿病患者糖尿病管理方案中一个必不可少的组成部分。所有患者均应在制订计划之前进行医学检查。

(1)运动治疗的原则　运动治疗的原则是适量、经常性和个体化。运动计划的制订要在医务人员的指导下进行。以保持健康为目的的体力活动为每日至少30分钟中等强度的活动,如慢跑、快走、骑自行车、游泳等。但是,运动项目要和患者的年龄、健康状况、社会、经济、文化背景相适应,即运动的项目和运动量要个体化。应将体力活动融入到日常的生活当中去。

(2)运动治疗的安全性　运动治疗不应只强调运动的益处而且要注意和避免运动可能引起的危险,如运动有导致冠心病患者心绞痛、心肌梗死或心律失常的危险性;有增殖性视网膜病变的患者有发生玻璃体积血的可能性;有神经病变的患者有发生下肢(特别是足部)外伤的可能性。所有的患者在运动前都应做好相应的准备。

详细的运动治疗方法请参阅第四章第二节的相关内容。

(二)降糖药物治疗

2型糖尿病确诊后,首先应对患者的总体情况进行详查,有无并发症,及其严重程度,有无超重和肥胖。所有的患者应改变生活方式,进行饮食控制和运动疗法2~3个月,如果血糖及糖化血红蛋白仍不能达标者;或刚诊断时血糖已较高,空腹血糖在11.10 mmol/L以上或餐后血糖在14 mmol/L以上,应给予口服降糖药物治疗。如此时空腹血糖在14 mmol/L以上,可采用胰岛素短期强化治疗,以迅速解除高血糖毒性状态。

在2型糖尿病的早期以胰岛素抵抗为主,而胰岛素分泌缺陷相对较轻,宜选用减轻胰岛素抵抗的药物如格列酮类、二甲双胍及α-糖苷酶抑制剂,随着病程的延长,患者出现胰岛素分泌缺陷,当上述药物不能控制血糖时,可改用磺脲类药物或联合磺脲类药物、格列奈类促胰岛素分泌剂。

1.双胍类药物 本类药物在目前临床上使用的只有二甲双胍,它主要增加肝脏对胰岛素的敏感性,抑制肝葡萄糖的输出而使血糖下降。一般可使空腹血糖降低3.3~3.9 mmol/L,糖化血红蛋白下降1.5%~2.0%。另外二甲双胍还可降低三酰甘油、低密度脂蛋白胆固醇、血浆游离脂肪酸,还能降低体重。二甲双胍尤其适合肥胖的2型糖尿病患者。二甲双胍不刺激β细胞释放胰岛素,从某种意义上说,二甲双胍不加重β细胞的负担,因而对β细胞有保护作用。单独应用二甲双胍一般不会出现低血糖反应,故又被称为抗糖尿病药物。基于上述原因,该药已被广泛地应用于临床,越来越受到重视。

2.磺脲类降糖药物 本类药物是最早应用于临床上的降糖药,已有半个多世纪,主要通过促进胰腺β细胞分泌胰岛素,使胰岛素分泌增加,从而既可以减少肝糖输出,又可以增加肌肉葡萄糖的利用,使空腹及餐后血糖下降。

磺脲类药物适于治疗胸腺β细胞尚有一定功能的2型糖尿病患者,大多数患者在治疗初期对磺脲类药物疗效较好,但是随着时间的推移,降糖的效果逐渐降低,称为继发失效。应用磺脲类药物治疗的患者,每年继发性失效率为5%左右。过去对于失效的原因一直不明,现在认为是由于随着 2 型糖尿病病程的延长,β 细胞功能衰竭逐渐加重所致。以往曾经担心长期应用磺脲类药物可能会加快 β 细胞功能的损伤,但英国糖尿病前瞻性研究(UKPDS)显示不论是磺脲类、二甲双胍、胰岛素治疗,β 细胞功能都是逐渐减退,这是 2 型糖尿病发展的规律。

1966 年以格列本脲代表的第二代磺脲类药物先后被发现并广泛使用至今,包括格列本脲、格列吡嗪、格列齐特、格列喹酮、格列波脲。近年来,又有被称为三代磺脲类药物的格列苯脲应用于临床。一代磺脲药与磺脲类的亲和力低,脂溶性差,细胞膜的通透性差,需口服较大剂量才能达到相同的降糖效果;另一方面,一代磺脲药引起低血糖反应及其他不良反应发生率高,现已少用。现常用的格列本脲、格列苯脲、格列吡嗪控释剂、格列齐特、格列齐特缓释片为中长效制剂,降糖作用较强;格列喹酮、格列吡嗪普通剂型属短效制剂,作用时间较短。大部分磺脲类均经肝脏代谢后从肾脏排泄,仅格列喹酮 95% 从胆道排出,5% 经肾排泄,故适用于轻、中度肾功能不全患者。

一般情况下,老年患者、病情较轻、病程较短、以餐后血糖升高为主的患者,以短效的磺脲类药物为主;空腹血糖较高、病程较长宜选用中、长效口服降糖药;肾功能受损者可用格列喹酮,因为该药只有很少部分从肾脏排泄。

3. α - 葡萄糖苷酶抑制剂 主要有阿卡波糖和伏格列波糖,其作用机制是与蔗糖竞争上皮细胞微绒突的 α - 葡萄糖苷酶,从而抑制淀粉、麦芽糖、蔗糖转变为葡萄糖,延缓葡萄糖的吸收,使餐后血糖下降。由于本类药物基本上不被吸收,所以对肝肾没有影响。本类药物单独作用时,很少出现低血糖,可以作为 2 型糖尿病的一线药物。与第一口饭同时嚼服,常见的不良反应是肠胀气、肠鸣等,一般较轻。

4. 格列奈类降糖药 本类药物主要有瑞格列奈(诺和龙)和那格列奈(唐力),其降糖作用机制与磺脲类药物基本相同,促进胰岛素分泌至细胞外。格列奈类药物促胰岛素分泌效果较磺脲类起效快而短暂,而且与血糖浓度有关,血糖高时作用增强,血糖低时效果减弱,因而降低餐后高血糖作用的较强。本类药物可在就餐前服用,不进餐时不服药,故又称为餐时血糖调节剂。瑞格列奈只有8%的代谢产物从肾脏排泄,故可用于轻度肾功能不全的病例。

5. 格列酮类 又被称为噻唑烷二酮类,主要是通过增加肌肉及脂肪组织对胰岛素敏感性起到抗高血糖的作用,对肝脏胰岛素敏感性也有提高,所以又被称为胰岛素增敏剂。目前临床上常用的有马来酸罗格列酮(文迪雅)和匹格列酮。可减轻胰岛素抵抗,增加胰岛素敏感性,降低高胰岛素血症,因而对β细胞有保护作用。主要用来治疗2型糖尿病,可单独应用也可联合用药。由于此类药物与二甲双胍提高胰岛素敏感性的主要作用部位不同,两者使用有叠加效应,对胰岛素抵抗严重的患者,可联合应用这两类药物。轻度肾功能不全的患者仍可应用,可引起液体潴留,有加重充血性心衰的危险,故不推荐用于NYHA分组为Ⅲ级和Ⅳ级的患者和急性心衰患者。

6. 肠促胰素类药物 肠促胰素类药物主要包括GLP-1受体激动剂和DPP-4抑制剂两大类。目前应用于临床的GLP-1受体激动剂主要有艾塞那肽和利拉鲁肽。肠促胰素类药物在2型糖尿病的应用越来越多受到关注。肠促胰素由肠道内分泌细胞分泌,可通过葡萄糖依赖性的方式促进胰岛β细胞分泌胰岛素,抑制胰岛α细胞分泌胰高血糖素,改善胰岛功能,同时通过延缓胃排空以及抑制下丘脑摄食中枢等作用参与机体血糖水平的调节。与传统治疗糖尿病的药物相比,肠促胰素类药物在调节血糖、保护胰岛功能、抑制食欲及控制体重等方面具有明显优势,为2型糖尿病的治疗带来了新的希望。

7. 胰岛素治疗 2型糖尿病使用胰岛素的主要理由有两个,一是外源性胰岛素可使已经衰竭的胰岛β细胞得以休息,保存其功能,防止其过早衰竭;二是长时期高血糖对胰岛 β 细胞有毒性作用,使 β 细胞功能受到抑制,胰岛素分泌减少,此时给予胰岛素治疗,严格控制高血糖,使 β 细胞功能好转而可减少口服降糖药的用量或恢复口服药的敏感性。高血糖也可导致蛋白、脂蛋白、关键酶蛋白的非酶糖基化增强,使蛋白的结构和功能发生改变,加重胰岛素抵抗和胰岛素缺乏的代谢生理变化,故而补充胰岛素降低血糖水平对糖尿病及其并发症是有益的。

(1)2 型糖尿病应用胰岛素的指征　主要有:①口服降糖药失效。经饮食、运动疗法及足量的口服降糖药联合治疗 3 个月后,空腹血糖仍明显增高者。②急性并发症或严重的慢性并发症。如糖尿病酮症酸中毒、糖尿病高渗综合征、乳酸性酸中毒、严重的眼、肝、肾等并发症。③初发的 2 型糖尿病,经饮食、运动治疗后,血糖仍较高,可短期应用胰岛素强化治疗。④应激状态。如严重感染、外伤、手术等。⑤严重的眼、肝、肾等并发症。

(2)2 型糖尿病胰岛素治疗方案　在进行胰岛素治疗时,应该尽可能地制订一个有效的方案,保证患者的各项指标控制在达标的范围内,避免低血糖发生,还要最大限度地适应患者的生活方式,使之易于执行。2 型糖尿病的胰岛素治疗方案主要有:①白天口服降糖药,睡前注射中效胰岛素,可提高口服药的疗效;②早、晚餐前各注射一次预混胰岛素,此种方案简便易行可使血糖得到满意的控制,也易于被患者所接受。③强化治疗,三餐前注射速效或超短效胰岛素,睡前注射中效胰岛素。此种方案控制血糖效果最好,但是缺点是注射次数较多,部分患者不愿接受。

（三）联合用药

当单一药物不能使血糖控制在理想水平时,就应该考虑要联合用药治疗,以改善糖代谢,减轻胰岛素抵抗,改善 β 细胞功能,并延缓和减少糖尿病各种并发症的发生。联合用药应选择作用机制不同的药物,以发挥不同药物的优点,弥补不足,提高疗效,减小毒副作用。一般可选择两种药物联合使用,必要时可用三种。如血糖仍不能控制良好的,可联合胰岛素治疗。当β细胞功能已显著减退或并发严重肝、肾功能不足时,就应完全应用胰岛素治疗。以下是几种常用的联合用药方案。

1.磺脲类与双胍类联合　是应用最广泛的一种联合方案,较单用两者之一对空腹血糖、餐后血糖及糖化血红蛋白的效果均有加强,对血脂代谢也有益处,而且二甲双胍还能防止磺脲类药物长期服用引起体重的增加。

2.二甲双胍与格列酮类联合　二者均有增加胰岛素敏感性的作用,但是降糖作用机制不同,二甲双胍主要偏重抑制肝糖输出,格列酮类主要促进肌肉、脂肪摄取葡萄糖,两者有明显的互补性,联合使用可显著增强疗效。因为二者都无刺激β细胞释放胰岛素的作用,因而对β细胞功能有一定的保护作用,值得推广应用。

3.α-糖苷酶抑制剂　主要降低餐后血糖,可与其他各类药物联合应用,均有加强降糖疗效的作用。

4.格列奈类的联合用药　格列奈类可与双胍类、格列酮类及α-糖苷酶抑制剂联合应用,降糖疗效较单一用药强。但格列奈类一般不与磺脲类药物合用,因为二者降糖机制类似,合用并不增加疗效。

5.格列酮类的联合用药　格列酮类药物可与其他几类药物联合使用,都有显著的加强疗效的作用。

6.口服药与胰岛素的联合用药　所有的口服降糖药均可与胰岛素联合使用,可使糖化血红蛋白明显下降,但要注意会引起体重增加的问题。资料显示,胰岛素与二甲双胍合用时,体重增加幅度最小。

7.与肠促胰素类药物联合　肠促胰素类药物包括DPP-4抑制剂和GLP-1激动剂,该类药物具有体重的优势,可以和多种口服降糖药物联合,但与其他药物联合应用时应注意低血糖的危险,常见的联合用药是与二甲双胍联合。此类药物可调节α细胞和β细胞功能,具有血糖依赖性的刺激胰岛素分泌及抑制胰高血糖素分泌,其中 GLP－1 主要的不良反应包括消化道影响,而 DPP－4 抑制剂消化道反应较弱。

第二节　中医治疗

一、病因病机

(一)古代认识

糖尿病属于中医消渴病范畴。早在《黄帝内经》就提出了"消渴""消瘅""肺消""消中""膈消"等,并指出"此肥美人之所发。肥能令人内热,甘能令人中满",预防为"治之以兰,除其陈气"。《金匮要略》根据消渴不同的证候辨明胃热、津伤、肾虚;用人参白虎汤清泄肺胃、生津止渴,肾气丸阴阳双补、阴中求阳为治疗消渴的经典名方。《诸病源候论》将消渴分为八候。《千金要方》消渴门共列 52 方,其中天花粉 23 方、麦冬 16 方、地黄 12 方、黄连 5 方,把滋阴清热作为治疗消渴的基本治则,所创的玉泉丸沿用至今。《外台秘要》引《古今录验方》云消渴病有三,即"消渴病""消中病""消肾病"。并将小便有甜味作为糖尿病之消渴与其他消渴重要的鉴别要点。刘河间著《三消论》明确将消渴分为上、中、下三消,从"燥热"与"阴虚"立论,对后世产生了深远的影响。赵献可、薛己、张景岳等从肾论治消渴,常用六味地黄丸与金匮肾气丸。戴元礼补益脾气用黄芪饮,周慎斋滋养脾阴用参苓白术散,黄坤载等从肝论治,费伯雄倡润燥化痰开创了糖尿病百家争鸣的局面。总之,导致糖尿病的病因很多,消渴病的原因主要是素体阴虚、饮食不节,复因情志失调。特别是人至老年,肾气渐衰。肾主水藏精的功能失常,五脏无以滋养,而出现消渴;肾阴亏损则虚火内生,上灼心肺,故烦渴引饮;中灼脾胃,则多食易饥;阴虚阳盛,开阖失司,固摄失权,精微下泄则尿多而甜。加之饮食不节,过食肥甘,积热内蕴,化燥伤津,或神志失调,气郁化火,消烁肺胃之阴津;或房室不节,损伤阴精,阴虚火旺,上蒸肺、胃,则患消渴病。本症迁延日久,阴损及阳,可见气阴两伤或阴阳俱虚之证。气郁日久,瘀血内生或阴阳虚损,血脉失于滋养、温煦,则血行涩滞,均可致血瘀。故消渴病的病机,初期为阴津亏损、燥热偏盛,继而阴损及阳,阴阳俱损,血行无力而致血瘀。其病变涉及五脏六腑,但以肺、胃、肾为主。而老年人发病的病机以阴阳虚损为主,时兼血瘀,病以肾、脾为主。

(二)近代认识

近代对其致病原因从多方加以论述,外感六淫侵袭,或饮食不节,或七情郁滞,或劳倦房劳均可伤正气,或素体阴虚,而燥热愈炽,燥热愈盛耗阴,发为消渴。但不少患者早期无症状,待到中老年后内脏损伤引起发病,或因病毒感染,精神刺激,药物或其他疾病影响而发病。吴志成认为消渴病的根本原因在肾虚,五脏之中,肾为先天之本,禀赋羸弱,则肾精亏虚,五脏失于肾精濡养而弱,气血皆虚……终成消渴。张延群等用现代统计学和流行病学方法,通过 2 080 例糖尿病患者的证候与血糖关系分析(本调研纳入对象必须符合 WHO 倡议的糖尿病诊断标准),运用中医理论,从症状、证候及证型(即复合证候)三个不同层次进行了统计和分析,虚证证候的阳性率占 77.55%,而实证证候的阳性率占 22.45%。经统计学处理,二者有显著性差异($P < 0.01$)。证明临床糖尿病患者的虚证证候出现频率明显高于实证证候,本次调查证实了糖尿病(消渴者)是一种本虚或本虚标实之疾病。脏腑气血虚弱、阴阳失调是本病发生的根本原因,正气虚弱、运化无能、生理代谢失常、病理产物潴留或外邪乘虚而入,继而产生气血郁滞、湿浊、湿热或燥热滋生,痰湿、热毒、瘀血为患等标实之证候。而气虚证出现频率为 88.75%,占诸证之首。既高于阴虚燥证,又明显高于阴虚证($P < 0.01$)。可见气阴两虚以气虚为主是消渴病发病的基本病机。阴虚燥热仅是本病病程中某一阶段的病理表现,并非包括全部过程。

血瘀贯穿于糖尿病发展的始末。对消渴病的血瘀证候，《黄帝内经》中早已提出，《灵枢·五变》云："怒则气上逆，胸中蓄积。血气逆留……血脉不行……故为消瘅。"明代李梴《医学入门·消渴》云："三消……总皆肺被火刑，熏蒸日久，气血凝滞"，清代唐容川《血证论》亦云："瘀血发渴者，以津生之。其根在于肾……有瘀血，则气为血阻，不得上升，水津因不能随气上布，是以发渴。"又云："瘀血在里，则口渴。所以然者，血与气本不相离，内有瘀血，故气不得通，不能载水津上升，是以发渴，名曰血渴，瘀血去则不渴矣……"1978年祝谌予提出糖尿病患者存在瘀血，报道了以活血化瘀为主治疗糖尿病取得满意疗效，此后二三十年来，糖尿病瘀血研究及活血化瘀法的运用一直是中医药治疗糖尿病研究的热点。瘀血既是糖尿病发病的病变产物又是糖尿病的致病因素之一。消可致瘀，瘀可致消。阴虚者血无以生化津液耗伤者血黏而滞即可成瘀；气为血之帅气行则血行，气虚行血无力而成瘀；燥热炽盛郁而化火灼血而成瘀。《灵枢·五变》："血脉不行，转而为热，热则消肌肤，故为消瘅"，至清代则明确提出了"瘀血发渴"之说，如唐容川《血证论·发渴篇》述："瘀血发渴者，以津之生，其根在肾……有瘀血则气为血阻，不得上升，水津因不能随气上行。"研究证实糖尿病患者特别是兼有并发症的患者60%～90%伴有血液流变学异常，如血小板聚集功能增高，血流速度减慢，血液呈"浓、黏、凝、聚"之改变，且活血化瘀药能明显改善患者的血液流变学异常程度。也充分说明了活血化瘀药在糖尿病的治疗中应予以足够的重视。

肝与糖尿病的发生也密不可分。传统认识糖尿病，病变脏腑主要责之于肺胃肾，尤以肾为关键，而忽略了肝在疾病发生和发展过程中的作用。其实古人对肝与糖尿病的关系早有认识，如《灵枢·五变》云："思则气上逆，胸中离血，血气逆流……转而为热，热则消肌肤，故为消瘅。"清代黄元御在《四圣医书》中则明确指出："消渴者足厥阴之病也……凡木之性专欲疏泄，疏泄不遂，则相火失其蛰藏"。肝为血海属木，为厥阴之脏,主疏泄条达,畅情志,调节气血运行。若肝气郁结,肝阴耗伤,继而化热,消烁津液而发为消渴。同时肝之疏泄不利,可克土刑金下,可子犯母气,同时肝肾同源,相互影响而发消渴。所以在临床治疗中要注重治肺、胃、肾的同时,更应注意疏肝和精神的调节。

二、辨证论治

目前糖尿病的常用辨证方法如下。①三消论治:将糖尿病分为上、中、下三消,分别属于肺、胃、肾部位,明确并结合具体脏腑,有利于临床选方用药,但没有体现疾病的发展趋势与阶段。中医学的辨证治则是:"治上消者宜润其肺,兼清其胃""治中消者宜清其胃,兼滋其肾""治下消者宜滋其肾,兼补其肺"。但无论上、中、下三消,均应立足滋肾养阴。②三型辨证:《中药新药消渴病临床研究指导原则》将糖尿病分为阴虚热盛、气阴两虚、阴阳两虚,分别代表早、中、晚三个不同阶段,并有血瘀脉络与湿热两个兼证。虽能体现糖尿病的发展阶段,但要结合具体的脏腑。③五期五型论治:1991年全国中医糖尿病学会辨证标准协作组通过1504例糖尿病前期、糖尿病症状期、并发症早期、并发症中期、并发症重危期分析,根据五期对应五型进行辨证论治。④脏腑论治:重在脏腑寒热虚实,结合病机,但不能反映疾病发展阶段。但无论何种分类方法对于2型糖尿病症状不典型或无症状性糖尿病都不能囊括糖尿病,辨证分型仍是值得探讨的问题。

笔者据多年临床观察发现,糖尿病患者多为中老年,"三多一少"症状并不明显。据此将糖尿病分为脾气亏虚、气阴两虚、阴虚血瘀、肝气郁结、痰湿内盛、肾阴亏虚、肾阳虚损七种类型。现分别论述如下。

(一)益气健脾法

适应证:适用于糖尿病经服用西药降糖药物或中药清热药后症状控制,但仍疲倦乏力,夜间或晨起口干,饮食减少,精神不振,便溏;或一开始发现症状即非典型性,以倦怠乏力,气短懒言,喜饮为主要表现,舌质边红,苔薄白,脉细或虚弱无力。

方药:参苓白术散加减。

黄芪 30 g,太子参 30 g,茯苓 15 g,生白术 10 g,陈皮 15 g,生薏苡仁 15 g,炒山药 15 g,白扁豆 15 g,莲子 12 g,甘草 6 g。

如有口干、口渴加天冬 10 g,麦冬 10 g,沙参 15 g,黄连 6 g;如多食易饥,大便干加石膏 30 g,知母 12 g,大黄 3 g;如多尿加山萸肉 10 g,枸杞子 15 g。

(二)益气养阴法

适应证:面白消瘦,神疲乏力,口干多饮,潮热盗汗,纳呆食少,大便时干,舌红苔少或剥脱,脉细数。

方药:生脉散加减。

黄芪 30 g,党参 15 g,麦冬 15 g,五味子 9 g,山药 12 g,葛根 15 g,白术 12 g,茯苓 10 g,石斛 9 g,玉竹 9 g,生地黄 15 g,丹参 15 g,天花粉 15 g。

便秘明显加大黄 6~10 g;小便频数加桑螵蛸 10 g,覆盆子 10 g;易饥善食加黄连 6 g;手足麻木加鸡血藤 30 g,丹参 15 g;视物模糊加枸杞子 15 g,桑葚子 15 g。

(三)滋阴活血法

适应证:口渴多饮,善饥消谷,乏力,小溲频数而量多,大便干燥,舌质红而紫黯,或舌边有瘀斑,脉象细而涩。

方药:桃红四物汤加减。

桃仁 15 g,红花 12 g,当归 15 g,生地黄 20 g,赤芍 15 g,川芎 15 g,枸杞子 15 g,山茱萸 10 g,知母 30 g,黄柏 15 g。

口干甚者加麦冬 15 g,天花粉 30 g;善饥消谷者加生石膏 50 g,黄连 3 g,生甘草 3 g;小溲频数者加覆盆子 30 g,金樱子 15 g;神疲倦怠者加生黄芪 30 g。

(四)疏肝理气法

适应证:口干欲饮,善食易饥,小便频数,急躁易怒,夜寐不安,身倦乏力,舌质红,苔白,脉弦细。

方药:柴胡疏肝散加减。

柴胡 10 g,当归 15 g,白芍 15 g,白术 10 g,川芎 12 g,甘草 6 g,佛手 10 g,郁金 10 g,枸杞子 15 g,山茱萸 15 g,丹参 15 g,生地黄 15 g。

渴甚加鲜芦根 30 g,天花粉 10 g;口干多饮,五心烦热,舌红苔少,脉细者,加麦冬 10 g,知母 10 g,地骨皮 15 g;乏力明显者加党参 15 g,山药 20 g,黄芪 30 g;肝郁化火者加牡丹皮 10 g,栀子 10 g;眩晕,腰酸膝软者,加红参 10 g,牛膝 15 g;多食易饥者,加石膏 30 g,黄连 6 g;手足麻木,胸闷,舌质瘀黯者,加桑枝 15 g,桃仁 15 g。合并胸部闷痛者加丹参 15 g、延胡索 10 g;浮肿或尿蛋白阳性者,加服金匮肾气丸;视物模糊加菊花 10 g。

(五)燥湿化痰法

适应证:形体肥胖,纳呆倦怠,头胀肢沉,胸闷脘痞,大便时干,舌苔厚腻,脉象濡缓或滑数。

方药:二陈汤加减。

陈皮 15 g,半夏 10 g,茯苓 15 g,黄芪 30 g,山药 15 g,炒薏苡仁 15 g,制厚朴 12 g,苍术 15 g,大黄 3 g,荔枝核 15 g,生山楂 30 g。

口干多饮多尿多食易饥症状明显者,加黄芩 12 g,川黄连 6 g;大便秘结者,加全瓜蒌 15 g,决明子 15 g,制大黄 6 g;有视物模糊者,加甘菊花,枸杞子各 15 g;肌肤麻木刺痛者,加生葛根,丹参 30 g。

(六)滋养肾阴法

适应证:主要适用于糖尿病经用西药降糖药物,或中药清热药物后症状控制,但仍夜间或晨起口干,腰酸,小便次数,夜间增多,小便混浊;或一开始发现即以口干,腰膝酸软,头晕耳鸣为主要表现,舌质红,苔少,脉细。以肾阴虚为主。

方药:六味地黄汤合二至丸加减。

生地黄 30 g,山药 15 g,山萸肉 12 g,牡丹皮 10 g,茯苓 12 g,泽

泻10 g,女贞子15 g,枸杞子15 g,旱莲草15 g。

口渴引饮甚者加天花粉15 g,麦冬10 g,葛根10 g;小便频数,量多色白者,加桑螵蛸10 g,益智仁10 g;气短、乏力、多汗,气虚明显者加太子参10 g,麦冬10 g,黄芪30 g,以加强益气养阴的作用;夏季多湿,苔白腻者,加薏苡仁15 g,白术15 g,以除湿健脾;老年见小便清长,夜尿频多,饮一溲一,舌淡胖,脉细弱者,易生地黄为熟地黄15 g,加菟丝子15 g,补骨脂10 g,淫羊藿20 g。

(七)温阳补肾法

适应证:适用于糖尿病后期便频数,浑浊如膏,甚至饮一溲一,口燥咽干,耳轮焦干,面色黧黑,腰膝酸软,畏寒肢冷,甚至阳痿,舌淡苔白,脉沉细无力。

方药:金匮肾气丸加味。

生地黄20 g,山药15 g,山萸肉12 g,牡丹皮10 g,茯苓12 g,泽泻10 g,制附子5 g,肉桂3 g,枸杞子15 g,菟丝子15 g,淮牛膝30 g。

乏力明显者加黄芪30 g,党参15 g;小便频数,饮一溲一加桑螵蛸15 g,益智仁10 g,口渴明显者加麦冬15 g,天花粉15 g,腰酸甚者加杜仲10 g,续断10 g。

在临床用药过程中,清热不可苦寒太过,以免化燥伤阴,应以甘寒为主。滋阴不可过腻,以免碍于中州,阻遏脾之升清。始终不忘脾肾,补脾气养肾阴为基本治法,先后天同治。权衡阴虚、气虚、燥热轻重,分别治之,但阴虚气虚为本。缓慢图之,不可操之过急。并在辨证施治基础上,适当加入活血化瘀药物提高疗效。

附:针灸疗法

研究发现,针刺作用可以促进微循环,减轻血栓形成倾向,提高红细胞变形能力及降低血糖等综合效应的结果,更可有效地提高机体对 INS 的利用率,清除自由基,改善患者的代谢状态。

肝郁气滞取足厥阴、少阳经穴为主,任脉及背俞为辅。中庭、肝俞、期门、侠溪,针宜泻法。泛酸加胃俞;少寐加神门。女性患者月经不调,加刺三阴交、太冲。

气阴两虚型:加每日针刺三阴交、足三里 1 次,每次各 20 分钟。

阴阳俱虚型:加每日针刺三阴交、足三里 1 次,每次各 20 分钟,并艾灸涌泉穴,每日 2 次,每次 20 分钟。

对糖尿病心脏自主神经病变,取穴内关、心俞、肾俞、脾俞、足三里、太溪,对消化系统障碍出现呕吐腹胀,可取内关、中脘、下脘、足三里。

对神经源性膀胱,取关元、中枢、气海。

糖尿病合并胃轻瘫,主穴取足三里、三阴交、太溪、中脘。纳呆、乏力甚者,加脾俞、阴陵泉;怕冷、尿多,加肾穴;呕吐频繁,加内关、公孙。针刺后加艾条温火灸 10 分钟,每天 1 次。

2 型糖尿病视网膜病变,针刺双侧睛明、太阳、神庭、曲池、足三里、血海、阴陵泉、太冲、太溪穴位,隔日 1 次数。

2 型糖尿病足,以毫针对病足溃疡四周浅刺,再行足三里透承山,阳陵泉透阴陵泉,三阴交透悬钟治疗,并结合溃疡局部敷药。

三、文献综述

糖尿病属中医学"消渴"的范畴。中医防治糖尿病已有数千年的历史,尤其是慢性并发症的防治,中医学已积累了非常丰富的经验,达到了许多西医无法取得的效果,正日益受到国内外学者的高度重视,现将近年来中医治疗本病的概况总结如下。

1. 中医理论研究　郑敏根据脏腑理论,发现 2 型糖尿病的发生发展与肝关系密切,肝主疏泄,能协调人体气机升降出入。肝失疏泄,则人体气机紊乱,进而使人体内气血津液输布失调,导致消渴。糖尿病的发病首先是疏泄失调（胰岛功能紊乱）,最终到阴血耗伤（胰岛素分泌不足）,肝失疏泄是 2 型糖尿病发生发展的基本病机。从肝论治 2 型糖尿病,经过疏肝、调肝、清肝等使得人体气机调达,升降有序,使气血津液输布正常,病证自消。岳仁宋等根据临床观察所见,发现糖尿病早期,多因嗜食肥甘厚腻、肝失疏泄和脂毒蕴结人体而致火热炽盛,出现咽燥口干、心烦易怒、多饮多食、尿赤便秘等一派火热征象。依据中医药在防治糖尿病的优势,结合古代医家的临床实践,总结出了"消渴早期当从火断"的观点,认为治疗消渴早期的主要治则是甘寒清热、理糖泄毒,为中医药早期干预 2 型糖尿病提供了新思路。赵丹丹等立足于中医的整体观念、治病求本及标本兼顾的观念,提出肝、脾、肾三脏同调治疗 2 型糖尿病的理论;认为针对 2 型糖尿病的肝、脾、肾三脏同病,正虚与邪实互见的中医病机,应用中西医结合的理念为指导,建立病证结合的诊疗模式,体现出中医理论的整体观和辨证施治的特点,有利于全面系统的治疗 2 型糖尿病,从而能指导临床的组方配伍。

2. 辨证论治　吕仁和在重视糖尿病(DM)的一般诊疗基础上,根据中医辨证将本病分为五期 16 种证候进行治疗。

(1)阴虚期(临床前期),包括:①阴虚阳亢,治以滋阴潜阳汤;②阴虚肝旺,治以养阴柔肝汤。

(2)阴虚内热(临床期),包括:①胃肠结热,治以清泻二阳汤;②脾虚湿热,方用四妙散加味;③肝郁化热,治以舒肝清热汤;④肺热化毒,方用清肺解毒汤。

(3)气阴两伤期(并发症早期),包括:①燥热不除,肾气阴伤,给予补肾益气饮;②气阴两伤,经脉失养,方用补肾通脉饮;③气阴两伤,损及脾肺,药用玉屏益肺饮;④气阴两伤,损及心脾,药予补肾养心汤;⑤气阴两伤,湿浊中阻,治以四七调中汤;⑥气阴两伤,肝郁血瘀,拟用益气舒化汤。

(4)阴阳气伤期(并发症中期),包括:①阴阳气伤,痰气瘀阻,药予调补通活汤;②阴阳气伤,宗筋失养,用补宗方;③阴阳气伤,筋肌失养,药予生肌长肉饮;④阴阳气伤,胃肠失养,用调补止泻方。

(5)阴阳气衰期(并发症晚期):此证病情危重,均需在基础治疗的同时加专科方法抢救。

李寿森自拟胜甘降糖方,治疗 300 例糖尿病患者显效 54 例,有效 201 例,无效 45 例,总有效率 85%,胜甘降糖方用性味极酸的中药组成。认为酸胜甘法的降糖机制是通过增加胃酸实现的。梁晓春用降糖中药片治疗气阴两虚型非胰岛素依赖型糖尿病(NIDDM),与对照组(服玉泉丸)比较,用降糖中药片后 MDA、ACHE、FBG 显著下降,SOD 明显上升,对 INS 则无明显影响。张声生在益气养阴基础上,应用化瘀解毒之品拟定克糖降脂丸,总有效率为 88.46%。潘明政用中药仙贞片治疗 NIDDM,发现该方能改善 NIDDM 的气阴两虚,肾虚血瘀的证候,提高了其 Na - K - ATP 酶、Ca^{2+}、Mg^{2+} 的活性,能降低血糖和全血黏度。李炳茂的复方大黄制剂,主要由大黄、西洋参等中药提取浓缩而成。经观察证实,该方能降低血糖,提高血清胰岛素浓度,降低胆固醇,降低血压,改善周围神经病变等并发症。以及治疗便秘均有较好的作用。吴志成用验方蚂蚁降糖灵观察治疗 320 例,分作阴虚燥热、气阴两虚、肾虚血瘀、阴阳两虚辨证加减,结果临床治愈 256 例,好转、无效各 32 例,总有效率 90%。李国民用珍芪降糖胶囊治疗本病 1 008 例,根据血糖情况决定用量并控制饮食。结果显效 638 例,有效 319 例,总有效率为 94.94%。李创鹏用降糖 II 号治疗气虚血瘀型糖尿病,主要成分为黄芪、太子参、丹参、五味子,经临床证实,本方可通过增强胰岛 β 细胞对糖负荷的反应性和改善胰岛外周抵抗而降血糖,并可降血脂,改善微循环。查玉明根据发病主因分四型施治取得了较好疗效。①燥热型:三多症状明显,血糖增高,尿糖阳性。治宜清热滋阴,方用白虎汤合大补阴丸加减。②湿热型:除上述症外,形体肥胖,阴痒明显。治宜清湿热养阴,方用甘露饮加减。③气虚型:三多症状不明显,但消瘦乏力。血糖增高,尿糖阳性。治宜益气扶正,方用四君子汤、生脉散为基本方辨证加减。④阴阳虚衰型:除上症外,形寒怕冷,浮肿。多伴有并发症,或有酮症酸中毒征象。治宜益阳养阴,方用二仙汤、八味丸为基本方辨证加减。治疗 67 例,基本控制 16 例,显效 15 例,好转 26 例,无效 10 例。

3.结语　中医理论体系的两大基本特点是整体观念和辨证论治。辨证论治是中医临证遣药组方的根本之法,医者通过四诊采集患者疾病信息,采用脏腑、六经、八纲、卫气营血等理论加以提炼,综合分析疾病的病因、病机、病性、病位等,以此立法遣药组方施治。然而,随着社会的发展,人类疾病谱的变化,2 型糖尿病发病率及危害日益严重,中医药这一中华民族的宝藏受到人们的普遍重视,如内服中药、中医外治法、针灸推拿等。而对中医药的研究也日益增加,有些地方成立了专门的外治研究所,中医研究流派也逐渐增多。但目前许多研究也存在一定的问题:①疗效标准不统一;②临床上缺乏对照研究;③缺乏大样本观察;④中医理论和实验研究较少。随着近年我国对 2 型糖尿病研究的开展,应加强中医药对 2 型糖尿病的研究,发挥中医药治疗的优势。

参考文献

[1]郑敏,杨宏杰.2 型糖尿病从肝论治[J].时珍国医国药,2010,21(11):2 969 – 2 971.

[2]岳仁宋,王帅,陈源,等.2 型糖尿病早期从火热论治的思考[J].辽宁中医杂志,2010,37(9):1 691 – 1 692.

[3]赵丹丹,高思华,穆倩倩,等.肝脾肾同调辨治 2 型糖尿病的理论依据与特色[J].中医杂志,2014,55(3):205 – 208.

[4]吕仁和.老年人糖尿病(消渴病)的治疗—附 885 例分析[J].中医杂志,1992,33(4):24.

[5]李寿森.胜甘降糖方治疗糖尿病临床分析[J].中医杂志,1992,

33(1):25.

[6]周鹰.运用温肾健脾法治疗2型糖尿病102例疗效观察[J].北京中医,1997,16(2):23.

[7]梁晓春等.降糖中药片对气阴两虚型糖尿病患者RBC—SOD、MDA、INS、ACHE的影响[J].中医杂志,1994,35(7):414.

[8]张声生等.克糖降脂丸治疗2型糖尿病的临床观察[J].中国中西医结合杂志,1996,16(8):494.

[9]潘明政等.中药仙贞片对气阴两虚,肾虚血瘀型糖尿病患者红细胞膜 Na－K－ATP 酶等的影响[J].中国中西医结合杂志,1997,17(1):3.

[10]李炳茂等.复方大黄制剂治疗2型糖尿病300例临床研究[J].河北中医,1997,19(2):4.

[11]吴志成.蚂蚁糖尿灵治疗糖尿病例320例初步总结[J].江苏中医,1996,17(2):11.

[12]李国民.自拟珍芪降糖胶囊治疗糖尿病1 008例[J].上海中医药杂志,1995,12(7):34.

[13]李创鹏等.用降糖号Ⅱ治疗气虚血瘀型糖尿病[J].新中医,1998,30(12):24.

[14]查玉明.糖尿病辨证分型论治初步总结—附67例疗效分析[J].辽宁中医杂志,1983,7(9):17.

第十章　糖尿病酮症酸中毒

第一节　西医治疗

一、定义

糖尿病酮症酸中毒（DKA）是糖尿病的一种严重急性并发症，当血浆酮体浓度超过 2 mmol/L 时称为糖尿病酮症，当酮酸在体内积聚而发生代谢性酸中毒时，称酮症酸中毒。

国外 Alberti 于 1974 年提出的定义："严重的控制不良的糖尿病静脉补充液体处理以及血酮体（乙酰乙酸和 β－羟丁酸）超过 5 mmol/L 者。"多数公认的诊断标准为：显著酮症（血酮≥5 mmol/L 或尿酮＋＋）的同时血浆重碳酸盐浓度（毛细血管或动脉）≤15 mmol/L；严重者可有显著的神经系统抑制症状，称为糖尿病昏迷。如因代谢控制不良血清酮体浓度增加，超过正常水平（2 mmol/L 或 0.3～2.0 mg/dL）而尚未达到上述的DKA 诊断标准者，称为酮血症。

二、诱因

酮症酸中毒的诱因主要有：①感染，是最常见的诱因，全身性感染如败血症、皮肤或软组织化脓性感染以及肺炎、腹膜炎、胆囊炎、急性肠道感染、急性胰腺炎较多见。②胰岛素用量不足或突然中断。③严重创伤、手术、麻醉等。④严重性疾病：心肌梗死、心力衰竭。⑤妊娠、分娩。

三、发病机制

上述各种诱因最终导致胰岛素缺乏,对抗胰岛素的激素如胰高血糖素、儿茶酚胺、皮质醇、生长激素等浓度升高。胰升血糖素升高,肝糖原分解加速,肝糖输出增多,因此形成高血糖。同时,脂肪分解加速,生成乙酰乙酸、β-羟丁酸、丙酮合称酮体。酮体形成多而利用少,于是发生酮症。乙酰乙酸、β-羟丁酸是强烈的有机酸,蓄积到一定浓度,即可导致酮症酸中毒。

四、病理生理

酮症酸中毒时,可出现一系列的代谢紊乱。

1. **失水**　因为以下原因所致:①高血糖所致的渗透性利尿。②酮症时发生厌食、恶心、呕吐,饮水量少。③由于失水,细胞外渗透压增高,引起细胞内失水,当脑细胞失水时可引起脑功能紊乱。

2. **酸中毒**　①由于大量FFA、酮酸生成,特别是乙酰乙酸、β-羟丁酸易分解出氢离子(H^+)。②蛋白质分解后酸性代谢产物增多。③糖代谢紊乱严重时,乳酸及丙酮酸形成加速,有时酮症酸中毒时可伴有乳酸性酸中毒。

3. **电解质代谢紊乱**　由于渗透性利尿引起大量失水和电解质,因此酮症酸中毒时血钠可低于正常。另外,酸中毒时因厌食、恶心、呕吐而致摄入减少,也可引起低钠、低钾。但身体在酸中毒时血钾常从细胞内转移到细胞外,故测血钾时可能不低。但当大量补液尤其是补充胰岛素后,血钾进入细胞内,可致严重低血钾,如有及时补充,可威胁生命,必须给予足够重视。

4. **脂肪代谢紊乱**　脂肪分解加速、利用减慢,血FFA、TG、酮酸常明显增高。

5. **蛋白质代谢紊乱**　由于肌肉等组织中蛋白质分解加速,血浆中成酮氨基酸如亮氨酸、异亮氨酸和成糖氨基酸,如甘氨酸、丙氨酸、丝氨酸、苏氨酸等浓度降低,前者转化为酮体,后者入肝脏通过糖异生转化为肝糖。因此血糖、血酮均上升而氮呈负平衡。

6. 中枢神经症状　酮症酸中毒时,脑细胞的能量来源主要为酮体,使脑功能处于抑制状态。其发生机制主要如下:①由于血糖升高,与血红蛋白结合形成糖化血红蛋白,与氧的亲和力增加而不易离解,使脑供氧不足。②乙酰乙酸与 β - 羟丁酸引起脑细胞酸中毒。③血浆渗透压升高引起脑细胞失水,而使脑功能紊乱。

五、临床表现

糖尿病酮症酸中毒主要见于 1 型糖尿病患者。

症状表现:早期可有疲乏、四肢无力、极度口渴、多饮多尿,随着病情进展,当肾循环衰竭或休克严重时,可见少尿。早期还可有食欲不振、恶心呕吐、有时腹痛,也可有胸痛,年长有冠心病者可诱发心绞痛,甚至心肌梗死、心律失常或心力衰竭等。由于酮症酸中毒时心肌收缩力减低,搏出量下降,加之周围血管扩张,血压常下降,导致周围循环衰竭。当 pH < 7.2 时常有呼吸深快,中枢神经受抑制而出现倦怠、嗜睡、头痛、全身痛、意识模糊,终至昏迷。

体征:可见皮肤黏膜干燥,黏液分泌浓缩,组织缺乏弹性,两颊潮红,眼球下陷,深大呼吸,有烂苹果味,脉搏细速而微弱,血压下降,四肢厥冷。严重者可有神志淡漠、倦怠、昏睡、肌张力下降、反射迟钝,甚而消失,终至昏迷。

六、诊断

1. 尿酮体阳性。

2. 尿糖强阳性。

3. 血糖显著升高,一般在 16.6 ~ 27.7 mmol/L。

4. 血酮增高,多在 5 mmol/L 以上。

5. 血二氧化碳结合力下降,血 pH 下降。可根据血 pH 将酮症分为轻度(pH < 7.3)、中度(pH < 7.2)和重度(pH < 7.1)。

6.其他　①白细胞总数增高;②尿常规可见蛋白质和管型尿;③血钠、血氯往往降低,在严重脱水时可升高。血钾在治疗前可正常,偶可升高(见于少尿者);治疗前血钾正常或降低者,提示有严重失钾。在治疗后及尿量增多时,血钾可急剧下降。

七、治疗

治疗的目的是纠正代谢紊乱,祛除诱因,防止各种并发症,减少病死率。对于轻症,脱水不严重,无循环衰竭、神志清楚的患者,只需给予足量的胰岛素,并治疗诱因,一般均能得到控制。对于酸中毒严重,甚至伴有循环障碍或昏迷者,应积极抢救,具体措施如下。

(一)补液

一般先补等渗液,但当血钠 > 150 mmol/L,血浆渗透压 > mOsm/L,才考虑补充低渗液。补液量与速度视失水程度而定,如重症病例,可于 1 ~ 2 小时内补液 1 L,以后每 1 ~ 2 小时再 1 L,逐渐减至每 8 小时 1 L,视血压、尿量而定。一般第一日补液量 3 ~ 5 L 已能纠正失水。当血糖降至 14 mmol/L (250 mg/dL) 以内时才可以补充葡萄糖盐水。治疗过程中必须避免血糖下降过快过低,以免发生脑水肿。

(二)补充胰岛素

补液的同时,给予胰岛素治疗。为便于调整胰岛素的入量,可单独开条静脉通道。现在一般主张小剂量胰岛素持续静脉滴注,3 ~ 6 U/h 就能控制大多数重症。如 4 ~ 6 小时血糖未达到预期的下降目标,可使剂量加倍。治疗过程中要监测血糖,或每 1 ~ 2 小时测一次血糖,以便于及时调整胰岛素剂量,避免低血糖的发生。如给予足量胰岛素而血糖仍未控制,要考虑是否诱因未除,应积极处理。

(三)补充电解质

酮症酸中毒时,可造成钾、钠、氯、钙、磷、镁的丢失,以及严重的失水,故补液时要补充此损失量。钠盐一般易于补足,但当尿量增加时,血钾可骤降,尤其是连续补充胰岛素、葡萄糖后更易发生低血钾,因此时钾大量进入细胞内。一般认为当血钾为 4 mmol/L 时,虽属正常范围,但酸中毒时不免失钾,故主张与胰岛素同时用,开始时每小时补氯化钾 1 g;如血钾 3 mmol/L 时则有较重失钾,补钾可按每小时 1.2~2.0 g,但当尿量少或血钾升至 5.5 mmol/L 时则应暂停补钾,密切观察,于补钾后 2~6 小时复查血钾,如正常可改为口服补钾。补钾持续 5~7 日才能纠正代谢紊乱,快速补钾时应予以心电监护。

(四)纠正酸中毒

酮症酸中毒是由于酮酸生成过多,而非 HCO_3^- 丢失过多,故必须采用胰岛素抑制酮体生成,促进酮体氧化,酮体氧化后产生 HCO_3^-,而酸中毒自行纠正。除非 pH≤7.1 否则不必补充 $NaHCO_3$ 液治疗。且 $NaHCO_3$ 治疗往往导致血钾过低,pH 降低,钠负荷过多,反应性碱中毒以及抑制带氧血红蛋白离解而引起组织缺氧,甚至可引起脑水肿,尤其是大剂量快速补充时。如 pH≤7.1 时可给 $NaHCO_3$ 50 mmol/L、KCl 13 mmol/L,于 30 分钟内输完。如 pH≤7.0 则 $NaHCO_3$ 100 mmol/L、KCl 26 mmol/L 于 45 分钟输完。当 pH>7.1 时,则不必给予碱液。

重症酮症酸中毒必须争分夺秒进行抢救,监测生命体征,尤其是血糖、血钾、血酮,以便及时调整药物剂量。

第二节　中医治疗

糖尿病酮症临床有轻度厌食、恶心、食欲不振,也可无症状而尿酮体阳性,血酮体升高。酸中毒则病情较重,临床出现明显的脱水、电解质紊乱和酸中毒症状,严重者可陷入昏迷以至死亡。根据上述临床表现,糖尿病酮症酸中毒可归属中医学"口臭""恶心""呕吐""哕"等范畴。"消渴"

已成,加之复感外邪、饮食不节、施治失当、情志失调、外受创伤等因素,使其急剧发展,燥热内盛,毒浊内生,耗伤气血津液,营血受煎,加之气虚无力推动,浊邪秽毒内蓄,成瘀成痰,凝滞三焦,三焦气化失常,清阳当升不升,浊阴当降不降,气血郁滞,浊毒内盛,糖毒秽浊而成,即导致 DKA 的发生。

一、病因病机

（一）外邪犯胃

感受秽浊之气,气机逆乱,或湿浊中阻,升降失司,清浊不分,胃失和降,导致泛恶、纳呆、呕吐,发病暴急,或伴恶寒发热。《东垣医书》云:"呕吐哕皆脾胃虚寒,或寒热所侵,或饮食所伤,致气上逆而食不得下。"

（二）饮食不节

糖尿病患者暴饮暴食,损伤脾胃,胃不受盛,脾不输精,或宿食积滞停聚,久蕴化热,胃热上蒸,均可导致酮症酸中毒的发生,出现呕吐哕臭,脘腹满闷,口臭厌食等症状。《伤寒论》云:"阴阳病,不能食,攻其热必哕。"

（三）肝郁化火

忧愁思虑,情志不舒,气机郁滞,日久化火,耗气伤津,使病情进一步加重。气机逆乱,气血运行失常,浊毒、瘀血积聚阻闭清窍,可出现神志改变。

二、辨证论治

（一）燥火亢盛证

症状:烦渴引饮,渴饮无度,随饮随消,消瘦明显,四肢倦怠,纳食泛恶,大便干燥,舌黯红苔薄黄或黄腻,脉细数或滑数。

分析:消渴病日久,气阴两虚,燥热偏盛,肺津不足,肾阴亏虚,开合失司,水津直趋于下,故烦渴引饮,随饮随消;燥火耗伤阴津,肢体失于濡养,则消瘦,乏力;肠失濡润,大便干燥;舌脉亦为燥热偏盛之象。

治法:清泄肺胃,生津止渴。

方药:白虎汤合玉女煎加减。

生石膏 30 g(先煎),知母 10 g,生地黄 15 g,麦冬、太子参各 10 g,甘草 6 g,粳米 15 g,牛膝 12 g。

辨证加减:若烦渴引饮,汗出不止者加五味子、乌梅、天花粉;多食易饥加黄连、玉竹;便秘加大黄;乏力明显加生黄芪。

(二)气阴两虚证

症状:神疲乏力,食欲不振,恶心呕吐,口渴多饮,饮入即吐,头痛剧烈,或有腹痛,小便频多,大便时干,舌红少苔,脉细滑。

分析:消渴病以阴虚为本,病变中期气阴两虚,气虚无力推动津液运行,津不上承,停聚于内,则神疲乏力,口渴欲饮;水湿停聚,浊邪上泛,则恶心欲吐,饮水即吐,头痛;津液下趋,肠失濡润,见小便频多,大便时干。舌脉亦为阴虚之象。

治法:益气养阴,生津止呕。

方药:生脉散合旋覆代赭汤加减。

太子参 15 g,代赭石 30 g,麦冬 10 g,五味子 10 g,旋覆花 10 g,半夏 10 g,竹茹 10 g,泽泻 10 g,石斛 10 g。

辨证加减:气虚明显加黄芪、党参;食欲不振、水饮停聚加佩兰、薏苡仁、砂仁;大便干加柏子仁、火麻仁。

(三)肝郁化火证

症状:烦躁易怒,消瘦乏力,多饮多食,恶心呕吐,目赤头痛,失眠,头晕耳鸣,小便频数,大便干,舌红少津,脉弦数。

分析:平素情志不舒,日久郁而化火,则烦躁易怒,失眠;肝火上炎致目赤头痛,头晕耳鸣;肝火犯胃,消烁水谷精微,则恶心欲吐,多饮多食;火热之邪迫于下,则小便频数,大便干结。

治法:清肝泻火,滋阴润燥。

方药:丹栀逍遥散加减。

牡丹皮15 g,栀子12 g,柴胡9 g,白芍12 g,香附15 g,当归15 g,知母15 g,天花粉15 g,生地黄15 g,麦冬15 g,党参20 g。

辨证加减:烦躁甚加龙胆草、川楝子;目赤疼痛加菊花、桑叶;大便干加决明子、麻子仁;口干多饮加生地黄、麦冬;失眠加远志、百合、生龙骨、生牡蛎。

(四)阴虚风动证

症状:神倦欲寐,耳聋失聪,眼花目暗,手足蠕动,甚则抽搐、惊厥,舌红绛少苔,脉虚细数。

分析:热毒炽盛,灼伤肝肾,导致真阴欲竭。肝肾阴虚,水不涵木,筋脉失养而手足蠕动,甚则抽搐;神失所养,则神倦欲寐;精血亏虚则耳聋失聪;肝阴不足,目失所养,故眼花目暗。

治法:滋阴清热,柔肝息风。

方药:镇肝熄风汤、大定风珠加减。

生地黄15 g,玄参15 g,牛膝30 g,当归15 g,白芍10 g,麦冬10 g,炙甘草6 g,牡蛎30 g,鳖甲12 g,阿胶10 g(烊化),鸡子黄1枚。

辨证加减:若昏睡者可加石菖蒲、郁金、胆南星等;若四肢抽搐甚者可加钩藤、僵蚕、全蝎。

(五)阴阳厥脱证

症状:神志不清,面色苍白,自汗不止,四肢厥逆,呼吸低微,气不得续,口干唇焦,肌肤干瘪,舌黯淡无津,脉微细欲绝。

分析:阴愈虚火愈炽,热愈炽阴愈虚,恶性循环,终成亡阴。阴阳互根,阴脱则阳无所附,出现"阴阳离绝"的危候。阴绝于内,津枯于外,故口干、肌肤干瘪;阴津亏虚,无以生气,故神倦,神志不清;肾不纳气,故气不得续;气随液脱,阳气亏虚,故面色苍白,自汗不止,四肢厥逆。

治法:益气养阴,回阳救脱。

方药:生脉散合参附汤加减。

人参 10 g,制附片 6 g,五味子、麦冬各 10 g。

辨证加减:神疲欲寐加肉桂、干姜;自汗不止加黄芪、麦冬、乌梅;肾不纳气加补骨脂、蛤蚧。

三、文献综述

1. 李育才以黄连解毒汤加清热和血、益气养阴之生地黄、玄参、当归、赤芍等组成降酮汤治疗糖尿病酮症 33 例,显效 22 例,有效 6 例,显示了解毒降浊法治疗糖尿病酮症的良好效果。

2. 刘友章认为糖尿病酮症的产生,是以阴虚燥热为本,邪毒内蕴为标。用清热凉血、化浊解毒法治疗糖尿病酮症 36 例。自拟方:生地黄、太子参、石膏各 30 g(先煎),水牛角 50 g(先煎),牡丹皮、栀子、玄参、麦冬、佩兰、竹茹、金银花、黄芩各 15 g,黄连 10 g,随症加减。结果有效 26 例,显效 8 例,无效 2 例。

3. 王尧等为探讨糖尿病酮症酸中毒的治疗方法,应用仲景急下存阴法救治糖尿病酮症酸中毒,在西药治疗同时紧紧抓住病程中即时燥结阴伤腑实便秘症状及其倾向,及时投以仲景急下存阴方——大承气汤:大黄 10～30 g(后下),芒硝 10～30 g,玄参 10～50 g,生地黄 10～50 g,麦冬 10～50 g,佩兰 10～15 g,枳实 10 g。具体方法:冷水 1 000 mL 左右泡玄参、生地黄、麦冬、枳实、佩兰 30 分钟,上火煎 30 分钟后(大黄煎 5 分钟),取煎汁冲芒硝后备用。待微温,意识清者尽早分次口服,昏迷者鼻饲。服药后 2～4 小时无大便者可重复给药并配合开塞露,亦可取上述药汁灌肠,总之以大便通利为度,大便通利后辨证配合滋阴生津、养胃润肺、健脾益肾、清热解毒之品善其后。结果 13 例 24 小时内大便通利,患者烦躁、神昏、腹痛和腹胀等症缓解,余症亦好转,改善了内环境,截断凶险症情;3 例无效死亡。

4. 杨树光等用滋阴通腑化瘀法自拟消渴降酮汤:生地黄 30 g,知母 15 g,玄参 25 g,麦冬 15 g,天花粉 15 g,生石膏 30 g,栀子 15 g,黄连 10 g,

山药30 g,桃仁15 g,大黄7.5 g,每日1剂水煎服,同时配消渴丸10粒,日3次口服,治疗糖尿病酮症22例,皆取得令人满意疗效。酮体转阴时间,最短4天,最长7天,同时临床症状改善明显。

5.著名中医学家林兰教授根据临床证候,按病情轻重,标本缓急,将糖尿病酮症酸中毒分为燥火亢盛、浊毒中阻、浊毒闭窍、虚风内动、阴脱阳亡五型。认为燥火亢盛是在糖尿病气阴两虚的基础上,"三多"症状及消瘦症状加重。病位在中上二焦,此多见于糖尿病酮症酸中毒早期,出现酮体及渗透压升高阶段,治宜清泄肺胃,生津止渴,白虎汤合玉女煎加减。当失治或误治出现恶心呕吐、便秘、口有秽臭、大渴引饮时,提示上焦津枯,中焦燥火炼液成痰,秽浊燔烁,肠燥腑实,升降失司,浊气上逆,病情由肺传胃,治宜清热养阴润燥,芳香辟秽,增液承气汤合清胃汤加减。若高渗性脱水明显,代谢酸中毒程度加重,出现消化道症状;病情控制无效出现烦躁不安,嗜睡,甚则昏迷;神志症状突出,口渴反不明显为秽毒化火,毒火亢盛,深入下焦出现心肾症状。治宜芳香开窍,清热凉营,安宫牛黄丸合紫雪丹加减,多见于糖尿病酮症酸中毒病情加重阶段。此时大量失水,肾功能障碍,体内酮体进一步堆积,使中枢神经系统对氧的利用率减低,抑制中枢神经系统功能,甚则昏迷。当病情进一步恶化时,出现手足蠕动,重则惊厥抽搐等动风之症,为真阴化源耗竭之象,病邪深入足厥阴肝经,病位在肝肾。治宜滋阴清热,柔肝息风,复脉汤合大定风珠加减,多见于糖尿病酮症酸中毒严重阶段,钾、钠、氯、钙等电解质大量丢失,出现中枢神经症状。病情发展到最后,肌肤干瘪皱折,神志倦怠,或昏迷不醒,大汗不止,四肢厥逆,脉微欲绝,出现阴脱阳亡的危候,当急于回阳救逆,益气固脱,育阴生脉,生脉饮合参附汤加减。多见于糖尿病酮症酸中毒发展到循环衰竭的最后阶段。可见,临床辨证审证求因,标本兼顾的重要性。

6.刘南等用清酮解毒汤(大黄、黄连、生地黄、丹参、葛根、萆薢等组成)加常规西药治疗糖尿病酮症酸中毒患者 25 例。研究发现,清酮解毒汤能明显降低生长激素水平,提高胰岛素生物效应,调节体内物质代谢,减少酮体生成,降低复发率。

7. 杨群等将糖尿病酮症分为脾肾亏虚、湿热内蕴型,肺脾肾虚型和脾虚胃热型。对 60 例患者用自拟健脾益肾解毒汤:太子参 30 g,玉竹 30 g,黄精 30 g,天花粉 30 g,葛根 10 g,生地黄 20 g,地骨皮 20 g,连翘 15 g,荷叶 15 g,甘草 3 g。随症加减治疗。结果:经治疗后,其中 56 例尿酮体消失,总有效率 93.3%;尿酮体未阴转者 4 例,占 6%。

8. 蔡恩照等根据湿热、郁火、虚火糖毒理论,谨守糖毒秽浊病机,采取具有清热解毒、利湿化浊、益气生津、疏肝解郁之效的解毒消秽饮加减,配合小剂量胰岛素及对症补液治疗,每获良效。解毒消秽饮组成:生石膏 30 g,葛根 20 g,丹参 12 g,黄精 15 g,生地黄 12 g,天花粉 10 g,苍术 9 g,玄参 6 g,黄连 9 g,紫苏叶 10 g,石菖蒲 12 g,郁金 10 g,藿香 10 g,黄芩 10 g。加味:恶心呕吐者加竹茹 10 g,代赭石 30 g;发热者加水牛角 30 g,牡丹皮 10 g;血瘀者,加赤芍、当归各 10 g;若伴阳明腑实证,则合用大承气汤。用法:中药配方免煎颗粒混合于杯中,加沸水 300 mL 搅匀,早晚各 1 剂温服,昏迷患者则留置胃管注药。

参考文献

[1]李育才,等.降酮汤治疗糖尿病酮症 33 例临床观察[J].新中医.1989,21(2):20.

[2]刘友章,周海平.扭转截断治疗糖尿病酮症 36 例[J].新中医,1996,28(10):50.

[3]王尧,夏春地,王其飞.仲景急下存阴法在治疗糖尿病酮症酸中毒中的应用[J].中西医结合实用临床急救,1996,3(10):436－438.

[4]杨树先,张桂兰,王玉涛.滋阴通腑化瘀法治疗糖尿病酮症22例[J].中国乡村医生杂志,1998(7):45-46.

[5]倪青.著名中医学家林兰教授学术经验系列之二:审时度势明标本中西合璧祛邪毒[J].辽宁中医杂志,2000,27(2):49-50.

[6]刘南,左俊岭,张瑜.清酮解毒汤治疗糖尿病酮症酸中毒的临床研究[J].新中医,2003,35(2):36-38.

[7]杨群,刘丹.健脾益肾解毒汤治疗糖尿病酮症60例分析[J].实用中医内科杂志,2005,19(3):248-249.

[8]蔡恩照,等.糖尿病酮症酸中毒中医证治初探[J].中国中医急症,2015,24(9):1566-1577.

第十一章 糖尿病性高渗性非酮症性昏迷

第一节 西医治疗

糖尿病性高渗性非酮症性昏迷(HONK),以严重的高血糖与显著增高的血清渗透压,临床上出现明显脱水及无酮症酸中毒为特征,是糖尿病的一个严重的威胁生命的急性并发症。因为昏迷并非人人都有,所以也可以称作高渗综合征。本病常见于糖尿病较轻或从未确诊为糖尿病的老年患者。发病诱因有:严重感染特别是肺部感染、大量输注葡萄糖(见于既往没有确诊的糖尿病患者)、口服噻嗪类利尿剂、糖皮质激素、苯妥英钠、腹膜透析或血液透析、尿崩症、甲状腺功能亢进症、手术、各种严重腹泻、呕吐等。

一、临床表现

本病起病相对较慢,症状呈进行性加重,常被诱发高渗性昏迷的疾病或伴随症状所掩盖,以致易被漏诊或误诊。

1. 原有糖尿病症状加重,或无糖尿病病史的患者出现烦渴、多尿。

2. 脱水 由于渗透性利尿,水分丢失严重,可达9 L,占体内总水量的1/4左右,体重下降,皮肤、黏膜、唇舌干燥,血压下降,眼球松软,甚至出现少尿。

3. 中枢神经症状 患者表情淡漠,进行性嗜睡,数日后渐入昏迷。中枢神经抑制程度与高血糖及血清高渗透压成正比。常可伴有局限性神经系统体征,如局限性或全身性癫痫、肌阵挛、偏盲、轻瘫、幻觉、失语及出现病理反射。如此时误诊为脑血管疾病而使用脱水剂或高渗性葡萄糖溶液进行脱水治疗,则可加速患者死亡。

二、实验室检查

1. 血糖 通常 >33.3 mmol/L(600 mg/dL)。

2. 血清渗透压 有确诊意义,>330 mOsm/L 为诊断糖尿病高渗性昏迷的标准,有时可达 450 mOsm/L 以上。也可以按公式计算:血清渗透压(mOsm/L) $= 2 \times [Na^+ + K^+]$(mmol/L) + 血糖(mmol/L) + 血尿素氮(mmol/L)。

3. 血 pH 大多正常或偏低于 7.35,也可高于正常,半数以下可伴有轻度酸中毒。

4. 血钠 通常 >145 mmol/L,有时可达 180 mmol/L,但可正常,甚或偏低。

5. 血钾 通常 >5 mmol/L,但可正常或偏低。

6. 血尿素氮 常明显升高,通常 >21.4 mmol/L,氮质潴留大于肌酐的升高。

7. 血白细胞 明显升高,红细胞压积也增高,如正常者大多有贫血存在。

8. 脑脊液渗透压 较持久地增高。

三、诊断与鉴别诊断

1. 诊断标准 ①血糖 > 33.3 mmol/L(600 mg/dL);②血钠 >145 mmol/L;③血清渗透压 >330 mOsm/L。

2. 鉴别诊断 主要与酮症酸中毒相鉴别:本病多为老年患者,多为 2 型糖尿病,除神志以外的神经系统表现较多,血糖常 > 33.3 mmol/L(600 mg/dL),血钠常 >145 mmol/L,血尿素氮常 >21.4 mmol/L,预后较差,病死率高。而酮症酸中毒多见于青少年,1 型糖尿病多,糖尿病病情较重,局限性可逆性神经系统表现较少,血糖、血钠、血钾、血尿素氮等指标增高一般不如糖尿病非酮症性高渗性昏迷,且预后较好。有时糖尿病高渗性非酮症性昏迷可与酮症酸中毒同时存在,称为混合性昏迷。

四、治疗

1. 补液　无休克而渗透压明显增高者应给 0.6% 或 0.45% 低渗 NaCl 溶液;但如有休克者就给 0.9% 的等渗液,以便较快地扩张微循环而补充血容量,使休克迅速纠正。在整个治疗过程中,补液总量在 6～10 L 之间,要略高于失液总量的估计值。应分批于 2～3 天内补足,不宜太快,以免发生肺水肿、脑水肿。补液滴速要视全身心、脑血管情况、血压、尿量、血清渗透压、电解质、血糖浓度及年龄等因素而定。一般第一日可补总失水量的一半左右。补液时最好心电监护,监测血钾,以免发生意外。当血糖下降至 14 mmol/L(250 mg/dL)时,才可以静滴葡萄糖水。

2. 胰岛素　患者一般对胰岛素比酮症酸中毒患者敏感,治疗过程中所需胰岛素总量也较酮症酸中毒小。可采取小剂量胰岛素治疗,以使血糖下降平稳。可静滴或皮下注射,但静脉滴注小剂量胰岛素疗法是目前临床上最常用的方法,可按胰岛素 4～6 U/h 补充,治疗过程中要每 1～2 小时测一次血糖,使血糖下降速度以每小时 3.3～5.6 mmol/L 为宜,因为血糖下降过快易出现脑水肿。当血糖下降至 14～17 mmol/L 时,可改为 5% 葡萄糖液,同时将胰岛素用量改为 2～3 U/h 静脉滴注。经过一段治疗,病情稳定后,逐步恢复到高渗性昏迷前的治疗。

3. 补钾　最初有高血钾者,应在补液及胰岛素治疗开始后 2～4 小时再补钾,最初血钾正常或降低者,则应在治疗开始时即补钾。但要注意,尿量过少时不宜补钾。24 小时可补 KCl 40～60 mL。输钾过程中,要监测血钾。

4. 治疗诱因　非常重要,处理行当可降低糖尿病性高渗性非酮症性昏迷的病死率。

第二节　中医治疗

糖尿病高渗性非酮症昏迷,主要见于中老年糖尿病患者。本病起病缓慢,初期原有的症状加重,如烦渴、多饮、多尿等,常伴有高热、食欲不振,甚至厌食、恶心、呕吐,晚期出现少尿或无尿,反应迟钝,嗜睡、昏迷。中医认为本病系由燥热内盛,灼伤阴液,使真阴大伤,气随液脱,阳随阴亡,终致阴脱阳亡。根据其临床表现辨证论治。

（一）气阴两虚型

症状:倦怠乏力,气短懒言,口燥咽干,渴欲饮水,形体消瘦,舌暗红少津,脉沉细数。

分析:本病是在原有病变基础上进一步加重而成,消渴日久,气阴两虚,气虚则倦怠乏力,气短懒言;阴虚则口燥咽干,渴欲饮水,形体消瘦。舌脉亦为气阴两虚之象。

治法:益气养阴,佐以清热。

方药:生脉散加减。

西洋参 9 g,麦冬 15 g,五味子 9 g,生地黄 15 g,牡丹皮 15 g,玄参 15 g,葛根 15 g,黄芪 30 g。

加减:阴虚火旺加黄柏、知母。

（二）热盛伤阴型

症状:烦渴引饮,渴欲冷饮,口干咽燥,皮肤干燥,小便频数量多,大便干。舌红苔薄黄脉细数。

分析:消渴日久,耗伤气阴,致肺燥津枯,而出现口渴引饮,皮肤干燥;津液直趋下行,从小便排出,故小便量多,大便干。

治法:益气养阴,生津止渴。

方药:白虎汤合消渴方加减。

生石膏 30～60 g,知母 10 g,生地黄 15 g,麦冬 15 g,天花粉 30 g,黄芩 10 g,甘草 6 g。

加减:小便量多加桑螵蛸、金樱子;气虚多汗加人参;大便干加增液承气汤。

(三)热陷心包型

症状:神志昏蒙,时有谵语,甚则昏迷,舌红绛少苔,脉细数。

分析:热毒炽盛,耗伤心阴,致邪陷心包,出现神志改变。

治法:清营凉血。

方药:清营汤加味。

水牛角 30 g,生地黄 15 g,玄参 15 g,竹叶心 6 g,连翘心 6 g,川黄连 12 g,金银花 30 g,石菖蒲 10 g

加减:昏迷不醒者加安宫牛黄丸或紫雪丹灌服或鼻饲。

(四)阴脱阳亡型

症状:昏不知人,面色苍白,目合口开,手撒肢冷汗出,二便失禁,脉微欲绝。

分析:阴液耗损,气随液脱,阳无所附,虚阳外越,则面色苍白,汗出。阴阳离绝,神无所依,故昏不知人,二便失禁。

治法:益气养阴,回阳固脱。

方药:参附汤合生脉散加味。

人参 10 g(另煎),附子 9 g,麦冬 15 g,五味子 9 g,生牡蛎 30 g,桂枝 10 g。

加减:四肢厥逆加当归、细辛、干姜;冷汗不止加黄芪、白术。

第十二章 糖尿病乳酸性酸中毒

第一节 西医治疗

各种原因引起的血乳酸水平升高而导致的酸中毒称为乳酸性酸中毒。在糖尿病的基础上发生的乳酸性酸中毒称为糖尿病乳酸性酸中毒（DLA）。

一、诱因

常见诱因如下。

1. 血糖控制不佳　由于饮食、运动及药物治疗不当，导致血糖过高、脱水、丙酮酸氧化障碍及乳酸代谢缺陷，均可血乳酸升高。

2. 急性并发症　严重感染、酮症酸中毒、高渗性非酮症性昏迷等并发症，常因休克、组织缺氧而诱发乳酸性酸中毒。

3. 其他重要脏器的疾病　如脑血管意外、心肌梗死、呼吸道疾病等，可造成或加重组织器官血液灌注不良，导致低氧血症和乳酸性酸中毒。

4. 双胍类药物使用不当　双胍类药物，尤其是苯乙双胍，因能增强无氧酵解，抑制肝脏及肌肉对乳酸的摄取，抑制糖异生，故可导致乳酸性酸中毒。对于高龄、合并心肺肝肾疾病的糖尿病患者大剂量使用苯乙双胍时，可诱发乳酸性酸中毒。

5. 其他　如酗酒、一氧化碳中毒、水杨酸、儿茶酚胺、乳糖过量时，偶也可诱发乳酸性酸中毒。

二、病理生理

乳酸是葡萄糖无氧酵解的终产物,由丙酮酸还原而成。乳酸主要在骨骼肌、脑、红细胞和皮肤产生,在肝脏及肾脏代谢清除,特殊情况下肌肉也可成为乳酸代谢的场所。

糖尿病时发生乳酸性酸中毒的病理生理基础包括以下几点。

1. 糖代谢障碍　糖尿病时常有丙酮酸氧化障碍及乳酸代谢缺陷,因此平时即可存在高乳酸血症。

2. 糖尿病性急性并发症　感染、脓毒血症、酮症酸中毒和高渗性非酮症昏迷等,可造成乳酸堆积,诱发酮症酸中毒。乳酸性酸中毒可与酮症酸中毒同时存在。

3. 糖尿病性慢性并发症　糖尿病患者可合并心、肝、肾脏疾病,造成组织器官血液灌注不良,低氧血症;由于糖化血红蛋白水平增高,血红蛋白携氧能力下降,更易造成局部缺氧,均可引起乳酸生成增加。

三、临床表现

起病急,但症状与体征不特异,常被原发或诱发疾病的症状所掩盖,以至可能引起误诊或漏诊。轻症临床表现不明显,可能仅有呼吸稍深快的表现;严重者有疲乏无力,恶心厌食甚或呕吐,呼吸深大而不伴有酮臭味,血压和体温可下降,常有困倦、嗜睡、意识蒙眬、昏睡,严重者可呈深昏迷或出现休克。

四、实验室检查

尿糖及尿酮体(-) ~ (+),血渗透压正常。血二氧化碳结合力下降至 20% 以下,血乳酸 > 5 mmol/L,血 pH < 7.35,阴离子间隙扩大或达 20 ~ 40 mmol/L。

五、诊断

关键要保持对本病的警惕性,其诊断要点包括以下几点。

1. 有糖尿病病史,但多数患者血糖不甚高,没有显著的酮症酸中毒。

2. 乳酸性酸中毒的证据　血 pH < 7.35,血碳酸氢根 < 20 mmol/L,阴离子间隙 > 18 mmol/L。但要排除酮症酸中毒、肾衰竭等,则应高度考虑乳酸性酸中毒的可能。

3. 血乳酸水平升高　当乳酸在 2 ~ 5 mmol/L 时,患者多呈代偿性酸中毒,可称为高乳酸血症。当血乳酸 > 5 mmol/L 时,可诊断为乳酸性酸中毒。

六、治疗

预防乳酸性酸中毒非常重要,因目前尚无满意的治疗方法,一旦发生乳酸性酸中毒,死亡率很高,可达50%。

1. 补液　可改善组织缺氧,纠正休克,利尿排酸,是治疗乳酸性酸中毒的重要手段之一。可用生理盐水,也可用葡萄糖液,必要时补充全血或血浆。

2. 补碱　必须及时纠正酸中毒,可用碳酸氢钠,口服或静脉滴注,但静滴时不宜过多、过快。

3. 胰岛素　合用胰岛素与葡萄糖,以减少糖的无氧酵解。

4. 血液透析　用不含乳酸根的透析液进行血液透析或腹膜透析,可有效地促进乳酸的排出,并可清除引起乳酸性酸中毒的药物。

5. 祛除诱因　是有效纠正乳酸性酸中毒并防止其复发的重要措施。

第二节　中医治疗

乳酸性酸中毒是糖尿病又一急危重并发症,属中医学"脱症""神昏"范畴。起病急,变化快,易昏迷,病死率较高。中医认为本病是由消渴病日久或治疗不当,湿热内蕴,浊毒上攻,蒙蔽清窍所致。治疗的关键在于芳香开窍。根据其临床表现辨证论治。

（一）痰蒙清窍型

症状：神志不清，肢体困重，倦怠乏力，恶心欲吐，舌苔厚腻，脉濡或滑。

分析：本病由消渴病发展而来，脾气亏虚，津液运行无力，津停成痰，痰浊中阻，气机逆乱，挟痰上攻，蒙蔽清窍，致神志不清。痰湿中阻，则肢体困重，倦怠乏力，恶心欲吐。

治法：健脾除湿，豁痰开窍。

方药：菖蒲郁金汤加减。

石菖蒲 30 g，郁金 10 g，淡竹叶 10 g，金银花 30 g，连翘 12 g，砂仁 10 g，佩兰 10 g，苍术 15 g，玉枢丹 2 片。

加减：痰郁化热加黄连、竹茹、川贝母。

（二）阴竭阳亡型

症状：面色苍白，冷汗淋漓，目合口开，手撒肢冷，神志昏蒙，气短息微，舌淡苔白，脉微欲绝。

分析：消渴以阴虚为本，痰浊郁久化热，热邪伤阴，阴精耗竭，阳无所附，阴阳离决，故出现神志昏蒙，阴竭亡阳的症候。

治法：益气养阴，回阳固脱。

方药：参附汤合生脉散加味。

人参 10 g（另炖），附子 12 g，麦冬 15 g，五味子 9 g，甘草 6 g。

加减：冷汗淋漓不止加黄芪、生龙骨、生牡蛎、乌梅。

第十三章　糖尿病肾病

第一节　西医治疗

糖尿病肾病(DN)是糖尿病最严重和最常见的慢性并发症之一。糖尿病可由多种途径损害肾脏,并累及肾脏的所有结构,包括肾小球、肾血管直到肾小管和肾间质。由此产生的肾脏损害包括肾小球硬化症、细动脉性肾硬化以及感染性肾盂肾炎和肾乳头坏死。但其中只有肾小球硬化症与糖尿病有直接关系,它是糖尿病全身性微血管病变的表现之一,故又称为糖尿病肾病(DN)。其余几种均非糖尿病所特有。

20%~30%的 1 型或 2 型糖尿病患者会发生糖尿病肾病,其中一部分进展为终末期肾病。如未进行特别干预,在有持续性微量白蛋白尿的 1 型糖尿病患者中约有80%于 10~15 年内发展为临床肾病。一旦临床肾病发生,10 年后50%、20 年后75%以上的患者将发展为终末期肾病。2 型糖尿病患者糖尿病确诊后,不少人很快出现微量白蛋白尿,甚至显性肾病,如无特殊干预,其中20%~40%的患者进展为临床肾病,20 年后约20%进展为终末期肾病。由于 2 型糖尿病患者的数量大,因此目前西方国家进行透析的肾病患者中一半以上为糖尿病患者。

一、病理改变

在糖尿病早期,肾脏体积增大,可比正常人增大约30%,肾小球和肾小管均有不同程度的代偿性增大。肾小球滤过率（GFR）增高，比正常人高20%～40%，肾血液增加，但此时尚无病理改变。这种早期的肾脏体积增大和GFR增高，可随血糖的控制而恢复正常。

随着病程的延长，肾小球毛细血管基底膜逐渐增厚，系膜细胞增生，体系膜基质增多，病变继续进展，可出现典型的肾小球硬化症，肾脏体积逐渐缩小，主要病理改变如下。

1. 结节型肾小球硬化　结节型损害是糖尿病肾病特征性的病理改变，约见于1/4病例的糖尿病晚期。结节呈圆形、椭圆形或锥形，内含透明物质。结节可累及多个肾小球，可使肾小球塌陷。电镜下可见系膜区基膜样物质沉积，基膜同时增厚。结节增大可使毛细血管管腔闭塞，导致肾脏缺血。

2. 弥漫型肾小球硬化　此种病理改变出现早，最常见。早期主要表现为肾小球基底膜和系膜内有PAS染色阳性物质增加，随着弥漫型病变进展，压迫毛细血管腔使其狭窄，最后完全闭锁。其后病变逐渐累及肾小球，使肾小球缺血和玻璃样变。此种损害并非糖尿病肾病特异性改变，也可见于其他肾病。弥漫型可与结节型同时存在。

3. 渗出型肾小球硬化　最少见，也最无特异性。患者肾毛细血管外周有均匀、圆形的嗜酸性物质沉积，形成新月体，又称肾小囊滴。此种病理改变多见于慢性肾功能衰竭的肾脏。

二、临床表现与分期

（一）临床表现

早期主要有微量白蛋白尿，以后可逐渐进展为临床蛋白尿，以后有水肿、高血压以及氮质血症，最终发展为尿毒症。

（二）分期

按Mongensen将1型糖尿病肾病分为五期，约每5年进展一期，该分期已被临床医师广泛采用。其实，2型糖尿病肾损害也与此相似。现将这五期分类方法作一介绍。

1. 肾小球高滤过期 此期主要表现为肾小球滤过率(GFR)增高。如果及时纠正高血糖,GFR 变化仍可逆转。此期病理检查除可见肾小球肥大外,无其他器质性病变。

2. 无临床表现的肾损害期 此项可出现间断微量白蛋白尿,患者休息时尿白蛋白排泄率(UARE)正常(<20 μg/min 或 <30 mg/d),应激时(如运动)增多,超过正常值。在此期间,患者 GFR 可仍较高或降至正常,血压多正常。此期病理检查可发现(常需电镜检查确定)肾小球早期病变,即系膜基质轻度增宽及肾小球基底膜(GMB)轻度增厚。

3. 早期糖尿病肾病 出现持续性微量蛋白尿(UAER 持续在 20 ~ 200 μg/min 或 30 ~ 300 mg/d)为此期标志,但是尿常规化验蛋白仍阴性。此期患者 GFR 大致正常,血压常开始升高。病理检查肾小球系膜基质增宽及肾小球基底膜(GBM)增厚更明显,小动脉壁出现玻璃样变。一般认为从此期起肾脏病变已不可逆。

4. 临床糖尿病肾病 尿常规化验蛋白阳性即标志进入该期,此期病情进展迅速,三四年内出现大量蛋白尿(>3.5 g/d)及肾病综合征。严重肾病综合征病例常呈现大量腹水及胸腔积液,利尿治疗疗效差。此期患者 GFR 已减低,血压明显升高。病理检查肾小球病变更重,部分肾小球已硬化,且伴随出现灶性肾小管萎缩及肾间质纤维化。

5. 肾衰竭期 从出现大量蛋白尿开始,患者肾功能加速恶化直至肾功能衰竭。患者出现肾性贫血。糖尿病肾病与多数原发性肾小球疾病不一样,患者虽已进入肾衰竭期,可是尿蛋白量却不减,可呈现肾病综合征。这将增加晚期糖尿病肾病患者肾脏替代治疗的困难,因为患者更难维持营养,更易出现并发症。此时若做病理检查,将只能见到晚期肾脏病变,即多数肾小球硬化、荒废,多灶性肾小管萎缩及肾间质广泛纤维化。

三、诊断标准

1. 早期糖尿病肾病 糖尿病病史常在 6 ~ 10 年以上,出现持续性微量白蛋白尿(UARE 达 20~200 μg/min 或 30~300 mg/d)。

2.临床糖尿病肾病 糖尿病病史更长,尿蛋白阳性,甚至出现大量蛋白尿及肾病综合征。

3.要除外其他肾脏疾病,必要时需做肾穿刺病理检查。组织病理检查可见肾小球无明显细胞增生,仅系膜基质弥漫增宽及肾小球基底膜广泛增厚(早期需靠电镜证实),尤其出现 Kimmelstiel – Wilson 结节时,诊断即确立。

4.糖尿病肾病及眼底病变均为糖尿病的微血管并发症,两者常同时出现,因此发现糖尿病眼底病变(尤其是微血管瘤等)亦能提供支持糖尿病肾病诊断的旁证。

四、预防与治疗

糖尿病肾病的治疗主要包括以下措施,以控制糖尿病肾病的发生与进展。

(一)预防糖尿病肾病的措施

1.控制高血糖 糖尿病一经诊断后应即给予良好而严格的治疗,使血糖控制达标:空腹血糖 <6.1 mmol/L(110 mg/dL),餐后血糖 <8.0 mmol/L(144 mg/dL),糖化血红蛋白 <6.5%。高血糖是糖尿病肾病发生和发展的基本因素。正常人肾脏移植到糖尿病患者体内,移植肾的肾小球逐渐出现糖尿病肾病的病理改变。糖尿病患者的肾脏移植到非糖尿病患者体内,其肾病的组织病理改变可逐渐消失。

2.应用血管紧张素转换酶抑制剂(ACEI)或血管紧张素 Ⅱ 受体阻滞剂(ARB) 糖尿病患者从出现微量白蛋白尿起,无论有无高血压均应服用 ACEI 或 ARB,因为此类药不仅能降低高血压,而且还能减少尿白蛋白及延缓肾损害的进展。

(1)在应用上述药物时要注意:①尽量选择长效、双通道(肾及肾外)排泄药物;②服药需从小量开始,无不良反应时逐渐加量,为有效减少尿白蛋白及延缓肾损害进展常需较大药量(比降血压剂量大),服药时间要久(常需数年);③要密切观察不良反应如咳嗽、高血钾及血清肌酐迅速增高(高于服药前 30%～50%,常出现肾缺血时)等,必要时停药。但是高血钾被纠正,肾缺血被解除且肌酐恢复原有水平后,仍可重新用药;④双侧肾动脉狭窄、妊娠及血清肌酐 >265 μmol/L(3 mg/dL)的患者不宜用此类药物。

(2)ACEI 降低蛋白尿的作用机制 ACEI 主要能降低肾小球内压,降低肾小球膜通透性和抑制基质蛋白扩张。在 1 型和 2 型糖尿病肾病患者中都存在肾小球高滤过状态,这和肾小球内的高压力相关联。ACEI 通过扩张出球小动脉,降低肾小球毛细血管压,从而降低肾小球的高压力状态。ACEI 不仅直接降低单个肾单位的 GFR,还能通过降低毛细血管的扩张而降低其通透性。ACEI 也能抑制糖尿病肾病系膜基质的扩张。

(3)ACEI 的分类与特点 本类药物种类繁多,主要区别在于化学结构(所含巯基、羧基不同)、排泄途径(单通道:肾或肝、胆;双通道:肾和肝或肾和胆)、作用时间(长效或短效)、是否是前体药物等方面。双通道排泄药物的特点是当患者仅有肾功能或肝功能轻到中度损害时可酌情减量或不减量。长效药物的特点是作用时间持续 24 小时以上,降血压谷/峰值一般都大于 50%,可日服 1 次,均衡地降压。前体药物因经过肝脏代谢后发挥药理作用,故降压作用缓和;非前体药不经肝脏代谢而直接发挥作用。

(4)目前国内临床上常用的 ACEI ①短效类只有卡托普利;②长效类:依那普利、雷米普利(双通道)、培哚普利、西拉普利(双通道)、贝那普利(双通道)、赖诺普利、福辛普利。

(5)ARB 是选择性的 AT_1 受体阻滞剂,与 ACEI 相似具有降压作用,但 ARB 的耐受性更好且不良反应少。

血管紧张素Ⅱ(A－Ⅱ)的致病作用由它的两种受体亚型(AT_1 和

AT_2）决定。AT_1 受体的激活除了可升高血压和水钠潴留外，还能刺激内皮细胞的还原型辅酶 I 所相关的氧化酶，致使血管内产生活性氧族（ROS），最终引起内皮细胞异常。ROS 的两种作用是：①引起对氧化还原反应敏感的多种基因的激活，不仅促进炎症，而且在动脉粥样硬化的启动和进展中起关键作用。②ROS 减少血管壁的一氧化氮（NO）的生物利用度，原因可能是氧自由基产生增加和 NO 产生减少。AT_2 受体的作用有：扩张血管，抑制生长，促进凋亡。高胆固醇血症、高血压、糖尿病和心力衰竭能够引起 A－Ⅱ 释放。

ACEI 和 ARB 的区别，可从 ACEI 抑制的两种酶和 ARB 作用的两种受体来理解。ACEI 抑制 A－Ⅱ 形成酶（ACE）和缓激肽分解酶。ACE 被抑制则 A－Ⅱ产生减少，对于 A－Ⅱ两种受体的作用降低，AT_1 受体效应降低表现为降压效应，AT_2 效应降低则脑血管扩张不足。抑制缓激肽分解酶，血管舒缓肽增多，可引起咳嗽的不良作用。ARB 对于 A－Ⅱ 的两种受体亚型的作用是阻滞 AT_1 受体而降血压和发挥其他心血管疗效。ARB 阻滞了 AT_1 受体的病理作用同时，兴奋了 AT_2 受体，引起脑血管扩张的效应。而且由于 ARB 不抑制缓激肽分解酶而避免咳嗽等不良作用。此外，ARB 抑制 RAS（肾素和血管紧张素系统）比 ACEI 更加完全，理由是：A－Ⅱ可以不通过特异酶"ACE"而由替代途径合成，称为"ACE 逃逸"，此时的 ACEI 不能完全抑制 A－Ⅱ。但是 ARB 是作用于受体的，故仍然能够完全抑制 AT_1 而充分发挥疗效。

国外的许多大型临床实验研究已证实科素亚（氯沙坦钾片）能持续显著降低蛋白尿，有肾脏保护作用和心脏保护作用，而且有减轻胰岛素抵抗的作用。不良反应少而轻，可有轻度的血肌酐、尿素氮增高，因此服药 1～2 周时应复查肾功能。

ACEI 和 ARB 常常可以互相替代，用于治疗高血压和保护肾功能，近年有联合应用的资料。

3.控制高血压 高血压可加速糖尿病肾病的进展和恶化,抗高血压治疗在糖尿病肾病早期能延缓肾小球病变的恶化、减低蛋白尿。因此对于合并高血压的糖尿病患者都要积极控制高血压,并且要控制达标;尿蛋白 <1.0 g/d 的患者,血压应控制到 <130/80 mmHg;尿蛋白 >1.0 g/d 的患者,血压应控制到 125/75 mmHg。

(1)ACEI 或 ARB 两类降压药均是首选,前已详述。

(2)钙通道阻滞剂 近年来也推荐为治疗糖尿病高血压的一线药物,尽管理论上和动物实验显示,钙通道阻滞剂抑制钙离子通过细胞膜进入胰岛 β 细胞而抑制胰岛素分泌,但在临床实际应用时,该类药小剂量能降压而不影响胰岛素分泌和糖代谢。由于其扩张血管作用使肾血流量增加,减少钠潴留,而可能有利于糖尿病患者肾血流动力学和尿蛋白排出的改善。

(3)利尿剂 利尿剂可降低 2 型糖尿病患者心血管系统的发病率,还可降低老年 2 型糖尿病患者脑血管发病的危险性。早期大剂量的利尿剂的研究提示它们可能加速糖尿病肾病,但最近的研究中发现噻嗪类利尿剂可延缓继发于 2 型糖尿病的肾病进程。从有 2 型糖尿病的美国黑种人中进行的双盲安慰剂对照试验中得出的结果进一步证实了上述观点,在 4 年的实验中,用 ACEI 与噻嗪类利尿剂比较,发现两者都能延缓肾病的进程,进一步分析显示 ACEI 的作用更好。最近推荐的剂量是小剂量氢氯噻嗪(双氢克尿噻)≤25 mg/d。但利尿剂不能单独作为降压药用于糖尿病肾病,因为利尿剂可引起低血容量,从而激活肾素 - 血管紧张素系统,加速肾脏损害。

(4)β - 受体阻滞剂 与利尿剂一样,可降低糖尿病患者心血管疾病的危险性,但它们可加重糖尿病患者糖代谢和脂代谢的异常,增加胰岛素的耐受性。与安慰剂组相比较,阿替洛尔能明显增加糖化血红蛋白的含量。

总之,对于大多数糖尿病肾病合并高血压者,应首选 ACEI 或 ARB,当不能有效控制血压时,可加钙通道阻滞剂,再根据病情适当选用小剂量噻嗪类利尿剂。在目前常用的降压药中,ACEI、ARB 有改善胰岛素敏感性、减轻胰岛素抵抗的作用;噻嗪类利尿剂及 β - 受体阻滞剂可降低胰岛素敏感性和使糖耐量减低,在 β - 受体阻滞剂与噻嗪类利尿剂量合用时尤甚。

4.控制高血脂 凡是并发高脂血症的糖尿病患者都应进行调脂治疗,以将血脂控制达标:TC < 4.5 mmol/L, LDL - C < 2.6 mmol/L, HDL - C > 1.1 mmol/L, TG < 1.5 mmol/L。对于保护靶器官而言,降低 TC 及 LDL - C 尤为重要。治疗高血脂的具体措施请参阅本书有关内容。

(二)糖尿病肾病的治疗

1.对肾病综合征的治疗 糖尿病肾病所致肾病综合征只能对症治疗,即利尿消肿,且治疗困难。常需先静脉滴注胶体液扩容,再静脉注射襻利尿剂(呋塞米或布美他尼等)才能获效。应用静脉胶体液时要注意:

(1)宜首选低分子右旋糖酐(分子量 20 ~ 40 kD)或羟乙基淀粉(706 代血浆,分子量 25 ~ 45 kD),此分子量的胶体物质既能扩容又能渗透性利尿,两者兼顾。

(2)要用含葡萄糖而不含氯化钠的胶体液,以免加重水钠潴留,不过此时必须加适量胰岛素入点滴瓶以帮助利用葡萄糖。

(3)若尿量少于 400 mL/d 时,要慎用或不用上述胶体液,以免造成渗透性肾损害。此外,患者必须严格采用低盐饮食(食盐 3 g/d)。

如果患者水肿及胸腔、腹腔积液严重而上述治疗无效时,还可用血液净化技术进行超滤脱水。若患者存在血容量不足,超滤前要适当补充胶体液,并控制好超滤速度及脱水量,以免发生低血压。

2.对肾功能不全的治疗 主要采取以下措施综合治疗。

(1)延缓肾损害进展 除继续应用前述措施(服 ACEI 或 ARB,控制高血糖、高血压及高血脂)外,还应限制蛋白质入量。糖尿病肾病肾功能不全患者蛋白质摄入量应限制到什么程度,认识尚未统一,可参考的方案是:每日进食蛋白质 0.6 g/kg 体重,同时服用 α 酮酸/氨基酸制剂,并保证每日热量达 125～126 kJ/kg(30～35 kCal/kg)以避免营养不良的发生(需密切监测患者营养指标)。

目前,开同(复方 α - 酮酸片)因其独特的药理作用,被《中国糖尿病防治指南》所推荐。开同能结合尿素氮,缓解肾衰竭氮质血症,促进体内合成氨基酸,纠正蛋白质代谢紊乱。因此,开同有以下作用:①减少尿蛋白排泄,延缓糖尿病肾病肾损害进展;②改善糖代谢,提高胰岛素敏感性;③改善脂质代谢紊乱;④降低血磷,增加血钙,纠正继发性甲状旁腺功能亢进,防治肾性骨病;⑤减轻氮质血症,纠正代谢性酸中毒。用法:每日 3 次,每次 4～8 片,用餐期间,整片服下。

(2)排出体内代谢毒物 采用胃肠透析治疗,即服用含有中药大黄的药物,或用含有大黄的中药煎剂保留灌肠。

(3)维持机体内环境平衡 应注意纠正水、电解质及酸碱平衡紊乱;应合用红细胞生成素及铁剂治疗肾性贫血;并合用活性维生素 D_3 治疗甲状旁腺功能亢进及相关肾性骨病。

(4)对终末肾衰竭的治疗 同其他肾脏病导致终末肾衰竭一样,只能进行肾脏替代治疗包括血液透析、腹膜透析及肾移植。但是,对糖尿病肾病终末肾衰竭患者开始要早,因为糖尿病很易继发严重心、脑血管及神经病变,透析过晚将影响患者生活及生存率。糖尿病肾病开始透析的指征是:血清肌酐 > 530 μmol/L(6 mg/dL),肌酐清除率 < 15～20 mL/min。

(三)肾功能不全时糖尿病的治疗

当肾功能不全发生时,对于应用治疗糖尿病的药物有一定的限制,要注意以下几点内容。

1. 胰岛素 肾功能不全需调整胰岛素用量,此时体内胰岛素可能存在两种不同的情况：肾功能不全时肾小管遭破坏，体内胰岛素降解减少，胰岛素需要减量；另一方面，肾功能不全患者又可能产生胰岛素抵抗，此时需加大胰岛素剂量才能有效控制血糖。不同患者情况不同，应密切监测患者血糖变化，及时调节胰岛素剂量。

2. 肾功能不全发生后，某些口服降糖药体内代谢发生变化，必须调整剂量或停用。

（1）磺脲类药　这类药物主要经肾脏排泄，肾功能不全时体内药物蓄积易诱发低血糖，故应禁用。但是格列喹酮因其代谢产物仅 5% 经肾排泄，故轻到中度肾功能不全仍可应用，仅终末肾衰竭患者多方面适当减量。

（2）格列奈类　代谢产物主要从肠道排泄，因此这类药在轻中度肾功能不全患者仍可应用。

（3）双胍类　这类药主要经肾脏排泄，肾功能不全时体内药物蓄积易导致严重乳酸性酸中毒，故应禁用。

（4）噻唑烷二酮类　可用于轻、中度肾功能不全的患者。

（5）α - 葡萄糖苷酶抑制剂　这类药口服后仅约 2% 吸收，其余均从肠道排出，故肾功能不全时仍可服用。

第二节　中医治疗

糖尿病肾病是现代医学病名，中医学虽无此称谓，但中医文献中记载的消渴病日久出现的水肿、胀满、尿浊、吐逆、肾消、关格等症与糖尿病肾症的临床表现十分相似。如《诸病源候论》载云："其久病变成痈疽，或成水疾"。《圣济总录》云："消渴病久，肾气受伤，肾主水，肾气疲惫，气化失常，开阖不利，水液聚于体内而出现水肿。""此病久不愈，能为水肿痈疽之病"。《杂病源流犀烛》云："有消渴后身肿者，有消渴面目足膝肿而小便少者"。均指出消渴病日久可并发水肿、胀满。《证治要诀》云："三消久而小便不臭,反作甜气,在溺中滚涌,更有浮溺面如猪脂,此精不禁,真元竭也"。《外台秘要》中同样指出多饮、多尿、尿浊,尿有甜味者,均属于糖尿病症状,并且糖尿病久病后可出现明显的肢端水肿表现。《证治要诀》中指出对于出现尿浊者已处于糖尿病肾病的危重期。对于糖尿病首次以"肾消病"命名,是在隋代王焘于《古今录验方》中提出的"消渴,渴而饮水不能多着,小便数,阴痿弱,腿肿而脚先肾小,此肾消病也"。再近的学者对于糖尿病肾病的中医分期主要根据临床症状进行,早期患者多表现为尿浊、水肿,进展后可见胀满、二便不畅、呕逆不能食、尿少等,称之为"肾劳""关格"。这种尿浊如脂多见于糖尿病肾病尿中有大量蛋白者。《古今录验》云："渴而饮水不能多,但腿肿,脚先瘦小,阴痿弱,数小便者,此为肾消病也。"这里描述的肾消症状颇类似于糖尿病肾病晚期表现。

一、病因病机

(一)糖尿病肾病的中医病因

对于糖尿病肾病的发病机制,中医有着与西医类似但又具有中医特色的研究。中医学认为饮食不结、劳欲过度、情志失调、禀赋不足等为糖尿病肾病发病原因,并且其发病关键为本虚标实,气虚而五脏阴阳失衡,水湿而痰浊瘀血。临床通过收集不同时期的糖尿病肾病患者中医证候信息进行归纳分析可知,糖尿病肾病为虚实夹杂而本虚标实,而根据不同的临床表现及病情又可分为阴虚、阳虚、血瘀、痰湿等。通过中医角度分析认为糖尿病发病初期的燥热伤津耗气主要与瘀血有关,血脉瘀滞阻塞,日久则气阴两虚,血脉严重瘀滞。

(二)糖尿病肾病的中医病机

本病的基本病机特点是"本虚标实"。本虚指心肝脾肾、气血阴阳亏虚;标实即痰浊、水饮、瘀血。病程不同发展阶段,病机重点不同。早期,以气阴两虚为主,中晚期则向阴阳两虚转化。病变过程中,脏腑功能失调,气血阴阳失衡,证候多见、变证由生,其中瘀血阻络最为关键,肾虚血瘀贯穿糖尿病肾病的全过程。

1.气阴两虚　消渴病的基本病机是阴津亏耗,燥热偏盛,燥热伤津耗气,加之内伤七情,郁火暗耗阴精,肾阴不足,肝木失养而致肝肾不足,气阴两虚。

2.肾虚血瘀　气虚运血无力,阴虚血行艰涩,血液运行不畅而瘀阻经脉,形成肾虚血瘀证候。

3.脾肾亏虚　脾为后天之本,肾为先天之本。消渴病日久,脾胃虚弱,生化无源,脾不升清,气血生化乏源。加之先天不足,后天失养,先天之精得不到后天之精的充养,致肾更虚,精气不固,摄纳无权,精气下泄。日久,则脾肾气虚,进而导致脾肾阳虚。脾阳亏损,更致肾阳衰微;反之,命门火衰,脾虚不能运化水湿,肾虚蒸腾气化不利,开合失司,水湿内停,溢于肌肤,发为水肿,病情进展则脾阳虚衰,肾阳衰微,浊毒内蕴,水道不通而致尿闭、关格。

4.阴阳两虚　消渴以阴虚为本,消渴病日久,阴损及阳,阴阳两虚,致阳虚不能化气行水,又病久入络,血脉瘀滞,形成肾阴阳两虚,血滞水停之证。

二、辨证论治

(一)肝肾不足、气阴两虚证

症状:神疲乏力,少气懒言,口干舌燥,腰膝酸软,头晕耳鸣,目涩昏花,小便量多,舌红少津,脉沉细。

分析:本型为消渴日久,气阴两虚,累及肝肾。脾气亏虚不能濡养周身而感神疲乏力,少气懒言;阴虚津不上承则口干舌燥;阴虚及下,肝肾亏虚,木失所涵,目涩昏花;虚阳上浮则头晕耳鸣;腰为肾之府,肾虚则腰膝酸软,小便量多。舌脉皆为气阴两虚之象。

治法:滋补肝肾,益气活血。

方药:六味地黄丸加减。

熟地黄 15 g,山药 10 g,山萸肉 10 g,菟丝子 15 g,生黄芪 30 g,葛根 30 g,五味子 6 g,玄参 10 g,赤芍 15 g。

加减:阴虚阳亢,头晕头痛者,加天麻、钩藤;失眠多梦者,加酸枣仁、百合;有阴虚血瘀之象者,加丹参、川芎、当归。

本病晚期真阴竭于下,虚阳浮于上,虚风内动,可见神志不清,四肢抽搐,治当育阴潜阳息风。方选羚角钩藤汤加减。并配合西医对症治疗。

(二)肾虚血瘀证

症状:腰膝酸软,倦怠乏力,形体消瘦,时有耳鸣,手足心热,小便不利,舌质暗红少苔,脉细涩。

分析:消渴病气阴两虚,病久及肾,腰为肾之府,肾虚则腰膝酸软;气虚致倦怠乏力;阴虚日久化火,消烁精微,机体失于濡养,见形体消瘦,手足心热;气虚无力运血,阴虚血行艰涩,血行不畅而瘀阻经脉。舌脉皆为瘀血征象。

治法:补肾活血。

方药:活血益肾汤。

丹参 15 g,赤芍 15 g,桃仁 15 g,党参 20 g,益母草 15 g,何首乌 15 g,菟丝子 15 g,牛膝 15 g,山药 10 g,枸杞子 15 g,山萸肉 12 g。

加减:阴虚火旺明显者加黄柏、知母;乏力明显者加黄芪;口干多饮加天花粉、葛根、麦冬。

(三)脾肾阳虚、湿停瘀阻型

症状:倦怠乏力,形体消瘦,面色晦暗,全身浮肿,腰以下肿甚,胸闷,畏寒肢冷,小便不利,大便溏薄,舌暗红,苔白,脉沉细涩。

分析:脾气亏虚,不能生化水谷精微以荣养全身,则倦怠乏力,形体消瘦,大便溏薄;肾气虚则腰膝酸软;中阳虚久,累及肾阳,脾肾阳虚,气不化水,水湿泛滥,故全身浮肿,腰以下肿甚,小便不利;阳虚不能温煦,则畏寒肢冷;水气上逆凌心则胸闷;阳虚寒凝,血脉运行不利,出现瘀阻征象。

治法:健脾温肾,活血利水。

方药:实脾饮加减。

附子6 g,干姜9 g,白术12 g,厚朴12 g,茯苓15 g,牛膝15 g,车前子15 g,黄芪30 g,防己15 g,丹参15 g,益母草15 g。

加减:水肿甚者加五皮饮;纳呆腹胀加陈皮、鸡内金;大便溏泄加薏苡仁、莲子肉;瘀血明显加桃仁、红花、泽泻。

(四)阴阳俱虚、浊毒壅盛证

症状:形体消瘦,面色黧黑,畏寒怕冷,全身浮肿,倦怠乏力,腰膝酸软,手足心热,头晕头重,恶心欲吐,小便不利,大便不通,舌淡暗苔白厚,脉沉细。

分析:病变后期,阴损及阳,阴阳俱虚,命门火衰,温煦无力,见畏寒肢冷;阳虚气化无力,水湿浊毒内停,见全身浮肿,小便不利,大便不通;水邪上泛则面色黧黑,恶心欲吐,头晕头重;阴虚化火,则手足心热;舌脉亦为本病表现。

治法:滋阴温阳,活血利水,通腑泄浊。

方药:金匮肾气丸加减。

熟附子6 g,肉桂6 g,熟地黄15 g,山药12 g,山茱萸10 g,茯苓12 g,泽泻12 g,桃仁10 g,红花10 g,牡丹皮12 g,车前子30 g,益母草15 g,石菖蒲10 g,佩兰10 g,竹茹10 g,大黄6 g。

加减:阴虚火旺加黄柏、知母;口渴甚者加葛根、麦冬;乏力明显者加黄芪。

三、文献综述

1.倪青等认为肾虚蒸腾气化不利,升清降浊失职是本病发病关键,病机以脾肾气虚为基础,病位主要在肾,但与脾、肺、肝等脏腑密切相关,瘀血、痰浊、水湿是主要兼夹之邪。

2. 宋述菊等认为脾虚是糖尿病肾病的关键;肾虚是易感因素;痰瘀肾络、凝滞脉道是本病的主要病理变化;痰湿、浊毒是痰瘀闭阻、阴阳衰竭的病理产物。

3. 屠伯言等通过 80 例 DN 患者的临床观察,发现无论是脾肾阳虚还是肝肾阴虚,均夹有瘀血证,主要是肾虚夹瘀。

4. 温化冰观察 DN 晚期患都 45 例,均兼有气滞、血瘀、浊毒症。其中,有舌质紫暗或舌质暗红者占 82.2% ,说明瘀血证普遍存在。

5. 裴宏彬等用杞菊地黄汤加减(生地黄、丹参、苍术、白术、茯苓、枸杞子各 15 g,山茱萸、牡丹皮、泽泻、菊花、黄芪各 10 g,芡实、金樱子各 30 g)配合西药卡托普利治疗糖尿病肾病(微量白蛋白尿期)。结果发现:治疗组 GLU、SCr、BUN、mALB、NAG 明显低于对照组($P < 0.01$)。说明中西医结合治疗有明显的降低尿蛋白的排泄和恢复肾功能的作用。

6. 仝小林等辨证分为主证、兼证、变证。主证分气阴两虚、肝肾不足、阴阳两虚、脾肾阳虚四型,分别用益气养阴的参芪地黄汤加减,培补肝肾的杞菊地黄丸加减,阴阳双补的地黄饮子加减,温补肝肾的四君子汤合金匮肾气丸加减治疗。兼证分瘀血阻络、湿浊内蕴、水湿泛滥、湿热下注、血虚血瘀、阴虚阳亢六型,分别用活血化瘀通络的桃红四物汤加减,化湿泄浊的黄连温胆汤加减,温阳利水的真武汤合五苓散加减,清热利湿的八正散加减,养血活血的四物汤加味,滋阴降火的知柏地黄丸加减治疗。变证分水气凌心射肺、关格、溺毒入脑三型,分别用泻肺逐水的己椒苈黄汤加味,温补脾肾、启闭降浊的旋覆代赭汤加减(关),或真武汤合五苓散加减(格),开窍醒神、镇惊息风的菖蒲郁金汤加味治疗。

7. 卢玲将 DN 分为四型:肝肾阴虚型治以壮水制火,杞菊地黄丸加减;肺肾两虚型治以补肾益肺,七味都气丸合生脉饮或玉屏风散加减;脾肾两虚型治以温补脾肾、化气行水,实脾饮合济生肾气丸加减;心脾肾阳俱虚治以温补脾肾、振阳行水,真武汤加减。

8. 林兰结合临床分期将 DN 分为六型论治：脾阳不振、水湿逗留型（多见于痰质血症期）；肾阳虚亏、水湿泛滥型（多见于肾病综合征）；脾肾两虚、气血双亏型（多见于肾功能代偿期）；肝肾阴虚、肝阳上亢型（多见于糖尿病性高血压）；阳虚水泛、浊阴上逆型（多见于尿毒症期）；肝肾阴竭、虚风内动型（多见于尿毒症终末期）。

9. 吕仁和则分期与分型相结合将 DN 早期分为四型：①肾气阴虚，治以益气养阴、兼补肝肾、佐以清热，方用益气养阴汤；②肺肾阴虚，治以益气养阴、滋补肝肾、少佐清热，方用补养肺肾汤；③肾阴阳虚，治以调补阴阳，方用调补阴阳汤送服金匮肾气丸；④肾气阳虚，治以益气健脾、助阳补肾，方用健脾补肾汤送服济生肾气丸。中晚期分为五型：①气血阴虚、浊毒内停，治以滋阴降浊、益气养血，方用八珍汤合调胃承气汤加减送服杞菊地黄丸。②气血阳虚、浊毒内停，治以益气养血、助阳降浊，方用当归补血、八珍合温脾汤加减；③肝脾肾气血阴阳俱虚、浊毒内停，治以调补气血阴阳，降浊利水，方用人参养荣汤合大承气汤加减；④肺肾气血阴阳俱虚、浊毒内停，治以调补气血阴阳、清肺益肾降浊，方用清肺益肾降浊汤；⑤心肾气血阴阳俱虚、浊毒内停，治以益气养心、活血降浊，方用养心益肾降浊汤。

10. 林兰等用具有益气养阴、活血化瘀作用的降糖通脉饮胶囊治疗 DN 34 例，血 BUN、SCr、24 小时尿蛋白定量均明显下降。

11. 时振声将本病分为四型：气阴两虚型，用参芪地黄汤加减；脾肾气虚型，用水陆二仙丹合芡实合剂加减，或用补中益气汤加减；肝肾阴虚型，用归芍地黄汤，六味地黄汤合二至丸加减；阴阳两虚型，用桂附地黄汤、济生肾气汤合大补元煎加减。

12. 邓经林将本病分为两型论治。水肿型：属脾肾阳虚者，用实脾饮加减，属心肾阳虚者，用苓桂术甘汤加减；无水肿型：属阴虚阳亢者，用知柏地黄汤加减，属脾虚胃逆者，用四君子汤合二陈汤加减。

13. 桑雁等针对气阴两虚、瘀阻经脉病机,自制糖肾康胶囊(由黄芪、当归、丹参、桃仁、赤芍、川芎、益母草)治疗 DN 57 例,总有效率 87.5%。

14. 余宗阳等应用糖肾合剂治疗 DN 48 例,结果表明本药有改善血液高凝状态、抗脂质过氧化、清除自由基、降糖、降压、减少尿蛋白的作用。

15. 高彦彬等在西药治疗基础上加用糖肾宁方(黄芪、太子参、生地黄、芡实、金樱子、山茱萸、川芎、丹参、水蛭、泽泻、大黄等),滋补肝肾、益气养阴、活血通脉,治疗 DN 60 例。结果表明中西医结合治疗在改善 DN 患者临床症状,降低血糖、HbA_{1c}、血肌酐,减少尿蛋白,调节内生肌酐清除率,降低血尿 β_2 微球蛋白,调节脂质代谢等多方面优于单纯西药治疗组。

16. 尹晓强等采用中西医结合治疗 DN,观察组和对照组各 25 例,两组患者均予胰岛素控制血糖,同时口服卡托普利降血压,观察组加用脉络宁注射液,静脉点滴,每日 1 次。治疗 4 周后两组患者 α_1 微球蛋白定量均有明显下降,而以观察组下降更为明显($P < 0.01$)。提示在联合运用卡托普利的基础上,具有活血化瘀、提高血液纤溶活性、改变血小板黏滞性等作用的脉络宁治疗 DN 近期效果满意。

17. 马骏等发现大黄可有效改变 DN 肾脏的高滤过高灌注状态,抑制肾小球系膜细胞的增殖,延缓慢性肾功能衰竭。

18. 祁忠华等报道,黄芪可明显降低糖尿病大鼠升高的 GFR,同时抑制糖尿病早期肾皮髓质 NO 合成酶高表达,部分纠正其肾脏高灌注、高滤过。

19. 赵洪军等应用生大黄粉,治疗 DN 32 例,疗后尿蛋白排泄显著减少,Cr 降低,肿大的肾脏不同程度的回缩。

20. 林则杰以加减升降散化裁(石决明 18 g,党参、黄芪各 12 g,大黄、白术、熟附子、僵蚕、蝉蜕、竹茹、川芎、当归各 8 g,车前子 15 g,益母草 25 g)治疗糖尿病肾病 32 例,结果显效 9 例,好转 19 例,无效 4 例。总有效率87.5%。BUN、SCr 比治疗前有所下降。

21. 蒋映明研究发现用益气固肾活血汤(当归15 g,黄芪30~60 g,山茱萸10 g,山药30 g,川芎10 g,泽泻15 g,丹参12~15 g,三七8~10 g)配合黄芪注射液在改善糖尿病肾病患者临床症状,降低尿蛋白,改善肾功能等方面有较好疗效。

22. 陈茂盛等将糖尿病肾病分为肝肾气阴两虚证与脾肾气阳两虚证进行辨证治疗,治疗方案不尽相同,而彭健等将糖尿病肾病分为气阴两虚证、肝肾不足证、脾肾阳虚证、瘀水互结证进行辨证治疗,其认为健脾补肾、活血利水、祛瘀解毒是关键,并根据进展分期进行辨证治疗。

23. 谷彩云等认为辨病与辨证的统一是治疗糖尿病肾病的关键,并将其分为三型辨证治疗,即气阴两虚兼血瘀型、脾肾阳虚型、气阴两虚型,并根据相应症状采取治疗获得了较好的临床效果。

对于糖尿病肾病的中药治疗,需以辨证治疗的基础施以方剂治疗,目前主要研究方向为益气活血、益肾健脾、活血通络、益气养阴、滋肾固精养血、滋补肝肾等,益肾健脾主要以益肾、活血、健脾为治疗原则组成的汤剂进行治疗,主要应用黄芪、五味子、大黄、白术、熟地黄、丹参、葛根、生地黄等;而益气活血疗法可采用益气活血方联合常规西药进行中西医结合治疗,临床疗效较好,通常采用黄芪、太子参、丹参、水蛭、桃仁、大黄等,根据脾虚湿盛等病情可加减白术、柴胡等;益气养阴、化瘀利湿方剂主要以山药、当归、黄芪、苍术、桑叶、黄柏、大黄、葛根、甘草、蒲公英等,若患者存在瘀血现象可加用桃仁、红花,水肿则应用车前子、泽泻,临床观察显示益气养阴、化瘀利湿对于气短乏力等早中期糖尿病肾病的患者临床症状最为显著。

参考文献

[1]倪青,庞国明.糖尿病肾病的中医药研究思路与方法[J].中国医

药学报,1998,13(4):60.

[2]宋述菊,牟宗秀,等.糖尿病肾病病因病机及辨治探讨[J].山东中医杂志,1999,18(4):147.

[3]屠伯言,等.DN用补肾活血法治疗的临床和实验研究[J].上海中医药杂志,1991(1):1.

[4]温化冰.DN晚期的中医治疗[J].北京中医学院学报,1992,15(1):46.

[5]裴宏彬,冀慧鹏.滋补肝肾法治疗糖尿病肾病临床观察[J].湖北中医杂志,2004,26(6):11-12.

[6]仝小林,张志远,李宁,等.糖尿病肾病的中医治疗[J].中国医药学报,1998,13(4):51-53.

[7]卢玲.38例糖尿病肾病辨证施治[J].广西中医药,1995,18(3):5.

[8]刘承琴,孙娟,郭闫葵.中医治疗糖尿病肾病研究进展[J].中国医药学报,2000,15(1):65-69.

[9]林兰等.降糖通脉饮胶囊治疗糖尿病血管并发症的临床研究[J].中医杂志,1992,33(8):26.

[10]冯建春,倪青.时振声教授治疗糖尿病肾病经验述要[J].辽宁中医杂志,1996,23(12):534-535.

[11]邓经林.48例糖尿病肾病的中医辨证论治[J].江西中医药,2001,32(5):29.

[12]桑雁,王宪波,韩清,等.糖肾康胶囊治疗糖尿病肾病的临床观察[J].中国中西医结合杂志,1996,16(7):398-401.

[13]余宗阳,庄永泽,戴西湖.糖肾合剂治疗糖尿病肾病的临床观察[J].中国中西医结合杂志,1999,19(9):524-525.

[14]高彦彬,吕仁和,王秀琴,等.糖肾宁治疗糖尿病肾病的临床研

究[J].中医杂志,1997,38(2):96－99.

[15]尹晓强,张素芬.脉络宁卡托普利联合用药治疗 DN 临床观察[J].实用中西医结合杂志,1997,10(21):2074.

[16]马骏,陈立群,李素.大黄对糖尿病鼠肾脏血液动力学的影响[J].中国中西医结合杂志,1998,18(S1):117.

[17]祁忠华,林善锬,黄宇峰.黄芪改善糖尿病早期肾血流动力学异常的研究[J].中国糖尿病杂志,1999,7(3):147.

[18]赵洪军,韩学忠,徐梅,等.大黄治疗早期糖尿病肾病 32 例[J].中国中西医结合杂志,1996,16(7):429.

[19]林则杰.运用"气立、升降"理论治疗糖尿病肾病 32 例[J].新中医,1999,31(9):26－27.

[20]蒋映明.益气固肾活血法治疗糖尿病肾病[J].广西中医学院学报,2005,8(2):12－13.

[21]陈茂盛.方水林治疗糖尿病肾病经验[J].浙江中医志,2010,45(8):558－559.

[22]许成群,王元.三黄糖肾汤治疗早期糖尿病肾病 30 例[J].中医研究,2012,25(7):13－15.

[23]彭建,林家坤.王德祖治疗糖尿病肾病经验[J].实用中西医结合临床,2011,11(2):80－81.

[24]仝小林,周强,赵林华,等.糖尿病肾病的中医辨治经验[J].中华中医药杂志,2014,29(1):144－145.

[25]谷彩云,董志刚.董志刚治疗糖尿病肾病的经验[J].辽宁中医杂志,2012,39(4):624－625.

[26]周强,仝小林.经方在糖尿病肾脏疾病治疗中的运用[J].中医杂志,2011,52(17):1459－1462.

第十四章　糖尿病与血脂异常

第一节　西医治疗

　　2型糖尿病明显增加发生心血管并发症的危险,美国国家胆固醇教育计划(NCEP)成人治疗组第三次报告(ATPⅢ)将糖尿病看作是冠心病的等危症,即糖尿病患者在10年内发生冠心病的绝对危险性高,10年内发生冠心病事件的百分比≥20%。流行病学研究指出,糖尿病性冠心病患者的死亡率为正常人群的2~4倍。导致糖尿病患者冠心病危险性高的原因是多方面的,包括高血糖、高血压、血脂异常、吸烟、高凝状态和炎症因子的参与等。因此,对糖尿病,除积极控制血糖和血压外,还应重视对包括血脂异常在内的其他冠心病危险因素进行控制。

一、糖尿病患者的血脂异常

(一)1型糖尿病

　　在没有任何治疗或充分治疗的情况下,常表现为三酰甘油(TG)升高,高密度脂蛋白胆固醇(HDL－C)降低,总胆固醇(TC)和低密度脂蛋白胆固醇(LDL－C)水平也可上升。经胰岛素强化治疗,上述血脂和脂蛋白水平可调至相同年龄和性别的非糖尿病人群水平。此外,在血糖控制不良时LDL－C易于糖基化和氧化。脂蛋白(α)[Lp(α)]水平正常或升高。

（二）2 型糖尿病

血脂异常较常见，典型表现为 TG 增高，高 TG 血症的发生率大于 40%。导致高脂血症的主要原因是由于胰岛素不足、胰岛素抵抗等所致的极低密度脂蛋白（VLDL）、TG 产生过多和清除缺陷。HDL - C 降低，LDL - C 通常与非糖尿病人群无明显差异。小而密 LDL - C、糖基化和氧化 LDL - C 增加，这种增加并不一定伴有 LDL - C 总水平的增加。许多研究显示，小而密的 LDL - C 为主时，易患冠心病。在 2 型糖尿病，Lp（α）水平不增加。

（三）血脂异常

糖尿病患者的血脂异常也可由继发因素或合并有继发因素所致，在诊断和治疗时应予注意。常见的继发因素包括甲状腺功能减退症、肾病综合征、慢性肾功能衰竭、阻塞性肝病和药物（大剂量噻嗪类利尿剂、β 受体阻滞剂、糖皮质激素等）。一些严重的血脂异常患者也可能合并有家族性脂代谢疾病。

二、糖尿病血脂控制目标

根据西太平洋地区 2 型糖尿病政策组 2002 年制订的血脂控制目标（第三版）如表 14 - 1 所示。

表 14 - 1　糖尿病患者血脂控制目标

控制指标	良好	一般	不良
总胆固醇（mmol/L）	<4.2	≥4.5	≥6.0
高密度脂蛋白胆固醇（mmol/L）	>1.1	1.1 ~ 0.9	<0.9
三酰甘油（mmol/L）	<1.5	<2.2	≥2.2
低密度脂蛋白胆固醇（mmol/L）	<2.5	2.5 ~ 4.0	>4.0

LDL - C 是导致冠心病的重要危险因素，降低 LDL - C 的临床试验——斯堪的那维亚辛伐他汀生存试验、胆固醇和复发事件试验证明，降低 LDL - C 可显著地减少糖尿病患者冠脉事件的发生率，其效果大于或等于非糖尿病人群。LDL - C 的控制目标应相同于已患冠心病的人群，

即 LDL – C < 2.5 mmol/L。由于 LDL – C 占 TC 的 60% ~ 70%，随着 LDL – C 的降低，TC 也可降至目标水平。

低 LDL – C 水平与冠心病患病率成反比，LDL – C 是糖尿病患者发生冠心病强有力的预测因素，因此，LDL – C 水平应 > 1.1 mmol/L。近年来的一些研究和分析表明高 TG 是冠心病的独立危险因素，这主要是因为某些富含三酰甘油的脂蛋白具有致动脉粥样硬化性，此外，高 TG 常合并有低 LDL – C 等其他血脂异常和代谢综合征，TG 应控制在 < 1.5 mmol/L。

三、血脂异常的治疗

糖尿病合并高脂血症的治疗包括饮食调节、运动锻炼、控制血糖及使用降脂药物等。

（一）饮食调节

饮食调节是调脂治疗的基础，通过控制饮食来降低体重、血脂、TG，升高 HDL – C，并有轻度的降低 LDL – C 的作用。美国糖尿病组织推荐含高碳水化合物、低脂肪和脂肪酸以及低胆固醇饮食。

1. 限制总热量以达到理想的体重。

2. 脂肪摄入量低于总热量的 30%，其中饱和脂肪酸摄入量低于总热量的 10%。

3. 胆固醇摄入每日低于 300 mg。

4. 蛋白质摄入量终日低于 0.8 g/kg 体重。

5. 50% ~ 60% 的热量从碳水化合物摄取（最好是复合物、非精制的或高纤维素）。

6. 严格控制饮酒。

（二）运动

定期的体育运动有利于血糖水平的调节，增加胰岛素的敏感性和改善血脂异常及体重的控制。2 型糖尿病患者每周至少要进行 3 ~ 4 次运动，运动持续时间要 40 分钟以上，运动量可根据个人的身体情况制订，以运动结束后不感到太疲劳为宜。1 型糖尿病患者更要监测运动时可能会引起的高血糖、低血糖、酮症、缺血性心脏病或心律失常。

（三）血糖控制

对于没有并发症的 1 型糖尿病,血糖水平的控制对脂蛋白的水平起决定性作用,最佳的血糖控制可使血脂和脂蛋白水平正常或接近正常。所以必须通过使用胰岛素强化治疗,严格控制血糖。在 2 型糖尿病患者中,严格的血糖控制可降低 TG,但 HDL－C 水平没有变化或轻度升高,LDL－C 水平可有轻度的降低。也就是说,2 型糖尿病中单纯控制血糖对血脂异常的影响较小。因而医生不应该等待很长时间才给予降血脂药物治疗,以免增加大血管并发症的危险性。及早予以调脂治疗是非常有必要的。

（四）调脂治疗

1. 常用的高脂药物

（1）他汀类药物　该类药物是羟甲基戊二酰辅酶 A（HMG－CoA）还原酶抑制剂,该类药物主要用于降低 LDL－C 和 TC,并有一定程度的降低 TG 作用,但可能需要较高剂量。他汀类药物不影响血糖的控制,且能减少胆结石的形成。当患者已存在较严重的肾功能不全或合并使用环孢素、吉非贝齐或烟酸,则发生药物性肌病的危险性明显增高。在患者应用他汀类药物时,应密切观察肌肉的临床症状如肌肉疼痛、压痛或肌无力,还经注意及时检查血清肌酸激酶升高及肝功能异常。

（2）纤维酸衍生物　即贝特类高脂药,主要作用为降低 TG 和升高 HDL－C,并有一定程度的降低 LDL－C 的作用。该类药物不影响糖代谢,可用于大多数糖尿病高三酰甘油血症的患者,主要不良反应有胃肠道症状、胆结石、可逆性伴肌酸激酶升高的肌病,不适用于有严重肝肾损害的患者,对伴有肾功能损害的糖尿病患者要慎用或避免使用。

（3）胆酸结合树脂　主要用于降低 LDL－C 和 TC。药物的主要不良反应包括胃肠道反应、便秘。该药禁用于家族性异常 β - 脂蛋白血症,由于有升高 TG 的倾向,禁用于 TG > 4.5 mmol/L 的患者,TG > 2.3 mmol/L 者相对禁忌。

(4)烟酸及烟酸衍生物 是一类强有力的降血脂药,可降低 TG、LDL - C 和 Lp(α),同时能升高 HDL - C,也可将小 LDL 转变成正常大小的 LDL。但是,烟酸可引起血糖升高,在 2 型糖尿病患者研究中,每日 4.5 g 烟酸可使糖化血红蛋白升高2%,其机制似与增加胰岛素抵抗有关,因此,烟酸在糖尿病患者血脂异常治疗中,不作为首选药物,而仅用于某些难治性糖尿病性血脂异常者。如在应用该药治疗过程中出现血糖控制困难,则应立即停药。另外,该药不良反应还有肝毒性、高尿酸血症。

2. 调脂治疗的选择

(1)高 LDL - C 的治疗 美国糖尿病协会(ADA)建议如果糖尿病患者合并有冠心病或大血管疾病,当 LDL - C ≥2.6 mmol/L,在饮食、运动等生活方式调整的同时开始药物治疗;如果不伴有冠心病或大血管疾病,当 LDL - C≥3.35 mmol/L,开始饮食、运动以及药物治疗;如 LDL - C 在 2.6 ~ 3.35 mmol/L 时,可先考虑饮食、运动治疗,如效果不满意时再加用药物治疗。控制血糖和高脂治疗应同时进行,药物治疗首选他汀类,次选胆酸结合树脂或非诺贝特(有较强的降 LDL - C 作用,特别适用于混合性高脂血症)。当 LDL - C 较高,治疗未达标时,可考虑加大他汀类药物的剂量或联合用药,如他汀类药物与胆酸结合树脂使用等。

(2)高 TG 的治疗 首先改变生活方式、减轻体重、限制饮酒和严格的控制血糖,对降低 TG 非常有效。在血糖得到控制后,可考虑药物治疗,当 TG 在 2.3 ~4.5 mmol/L 时开始药物治疗。首先纤维酸类药物,他汀类在治疗高 TG 伴高 LDL - C 是也有一定疗效。

(3)混合性高脂血症(高 LDL - C 和 TG)的治疗 在控制血糖的同时可考虑服他汀类药物,较高剂量的他汀类药物可有效地降低 TG 水平。

如 LDL - C 已达标,TG≥2.3 mmol/L 时可考虑替换为纤维酸类或与他汀类使用,这种合用会增加肌病的危险,应特别谨慎使用。在某些情况下,TG>5.6 mmol/L,治疗目标首先是通过降低 TG 来防止急性胰腺炎,只有当 TG 降到<5.6 mmol/L 时,才能将注意力集中在降低 LDL - C 上。

(4)低 HDL - C 血症的治疗　尽管减轻体重、运动、戒烟和控制血糖对提高 HDL - C 有效,但多数情况下需要药物治疗。烟酸类药物能有效升高 HDL - C,但应谨慎使用,此外还可选用纤维酸衍生物。

四、血脂异常的监测

建议糖尿病患者每年检查血脂一次,检查的内容 TC、TG、LDL - C 和 HDL - C。根据血脂检查,可先开始饮食、运动等非高脂药物治疗,在 3 个月后复查血脂水平,达到目标后继续非药物治疗,以后可每 6 ~ 12 个月复查一次。对已经开始药物治疗者,一般首次随访在用药后 6 ~ 8 周,如果能达到治疗目标,可改为每 4 ~ 6 个月复查一次或更长(每年一次)。如开始治疗后未达到目标,可能需要增加剂量、联合用药或换药,仍每 6 ~ 8 周随访一次,直到达到目标后减至每 4 ~ 5 个月复查一次或更长。随访内容包括评价高脂效果和不良反应。随访有助于患者坚持服药,患者坚持服药是减少冠心病危险性的重要措施。

第二节　中医治疗

中医学虽无"高脂血症"的病名,但早在《黄帝内经》中就有类似症状的记载,如《素问·通评虚实论》的"仆击,偏枯……甘肥贵人则膏粱之疾也";《灵枢·五癃津液别》曰:"五谷之津液,和合而为膏者,内渗于骨空,补益脑髓。"明代张景岳在《类经》中说:"膏,脂膏也。津液和合为膏,以填补骨空之中,则为脑为髓,为精为血。"清代张志聪注《内经》云:"中焦之气,蒸津液化其精微,溢于外则皮肉膏肥,余于内则膏脂丰满。"脂代谢紊乱属中医学"痰浊""浊血""瘀血"等范畴。

一、病因病机

血脂为水谷之精微所化,是营血的重要组成部分。在正常生理情况下,血脂随营血津液输布全身,起到充肌肤,温分肉,肥腠理,司开合,营养五脏六腑、四肢百骸的作用。高脂血症则为血脂的病理状态,糖尿病合并高脂血症的病机总属本虚标实,本虚为肝肾阴血不足,或脾肾阳气亏损;标实为痰浊内蕴,久则兼夹瘀血,导致痰瘀互结为患。其病变脏腑主要涉及肝肾、脾胃。

1. 痰浊阻滞　年老体衰,过食肥甘厚味损伤脾胃,致使脾胃运化失常,湿浊内生,转化为痰浊脂液,膏脂转化不利,阻滞血脉而致高脂血症。

2. 肝失疏泄　由于饮食不节、情志失调导致肝脾失和,肝失疏泄。一则导致气机郁滞,血行不畅;二则横克脾土,脾失健运则气血乏源,痰浊内生,痰浊胶着,阻塞络脉而致血瘀。日久则痰瘀互结而变证多端。

3. 脾肾虚衰　消渴病后,脾虚则运化失常,不能散精养五脏,反而生湿化痰。肾为先天之本,禀赋不足,后天失养,久病耗损和年老体衰均可导致肾精亏虚,肾阳衰弱。肾阳虚衰则脾失温煦,运化无权,水谷精微不从正化,停于脉中;又肾虚影响到脾胃的运化和散精功能,清浊难分,也可发为本病。

4. 肝肾亏虚　患消渴病久,燥热伤阴,肝之阴血耗伤,无体可用,或因患者先天之本虚弱,病久元阴大伤,病深及肾,肾水不足则水不涵木,肝失疏泄,木不疏土,脾失健运,津液脂膏布化失常,聚成痰浊。

二、辨证论治

(一)痰浊阻滞型

症状:体倦乏力,头沉昏蒙,纳少便溏,失眠多梦,或面浮肢肿,或呕恶脘满,或便秘或不爽。舌质淡或体胖有齿痕,苔薄白或白腻而润,脉滑或沉或濡。

分析:饮食不节损伤脾胃,或素体肥胖,脾胃运化失常,水湿停聚,痰浊内生,肢体失于濡养而感乏力;痰浊上蒙清窍,则头沉昏蒙;脾失健运则纳少便溏;水湿停于头面四肢致面浮肢肿,停于中焦则呕恶脘满。舌脉亦为痰湿阻滞之象。

治法:健脾益气,渗湿化痰。

方药:参苓白术散合二陈汤加减。

茯苓 20 g,太子参 30 g,白术 20 g,白扁豆 20 g,陈皮 15 g,山药 15 g,莲子 15 g,砂仁 9 g,薏苡仁 30 g,桔梗 12 g,半夏 15 g,佩兰 15 g。

加减:痰郁化热者加贝母、枇杷叶;阳虚者加肉桂、附子;头痛者加葛根、蔓荆子、川芎;腰膝酸软者加寄生、杜仲、牛膝。

(二)气滞血瘀型

症状:面色晦暗,心烦胸闷,胸胁胀痛或刺痛,肌肤甲错,肢端麻木,舌质暗或紫暗有瘀点瘀斑,苔薄,脉弦或涩。

分析:情志不畅,气机郁滞,而见心胸烦闷;气机不利,血行不畅,停于局部,而见胸胁胀痛或刺痛;肢体筋脉失养,而见肌肤甲错,肢端麻木。舌脉亦为本病表现。

治法:行气活血祛瘀。

方药:血府逐瘀汤加减。

桃仁 12 g,赤芍 15 g,川芎 15 g,当归 15 g,丹参 30 g,生地黄 15 g,柴胡 12 g,枳壳 12 g。

加减:阴虚者加生脉散;气虚甚者加黄芪、白术、党参;肢体浮肿者加桂枝、益母草、猪苓;肢体麻痛者加鸡血藤、木瓜、桂枝。

(三)脾肾阳虚型

症状:脘腹痞满,不思饮食,身重乏力,肢体浮肿,大便时溏,面色萎黄,腰膝酸软,四肢不温,舌质淡苔厚腻,脉缓弱或滑。

分析:消渴病久,脾气亏虚,脾失健运,水湿停聚,致脘腹痞满,不思饮食,倦怠乏力,肢体浮肿。湿性趋下,见大便时溏;腰为肾之腑,肾虚则腰膝酸软;阳虚失于温煦,四肢不温。舌脉亦为脾肾阳虚之象。

治法:温补脾肾,化浊降脂。

方药:附子理中汤合金匮肾气丸加减。

附子6 g,肉桂6 g,党参20 g,干姜9 g,炒白术15 g,熟地黄15 g,炒山药15 g,山茱萸12 g,泽泻15 g,茯苓15 g。

加减:气虚者加黄芪;胸闷不舒加瓜蒌、檀香;肢体麻木疼痛加鸡血藤、丹参、葛根、细辛;呕吐痰涎者加胆南星、竹茹。

(四)肝肾阴虚型

症状:头晕目眩耳鸣,腰膝酸软,肢体麻木,或五心烦热,或口干盗汗。舌质暗红,苔薄白或无苔脉弦。

分析:消渴病久,燥热伤阴,阴血亏虚无以制阳,肝阳上亢,则头晕目眩耳鸣;血虚,肢体失于濡养致肢体麻木;阴虚生内热则五心烦热或口干盗汗;久病及肾,肾虚腰府失养,则腰膝酸软。舌脉亦为阴虚之象。

治法:滋补肝肾,养血益阴。

方药:滋水清肝饮加减。

熟地黄15 g,山药15 g,山萸肉12 g,牡丹皮15 g,茯苓12 g,泽泻12 g,柴胡12 g,白芍15 g,当归15 g,何首乌30 g。

加减:眩晕者加天麻、钩藤;肢体麻木疼痛者加鸡血藤、葛根、木瓜、丹参;阴虚兼湿者加茵陈、车前子。

三、文献综述

(一)病因病机

现代中医对糖尿病合并血脂异常病因病机的认识,总结前人的经验,对本病的发病机制有了更深的认识。王绵之等认为,本病的病位在血脉,而兼及肝、脾、肾。血藏于肝、统摄于脾、根于肾,肝失疏泄,气机阻滞则血凝,故脉络瘀阻致病;脾虚失健,统血无力,致血瘀脉中,久而为瘀;"精血同源",肾精亏虚,无源化血,致脉内血少,运行迟滞,瘀阻脉内而发病。王霞等认为情志不遂,而致肝失疏泄,气血运行失调,脂膏不藏,入血则形成本病。刘桂荣等认为本病之根本在于脾,饮食不洁或过食肥甘厚味等致脾失运化,机体"升降出入"及"聚散"功能失常,从而使机体内精微(脂质)不能正常化生、转化和排泄,造成血中脂质过多,或脂质成分异常,发为高脂血症。战丽彬等认为年老体衰,肾气渐衰,不能化气行水,水液失于输布,渐生湿浊,血行不畅,凝痰成瘀,湿浊痰瘀互结,久之化为膏脂而发病。

(二)中医药临床治疗

1. 单味药调脂治疗　近年来,在中医药理论指导下,运用现代医学手段,先后发现 90 余种单味调脂中药,其与西药相比,调脂作用温和、毒性作用相对较小,经过反复的临床研究,部分单味中药被制成中成药在临床上广泛应用,取得较好的调脂效果。如童红莉等研究发现黄芪能使高脂血症大鼠血清胆固醇(TC)、三酰甘油(TG)、低密度脂蛋白(LDL-C)明显降低,明显升高高密度脂蛋白(HDL-C),防止胆固醇在血管壁沉积,起到调节血脂的目的。刘继伟研究表明三七内含有三七总皂苷,通过抗炎和免疫调节途径,可以明显降低因血脂异常造成的血管内皮细胞损伤、脱落、血小板黏附积聚的病理改变,发挥抗动脉粥样硬化的作用。张永丽研究证明山楂有调节血脂代谢作用,即有降低 TC、LDL-C 和提高 HDL-C 的功效,而何首乌能抑制肠道对胆固醇的吸收,阻止胆固醇在血管壁上沉积,有效调节血脂。方薇等研究表明何首乌总苷可降低载脂蛋白 E 基因缺陷小鼠血清中 TG、TC 水平,升高 HDL-C 水平,具有明显的调节血脂功能。

2. 中药复方治疗

(1)石恒建一等对糖尿病合并脂代谢紊乱 65 例患者予大柴胡颗粒剂,每日 7 5 g,分 3 次服,连服 16 周,证实了大柴胡汤调血脂的作用。

（2）胡惠英等在西药治疗的基础上加用滋阴活血益气的扶正通脉饮（太子参、生地黄、生山药、葛根、丹参、郁金、赤芍）治疗糖尿病合并高脂血症患者 56 例，结果显示，加服中药后，患者血脂水平明显下降，其中以三酰甘油下降最明显（$P < 0.05$）；高密度脂蛋白也有显著性升高（$P < 0.05$）。

（3）李辉治疗高脂血症按中医辨证分为四型：痰浊（湿）内蕴型，用胃苓汤化裁；气滞血瘀型，用血府逐瘀汤加减；肝肾阴虚型，用左归丸加减；脾肾阳虚型，用济生肾气丸加减。

（4）王旭等对 38 例糖尿病合并脂代谢紊乱患者采用益肾活血化浊法，拟益肾祛脂汤为主，并以消渴丸组 20 例作对照，结果提示本方具有较好的降糖、调脂、降血黏作用。

（5）王旭等用益肾活血化浊法治疗中医辨证属肾阴亏虚、痰浊瘀阻的 58 例年龄大于 60 岁的老年糖尿病合并高脂血症患者。结果表明，两组治疗后 TC、TG、HDL - C 均有改善，治疗组 TC、TG 均明显下降，HDL - C 明显上升，与对照组比较有显著性差异（$P < 0.05$）。

（6）李智杰等按中医辨证将 2 型糖尿病患者 71 例分为三组：阴虚热盛组、气阴两虚组、阴阳两虚组，并进行总胆固醇、三酰甘油、高密度脂蛋白、低密度脂蛋白的测定，分析 型糖尿病患者脂质代谢紊乱与中医辨证分型的关系。结果：三组患者血脂代谢水平均较正常升高，尤以气阴两虚组、阴阳两虚组与正常值比较差异显著（$P < 0.05$ 或 $P < 0.01$），且三酰甘油显著高于阴虚热盛组。提示 2 型糖尿病患者脂质代谢紊乱与中医辨证分型有密切关系，故治疗时在有效控制血糖的同时，也应有效控制血脂，从而最大限度地减缓糖尿病患者大血管并发症的发生率和病死率。

（7）文氏等证明山楂具有抑制肝胆固醇合成、减少胆固醇在动脉壁的沉积和加快胆固醇的清除作用；丹参具有抑制细胞内源性胆固醇的合成作用；赤芍也具有增加胆汁酸的排出、促进胆固醇的排泄作用。

(8)卢秀鸾等认为老年糖尿病伴高血脂是由脾气虚弱所致,采用健脾补肾固本为主兼以祛痰化浊,方用:黄芪、太子参、山药、白术、黄精、生地黄、枸杞子、葛根、丹参、山楂等。治疗68例,1个月后观察到血糖、餐后2小时血糖、总胆固醇、三酰甘油均较治疗前有明显下降。

(9)宋晓芳在自拟活血降稠汤(三七、丹参、红花、川芎、牛膝、山楂、地龙、水蛭、枸杞子、茯苓、泽泻、葛根)的基础上按中医辨证分型加减治疗高脂血症82例,结果显示总有效率为88.3%,疗效优于血脂康组。

(10)徐青等将101例2型糖尿病患者分为阴虚热盛、气阴两虚、阴阳两虚三型观察与血脂变化的相关性。结果阴虚热盛型血脂水平较低,阴阳两虚型较高,气阴两虚型介于两者之间,这跟2型糖尿病患者大、中、微血管慢性并发症的发生发展与糖尿病发病年龄、病程长短、代谢紊乱程度和病情控制程度相关相吻合,同时表明2型糖尿病患者的中医辨证分型与血脂有一定的相关性,为中医辨证分型提供了客观的依据。

(11)宋家瑛观察了110例2型糖尿病患者血脂变化与中医辨证分型的关系,结果发现脂质代谢异常,多发生在气阴两虚型和阴阳两虚型,但以气阴两虚型更为显著。

(12)蔡东联等用银绿降脂胶囊(银杏、绿茶)对实验性高脂血症大鼠灌胃给药治疗4周,结果明显降低其TG和Tch,并有防止大鼠脂肪肝形成的作用。

(13)王志华等用新西兰兔制作高脂血模型,然后用柴葛通脉口服液(柴胡、葛根、川芎、红花、决明子、黄芪)和月见草干预20天,对比各组兔血小板功能的变化及血液流变学指标。结果显示柴葛组血小板聚集能力明显降低,解聚时间明显缩短($P < 0.01$),血液流变学各参数明显改善($P < 0.05$),优于月见草组。表明柴葛通脉口服液具有改善血小板功能及血液流变性的作用。

(14)李晓苗等用益气养阴、活血通络治则,由人参、黄芪、生地黄、玄参等组成消糖胶囊,对 130 例 2 型糖尿病进行治疗,治疗 3 周,空腹血糖、餐后 2 h 血糖比治疗前明显下降($P < 0.05$),总胆固醇、三酰甘油也显著降低($P < 0.01$),高密度脂蛋白有上升趋势,但无统计学意义($P > 0.05$),低密度脂蛋白明显下降。

(15)孙敦等用银杏叶片治疗高脂血症 50 例,发现明显降低 Tch、TG、AI 及升高 HDL - C,并能降低血液黏稠度,改善临床症状。

(16)汪何等采用口服降糖药与益气养阴、活血化瘀降脂中药联合治疗 2 型糖尿病合并高脂血症患者 67 例,结果治疗后患者 TG,LDL - C,FBG 水平明显降低,HDL - C 水平升高。

(17)顾宛莹对 40 例糖尿病并高脂血症的患者,根据具体情况或以滋阴为主,或以益气为主,而活血祛瘀贯穿治疗的始终。结果三酰甘油、胆固醇、空腹血糖均明显下降。

(18)关章顺等用荷叶水提物制作的胶囊治疗高脂血症 31 例,结果显示 Tch、TG、LDL - C 水平明显下降,HDL - C 明显升高,与治疗前有显著性差异($P < 0.001$)。

(19)赵喜锦应用瓜蒌薤白半夏汤加味(瓜蒌、薤白、半夏、党参、黄芪、白术、茯苓、陈皮、泽泻、水蛭、川芎、槐米、山楂、甘草)治疗高脂血症 60 例,显效 34 例,有效 20 例,无效 6 例。总有效率为 90%,并明显降低 TG、Tch、全血比黏度,升高 HDL - C。

(20)刘辉用活血降脂通脉方治疗高脂血症 96 例,药用黄芪、山楂、海藻、制何首乌、当归、泽泻、黄精、白术、苍术、丹参、赤芍、三棱、水蛭、大黄。每日 1 剂,连服 30 天,结果明显降低 Tch、HDL - C、APO - B。

(21)朱琦峰等对 81 例高脂血症患者予血脂康 0.6 g 口服,每日 2 次治疗,药后 3 个月 Tch、LDL - C、APO - B 显著降低,HDL - C、APO - A 显著升高。用药前后比较均有显著意义($P < 0.01$),疗效优于辛伐他汀组($P < 0.01$)。

（22）谢华用活血降脂口服液（黄芪、桃仁、红花、当归、川芎、赤芍、牛膝、生地黄、枳壳、桔梗、葛根、山楂、蒲黄、柴胡、白芍、甘草）治疗高脂血症204例，结果显效108例，有效75例，无效21例，总有效率89.79%，优于脂必妥组（79.4%）。

（23）姜淑兰等用益气养阴、祛瘀化浊的清宁汤治疗2型糖尿病合并高脂血症50例，显效25例，有效20例，无效5例，总有效率达90%。表明本方可以改善糖尿病患者的临床症状和体征，降低空腹及餐后血糖，调整脂代谢紊乱。

（24）潘中瑛在降糖治疗的基础上用加味温胆汤治疗糖尿病伴高脂血症35例，1个疗程后TC、TG、LDL－C明显下降，同时HDL－C上升，疗效确切。

参考文献

[1]郑贵力,王煦,王绵之.王绵之教授治疗高脂血证学术思想及经验[J].北京中医药大学学报,2000,23（2）:48－50.

[2]王霞,刘学华.高脂血证的中医药临床治疗研究浅识[J].中医药学刊,2004,22（1）:129－130,136.

[3]刘桂荣,袁汝明.对高脂血证的几个问题的探讨[J].山东中医药大学学报,2001,25(5):330.

[4]战丽彬,牛新萍,白长川.论脂浊致病[J].中华中医药刊,2007,25（6）:1103.

[5]童红莉,田亚平,汪德清,等.黄芪多糖对高脂血症大鼠血脂的调节[J].中国临床康复,2006,10（11）:68－70.

[6]刘继伟.三七的鉴别及应用[J].实用中医药杂志,2009,25（10）:706.

[7]张永丽.丹参山楂降脂丸治疗高脂血症的临床疗效观察[J].中国医药导报,2009,6(19):57-58.

[8]方微,秦彦文,王绿娅.何首乌总苷调血脂抗氧化的实验研究[J].中国药物应用与监测,2005,2(1):49-51.

[9]石恒建一.合并糖尿病的高脂血症的汉方治疗[J].国外医学·中医中药分册,1990,12(6):17.

[10]胡惠英,张士林,杨幼新.中西医结合治疗2型糖尿病合并高脂血症的临床观察[J].天津中医,1995,12(6):1.

[11]李辉.辨证治疗高脂血症52例[J].四川中医,1997,9(15):19.

[12]王旭.益肾活血化浊法治疗老年糖尿病合并高脂血症的临床研究[A].第四届全国糖尿病(消渴病)学术研讨会论文集[C].济南:山东科学技术出版社,1997:71-72.

[13]王旭,陈金锭,郑耀平.益肾活血化浊法治疗老年糖尿病合并高脂血症[J].江苏中医,1998,19(5):10-11.

[14]李智杰,张荣.2型糖尿病患者中医辨证分型与脂质代谢的关系探讨[J].山西中医,1999,15(5):20-21.

[15]卢秀鸾,曲竹秋,贾锡莲.降糖克脂胶囊治疗老年性糖尿病合并高血脂症68例观察[J].中草药,2000,31(5):368.

[16]宋晓芳.辨证分型治疗高脂血症82例疗效分析[J].中医药学刊,2001,19(19):478.

[17]徐青,殳长林,钟磊,等.糖尿病中医证型与血脂的相关性研究[J].浙江中西医结合杂志,2001,11(10):621-623.

[18]宋家瑛.2型糖尿病患者血脂变化与中医辨证分型的关系[J].天津中医,2001,18(4):27-28.

[19]蔡东联,斐振生,张锡昌,等.银绿降脂胶囊治疗大鼠实验性高脂血症[J].第二军医大学学报,2001,22(3):261-263.

[20]王志华,申庆亮,徐敬臻,等.柴葛通脉口服液对高脂血家兔血小板功能及血液流变性的影响[J].中国血液流变学杂志,2001,11(4):267-269.

[21]李晓苗,陈建宗,李源.消糖胶囊对2型糖尿病血糖、血脂和血液流变性影响[J].安徽中医学院学报,2001,6:15.

[22]孙敦,王如侠,俞军.银杏叶片治疗高脂血症的临床研究[J].四川中医,2001,19(10):20-22.

[23]汪何,吕雄.中西医结合治疗2型糖尿病合并高脂血症[J].广东医学,2002,23(2):201.

[24]顾宛莹.滋阴益气、活血祛痰法治疗老年性糖尿病高脂血症40例疗效观察[J].实用中西医结合临床,2003,3(3):37.

[25]关章顺,吴俊,喻泽兰,等.荷叶水提物对人体高脂血症的降脂效果研究[J].郴州医学高等专科学校学报,2003,5(9):3-6.

[26]赵喜锦.瓜蒌薤白半夏汤加味治疗高脂血症60例[J].河南中医,2003,23(7):8.

[27]刘辉.活血降脂通脉方治疗高脂血症96例[J].河南中医,2003,23(7):8.

[28]朱琦峰,江凌,王瑛.血脂康与辛伐他汀对高脂血症患者载脂蛋白B和A的影响[J].光明中医,2003,18(5):24.

[29]谢华.活血降脂口服液治疗高脂血症204例[J].中国中医药信息杂志,2003,10(7):47-48.

[30]姜淑兰,赫春来,李平.益气养阴祛瘀化浊法治疗2型糖尿病合并高脂血症50例[J].实用中医内科杂志,2003,17(6):484.

[31]潘中瑛.加味温胆汤治疗糖尿病伴高脂血症35例[J].河北中医,2005,27(3):198-199.

第十五章　糖尿病与高血压

第一节　西医治疗

糖尿病和高血压同时存在,对心血管系统及肾脏有极强的危害性,增加了糖尿病患者的致残率和病死率。据 WHO 报道,糖尿病患者中高血压的患病率为 20%~62%。1 型糖尿病多在并发肾病后出现高血压;2 型糖尿病往往合并原发性高血压,可以在 2 型糖尿病发病之前、同时或之后出现。高血压与糖尿病合并存在时,对糖尿病患者心血管的风险性是普通人的 4~8 倍,患心血管疾病的概率可高达 50%。高血压也是糖尿病特征性微血管病变的主要危险因素,其作用甚至可能甚于高血糖。对糖尿病患者积极控制血压,对预防糖尿病大血管和微血管并发症,预防心血管事件的发生和提高生存质量、延长患者寿命具有十分重要的意义。

一、发病机制

糖尿病合并高血压的发病机制错综复杂,二者常合并存在,相互联系促使两者的发病率提高。糖尿病患者易合并高血压的机制可能与下列因素有关。

（一）胰岛素抵抗

近年来的许多动物实验及临床研究显示,血压水平与胰岛素抵抗、高胰岛素血症有密切关系。胰岛素抵抗在高血压发病机制中的具体意义尚不清楚,但胰岛素的以下作用可能与血压升高有关:①使肾小管对钠的重吸收增加;②增强交感神经活动;③使细胞内钠、钙浓度增加;④刺激血管壁增生肥厚。

(二)肾素-血管紧张素-醛固酮系统(RAAS)的作用

已有研究发现,在有糖尿病增生型视网膜病变,但无糖尿病肾病的1型糖尿病患者的肾素分泌调节机制受损,使 RAAS 活性、血容量和血钠维持在一个较高的水平,最终导致血压升高。有些控制较差的患者,RAAS的浓度也轻度升高,长期的高 RAAS 浓度,最终引起高血压。对于糖尿病肾病患者,由于广泛肾小球硬化管腔狭窄,外周阻力增加,可使血压升高。

(三)高血糖

糖尿病患者,无论有无糖尿病肾病,体内可交换钠平均增加 10%,使细胞外容量增加,心输出量增加。研究表明,钠潴留可增强加压物质的升压作用。

(四)遗传

糖尿病高血压患者有家族遗传现象,有糖尿病高血压家族史的子女,其糖尿病伴高血压的发病明显升高。

(五)其他

糖尿病伴有肥胖、高脂血症、血液黏稠度增高等,都可能参与了糖尿病合并高血压的病理生理过程。

二、治疗

英国前瞻性糖尿病研究(UKPDS)的结果显示,降低血压可以减少微血管并发症风险 37%,而降低血糖只减少 25%。

(一)控制目标和血压检测

1.一般控制目标为血压≤130/80 mmHg。

2.在老年人应≤140/90 mmHg。

3.若 24 小时尿蛋白≥1 g,血压应≤125/75 mmHg。

4. 药物治疗 24 小时内的谷峰比应≥50%。

5. 糖尿病患者应当从血压≥130/80 mmHg 时开始干预。

6. 开始治疗后应密切监测血压情况,以确保控制达标。

(二)治疗目的

1. 减少糖尿病大血管和微血管并发症的发生。

2. 保护易受高血压损伤的靶器官。

3. 减少致死、致残率,提高患者的生活质量,延长寿命。

(三)非药物治疗

非药物治疗是指对糖尿病患者的行为和生活方式的优化,应当成为糖尿病高血压治疗的基础和早期血压升高的干预措施。当血压达到 130 ~ 139/80 ~ 89 mmHg 水平时,主张进行非药物干预,最多 3 个月,如无效则开始药物治疗。

1. 戒烟,临床医生应当极力劝阻所有患者戒烟,给予合理的咨询,必要时进行药物戒烟。

2. 减重,尽量将体重控制在理想范围内。

3. 节制饮酒,男性每天乙醇摄入应≤20 ~ 30 g,女性应≤10 ~ 20 g。

4. 限制钠盐,每日氯化钠摄入≤6 g。

5. 优化饮食结构,多吃水果和蔬菜,减少脂肪摄入,没有明确的证据证明其他的措施如补充微量营养素,添加钙、镁、纤维素或鱼油有效。

6. 加强体力活动,如快步行走或游泳,每周 5 次,每次 30 分钟。

7. 缓解心理压力,保持乐观心态。

(四)药物治疗原则

1. 主张小剂量单药治疗,如无效采取联合用药,一般不主张超常规加量。

2. 在控制达标的同时,兼顾靶器官保护和对并发症的益处。

3. 避免药物不良反应,如对靶器官、代谢的不良影响。

（五）药物治疗

1. 血管紧张素转换酶抑制剂（ACEI）　是治疗糖尿病合并高血压的一线药物。ACEI 主要通过竞争性抑制血管紧张素转换酶,降低血管紧张素Ⅰ转变为血管紧张素Ⅱ,从而使血管扩张,降低血管阻力,导致血压降低。还有报道 ACEI 可明显改善高血压及糖尿病伴高血压患者的胰岛素敏感性,减轻胰岛素抵抗。ACEI 可使肾小球出球小动脉扩张,引起毛细血管内血压下降,减轻高滤过,改善肾小球内血流动力学。因而对减轻糖尿病肾病、减少蛋白尿、减慢肾小球滤过率下降的速度。对伴有心力衰竭、左室肥大、心肌梗死后、糖尿病或糖尿病肾病蛋白尿等并发症的患者都适宜。本类药物的主要不良反应是干咳,可发生于 10%～20% 的患者中,停用后即可消失。引起干咳的原因是体内缓激肽增多有关。妊娠、双侧肾动脉狭窄及高血钾患者禁用。

2. 血管紧张素Ⅱ受体阻滞剂（ARB）　ARB 通过对血管紧张素Ⅱ受体的阻滞,可较 ACEI 更充分有效地阻断血管紧张素对血管收缩、水钠潴留及细胞增生等不利作用。适应证与 ACEI 抑制剂相同,但不引起咳嗽反应。ARB 降压作用平稳,可与大多数降压药物合用。

ACEI 和 ARB 常常可以互相替代,用于治疗高血压和保护肾功能,近年有联合应用的资料。目前正在进行的国外大型临床研究中发现,长期服用 ARB 控制高血压患者,其糖尿病的患病率明显低于其他类型的降压药的患者,提示 ARB 有减轻胰岛素抵抗、降低糖尿病发病率的作用。

3. 钙通道阻滞剂（CCB）　是由一大组不同类型化学结构的药物所组成,其共同特点是阻滞钙离子 L 型通道,抑制血管平滑肌及心肌钙离子内流,从而使血管平滑肌松弛、心肌收缩力降低,使血压下降。其特点是降压作用迅速,作用稳定,可用于中、重度高血压患者。尤其适用于老年收缩期高血压。

CCB 有维拉帕米、地尔硫卓及二氢吡啶类三组药物。前二组药物除抑制血管平滑肌外,并抑制心肌收缩及自律性和传导性,因此不宜在心力衰竭、窦房结功能低下或心脏传导阻滞患者中应用。二氢吡啶(如硝苯地平)类近年来发展迅速,其作用以阻滞血管平滑肌钙通道为主,因此对心肌收缩性、自律性及传导性的抑制少,但由于血管扩张,引起反射性交感神经兴奋,可引起心率增快、充血、潮红、头痛、下肢水肿等。上述不良反应主要见于短效制剂,其交感激活作用对冠心病事件的预防不利,因此不宜作为长期治疗药物应用。近年来二氢吡啶缓释、控释或长效制剂不断问世,使上述不良反应显著减少,可用于长期治疗。

4. 利尿剂 使细胞外液容量减低、心排出量降低,并通过利钠作用使血压下降。降压作用缓和,服药 2~3 周后作用达到高峰,适用于轻、中度高血压,尤其适用于老年人收缩期高血压及心力衰竭伴高血压的治疗。可单独使用,也可与其他降压药合用。

主要有噻嗪类、襻利尿剂和保钾利尿剂三类。噻嗪类应用最普遍,但长期应用可引起血钾降低及血糖、血尿酸、血胆固醇增高,糖尿病及高脂血症患者要慎用,痛风患者禁用;保钾利尿剂可引起高血钾,不宜与 ACEI 使用,肾功能不全者禁用;襻利尿剂利尿迅速,肾功能不全时应用较多,但过度作用可导致低血钾、低血压。以氢氯噻嗪最为常用,低剂量为宜,每日 12.5 mg,因为小剂量时即可发挥降压作用,又能最大限度地减少其不良反应。当与 ACEI 联合应用时,也可使利尿剂的不良代谢反应降低到最低程度,并可提高疗效,部分利尿剂的不良反应也可得到纠正。

5. β 受体阻滞剂 该类药物可使心排血量降低、抑制肾素释放并通过交感神经突触前膜阻滞使神经递质释放减少,从而使血压降低。

β 受体阻滞剂降压作用缓慢,1~2 周内起作用,适用于轻、中度高血压,尤其是心率较快的中青年患者或合并有心绞痛、心肌梗死后的高血压患者。β 受体阻滞剂对心肌收缩力、房室传导及窦性心律均有抑制,可引起血脂升高、末梢循环障碍、乏力及加重气管痉挛。因此对下列疾病不宜使用,如充血性心力衰竭、支气管哮喘、外周动脉疾病。部分 β 受体阻滞剂可升高血糖,并有可能掩盖低血糖反应的症状,使用时应予以注意。

6. α 受体阻滞剂　分为选择性和非选择性两类。非选择性类如酚妥拉明,除用于嗜铬细胞瘤外,一般不用于治疗高血压。选择性 α_1 受体阻滞剂通过对突触后 α_1 受体阻滞,对抗去甲肾上腺素的动静脉收缩作用,使血管扩张,血压下降。本类药物降压作用明确,对血糖、血脂代谢无不良反应为其优点,但可能出现体位性低血压及耐药性。

(六)联合用药

联合用药可以减少单药加大剂量带来的不良反应,利用协同作用增强疗效,相互之间抵消不良反应,对靶器官有综合保护作用。目前被推荐的联合用药方案包括以下几点。

1. 血管紧张素转换酶抑制剂或血管紧张素 Ⅱ 受体阻滞剂与利尿剂。

2. 钙通道阻滞剂与 β 受体阻滞剂。

3. 血管紧张素转换酶抑制剂与钙通道阻滞剂。

4. 利尿剂与 β 受体阻滞剂。

5. 推荐开发生产合适的复合制剂,如小剂量 ACEI 加小剂量利尿剂,国外此类制剂很多,临床疗效肯定。如目前临床上已经上市的海捷亚(氯沙坦 50 mg + 氢氯噻嗪 12.5 mg)。

第二节　中医治疗

糖尿病性高血压属于中医学眩晕、头痛、不寐等病的范畴。《杂病源流犀烛·三消源流》中已认识到消渴病可"有眼涩而昏者",引发眩晕诸症,并积累了丰富的辨治理论。由于消渴日久,燥热伤阴,阴虚火旺,复因情志抑郁,精神刺激,使肝失疏泄,气郁化火,进一步灼伤肝肾之阴。肝肾阴虚,阴虚则阳亢,阳亢风动,上扰清窍而发眩晕、头痛。肾为先天之本,藏精生髓,脑为髓海而赖肾精充养;消渴日久以肾阴虚损为主。日久阴损及阳,而致阴阳俱虚,虚风内生,上扰清窍,也可发为眩晕、头痛、不寐诸症。

一、病因病机

就头晕、头痛等病症的病因病机,早在《黄帝内经》中已经认识到其与肝的密切关系,如《素问·至真要大论》中即有"诸风掉眩,皆属于肝"之论,后张景岳在《景岳全书·眩晕》篇中指出:"眩晕一症,虚者十居八九,而兼火兼痰者不过十中一二耳。"强调了"无虚不作眩",即虚在发病中的重要地位。而本病的病机转变多因消渴病耗气伤阴日久,在阴气已伤的基础上,复因五志过极,肝气不舒,郁而化火,再耗灼已损之阴血,使肝肾阴虚更甚,进而虚阳上亢,临床虽阴虚阳亢虚实表现偏重不同,然虚则不荣、实则上扰;亦有因过食膏粱厚味,加之消渴病中气大伤,脾胃运化失常,聚湿化痰,困阻清阳;或气血瘀阻,郁而化热;均可上犯巅顶而发病,其基本的病机特点可归纳以下几点。

(一)肝肾阴虚,肝阳上亢

素体肝肾不足,加之消渴日久,肾阴亏耗,不能化生精髓,脑海空虚,发生眩晕,如《灵枢·髓海论》中所述:"脑为髓之海,髓海不足,则脑转耳鸣,胫酸眩冒,目无所视,懈怠安卧。"或阴虚水不涵木,肝阳上亢,而致眩晕。亦有消渴病后五志过极,精神抑郁,或紧张忧虑,恼怒太过,肝气郁结挟心热化火上扰,肝为风木之脏,体阴而用阳,其性刚劲,主升主动,当肝阴为郁火所伤,则风阳易动,加之肝肾阴虚,极易气郁化火,上扰而致头痛头晕或心悸烦躁。

(二)痰热内扰

《丹溪心法·头眩》:"头眩,痰挟气虚并火,治痰为主,挟补气药及降火药。无痰不作眩,痰因火动,又有湿痰者,有火痰者。"然痰之所生,源于消渴日久,脾胃大伤;或素食膏粱厚味,更伤脾胃;或肝郁气结,克脾犯胃;或思虑过劳伤及心脾,均可使中焦健运失司,聚湿生痰,上困清阳则头重头晕;或痰浊内阻,气血运行不畅,心脑失养,或痰湿瘀浊内蕴化热上扰神明,均可引发头痛头昏或不寐等病证。

(三)瘀阻脑络

消渴日久,阴虚血稠,或气虚血滞,均可变生瘀血,瘀血内阻,阻滞气机,或瘀阻脑络;或瘀而化热内扰,气机升降失调,引发头昏头痛或心烦不寐,若兼痰浊则现头重昏蒙不清。

(四)中气不足

后天不足,加之消渴日久耗损中气,或久用过用寒凉损伤脾胃;或病久肾虚,先后天不能相互充养,以致中气不足,若化源不足则气血亏虚,升清失常,精血不能上奉于脑,或清阳不升,浊阴不降,神明失养而发病。

可见本病之发病成因,无论是五志过极、肝郁化火;还是肾阴不足,水不涵木,肝阳上亢;或因饮食伤脾,化生痰湿郁而化热:还有平素脾虚气弱,清阳不升所致的眩晕、头痛或不寐等病证,其最直接的致病因素,还是以消渴病日久所致的阴阳气血失调所致。本病以肾虚脾弱为病之根本,以阴血不足、水不涵木为病机之基础。

二、辨证论治

消渴病并发头晕、头痛等病证,因其原发于消渴病,其主要的病位在于肝肾,涉及心脑和脾,其基本病机为肝肾阴虚,肝阳上亢,用药时其气阴亏虚之病本需时刻兼顾,但同时对于病及脾心而产生的痰瘀实邪亦不可不除,祛邪时用药当中病即止。

(一)肝阳上亢证

症状:头痛头胀,眩晕耳鸣,烦躁易怒,口干口苦,或肢麻震颤,便秘尿黄,或面红目赤。舌红,苔黄,脉弦。

治法:平肝潜阳。

方药:天麻钩藤饮加减。

天麻15 g,钩藤12 g(后下),菊花15 g,石决明25 g,川牛膝15 g,黄芩15 g,杜仲20 g,栀子10 g,蒺藜15 g,生牡蛎25 g,泽泻15 g。

加减:肝火盛者加龙胆草、牡丹皮、桑叶;风阳盛者加珍珠母、磁石、羚羊角粉。腑实便秘甚者加当归芦荟丸。

(二)肝肾阴虚,心火内扰证

症状:头晕耳鸣,腰膝酸软,心悸烦热,口干咽燥,失眠健忘,或头痛,或遗精早泄。舌红,苔薄白或黄而干,脉细数或弦细。

治法:滋补肝肾,养心安神。

方药:杞菊地黄汤合酸枣仁汤加减。

枸杞子15 g,菊花15 g,生熟地黄各20 g,山萸肉15 g,山药15 g,丹参20 g,泽泻15 g,茯苓15 g,酸枣仁25 g,川芎15 g,知母15 g,五味子15 g,柏子仁25 g。

加减:肝阳亢盛者加珍珠母、生龙牡、龟甲。阴虚火旺甚者用知柏地黄汤加减。面红目赤者加龙胆草、栀子、夏枯草。心悸怔忡者加地锦草、苦参、生龙齿。遗精早泄者加芡实、覆盆子、黄柏。

(三)痰热内扰证

症状:头重昏沉,或头痛眩晕,困倦乏力,胸脘满闷,纳呆泛恶,舌胖淡或紫,苔白腻或黄腻而厚,脉滑数或弦滑。

治法:化痰浊,祛湿热。

方药:黄连温胆汤加减。

黄连12 g,陈皮15 g,半夏12 g,竹茹10 g,枳实10 g,石菖蒲7 g,泽泻15 g,茯苓15 g,知母20 g,天花粉25 g。

加减:痰浊壅盛者加天竺黄、鲜竹沥、瓜蒌。痰热盛而便闭者加生大黄、芒硝。兼有瘀血者加丹参、桃仁、川芎。湿热较甚者加黄柏、栀子、茵陈、枇杷叶。

(四)瘀阻脑络证

症状:头重头昏,或头痛如刺,口唇紫暗,口干不欲饮,肢体麻痛,面暗乏力,指甲紫暗,舌质紫暗,苔白或白腻,脉沉或涩。

治法:活血化瘀,升阳通络。

方药:通窍活血汤加减。

当归15 g,川芎15 g,白芍25 g,鬼箭羽15 g,黄芪20 g,葱白3根(后下),葛根15 g,丹参20 g,何首乌20 g,木香10 g,生地黄20 g,陈皮12 g。

加减:气滞较甚者加枳壳、香附、白梅花,伴有阴虚者加沙参、麦冬、石斛,伴气虚者加黄精、白术、太子参。

(五)脾肾两虚证

症状:头晕头重,心悸气短,四肢欠温,纳呆便溏,腰膝酸软,夜尿频,神倦乏力。舌质淡嫩或紫暗,苔白或腻,脉沉细。

治法:健脾益肾,升清降浊。

方药:补中益气汤加减。

生黄芪30 g,白术15 g,升麻5 g,柴胡12 g,党参20 g,当归15 g,桔梗10 g,白扁豆20 g,荷叶15 g,淫羊藿25 g,菟丝子20 g,何首乌25 g。

加减:兼有血虚者取归脾汤化裁以益气健脾,助气血生化之源。兼有瘀血者加丹参、川芎、葛根。阳虚甚者加巴戟天、仙茅、肉桂。

三、文献综述

与非糖尿病患者相比,糖尿病患者发生高血压的比率要高出1.5~2倍。糖尿病高血压对心、脑、肾损害程度远大于单纯原发性高血压或单纯糖尿病患者。因此,在1999年世界卫生组织国际高血压学会关于高血压的处理指南中明确规定:凡是有糖尿病的高血压患者都定为高危或极高危人群,必须服用降压和降糖药物。

高血压病根据临床表现归属于中医学"头痛""眩晕"等范畴。是多种致病因素使机体失衡,或肝阳上亢,或气血亏虚,或肾精不足,或瘀血内阻,或痰湿中阻,导致以肝、脾、肾三脏病变为主的本虚标实之证。消渴病以阴虚为本,当阴虚发展为气阴两虚时,则"上气不足,脑为之不满,耳为之苦鸣,头为之苦倾,目为之眩";或消渴日久,肝肾阴虚,水不涵木,而致肝阳上亢,发生眩晕;甚者阳亢化火动风,挟痰浊上蒙清窍;或久病血虚,脑失所养,精亏髓消,均可并发眩晕。高血压之阳亢化火,易灼阴液,致消渴加重;当消渴发展至阴阳两虚的晚期,由于阳气不足,寒湿内盛,痰浊中阻,清阳不升,浊阴不降,则眩晕的病情随之加重,故糖尿病与高血压二者常互相影响,相互为患。现就中医对本病的治疗综述如下。

李肇岸等自拟滋阴清热、平肝潜阳的降糖 1 号方胶囊治疗 36 例,以生地黄、知母、黄连、蛤蚧、人参须、鬼箭羽、珍珠母为主药,总有效率 91.67%,长期服用未见不良反应。何小琦以滋肾养肝、活血化瘀法治疗 60 例,药用生地黄、山茱萸、牡丹皮、茯苓、泽泻、女贞子、旱莲草、葛根、天麻等。30 天为 1 个疗程,1~3 个疗程后,总有效率 91.66%。张文龙以降糖胶囊(生地黄、山萸肉、黄芪、党参、丹参、黄连、玄参、云苓等)治疗 82 例,3 个月疗程前后相比血糖、糖化血红蛋白、血压、血脂等均有显著性差异。褚伟等观察天麻钩藤饮对 2 型糖尿病高血压患者白介素 -6(IL-6) 的影响。通过测定患者及正常人血清 IL-6 水平及经天麻钩藤饮治疗后的 IL-6 水平发现,患者 IL-6 水平较正常人显著升高,治疗后水平显著降低,认为天麻钩藤饮可有效降低 2 型糖尿病高血压患者 IL-6 水平。周韩军等观察降糖保肾胶囊对 2 型糖尿病合并高血压患者胰岛真胰岛素分泌功能的影响。加用降糖保肾胶囊治疗组与未加对照组各 30 例测定正(真)胰岛素,发现治疗前与治疗后 6 个月真胰岛素第一时相有显著性差异,两组治疗前及治疗后 0~6 个月血糖、HbA_{1c}、三酰甘油及高密度脂蛋白比较亦有显著性差异,认为降糖保肾胶囊能改善胰岛真胰岛素分泌功能,降低血糖及糖化血红蛋白,调节血脂。梁晨、杨占兰辨证治疗糖尿病合并高血压病 68 例,治疗组加服生地黄、玄参、枸杞子、西洋参。阴虚阳亢型,加钩藤、天麻、牛膝、生白芍、石决明等;气阴两虚型,加黄芪、天花粉、天冬、沙参、罗布麻等;兼血瘀,加黄芪、丹参、益母草、当归、全蝎、地龙等;兼痰湿,加杜仲、淫羊藿、泽泻、车前子、补骨脂、干姜、姜半夏等。黄芪应用20~40 g,全蝎在10 g以内,临床有较好的降压作用。每天1剂,两组观察期间,饮食及生活习惯不变,疗程均为8周,治疗结果:治疗组显效26例,有效38例,无效4例,总有效率94.12%。何志明等对45例确诊为糖尿病并高血压患者,在西药治疗基础上,加用芪术降压方治疗(方药组成:黄芪30 g,白术15 g,党参15 g,茯苓15 g,丹参15 g,红花6 g,远志15 g,半夏12 g,牛膝15 g,首乌藤40 g,钩藤10 g),取得了较好效果,治疗组显效18例,有效23例,无效4例;总有效率91.11%(41/45)。对照组显效4例,有效6例,无效7例;总有效率58.82%(10/17)。两组疗效有显著性差异($P < 0.05$)。佟杰等治疗伴糖尿病的高血压(68例),治疗组基础治疗加平肝活血胶囊(僵蚕、郁金、石决明、钩藤、白芍、酸枣仁、五味子、桃仁、川芎、水蛭、何首乌、柴胡、首乌藤、合欢皮、牛膝、生地黄、菊花)每次4~6粒,每日3次餐后服。对照组基础治疗加硝苯地平每次10~20 mg,每日2~3次口服。降压疗效:治疗组122例,显效81例,有效27例,无效14例,总有效率88.5%;对照组60例,显效41例,有效11例,无效8例,总有效率86.7%;经统计学处理,$\chi2 = 0.13$,$P > 0.05$,说明两组在降压疗效上作用相当。张庚良、范红梅、游龙运用滋补肝肾活血通络方(药物组成:山萸肉12 g,知母12 g,生龙牡各20 g,麦冬15 g,女贞子15 g,旱莲草15 g,川芎10 g,夏枯草15 g,葛根20 g,玄参20 g,钩藤15 g,白芍30 g,当归12 g,桑叶12 g)治疗2型糖尿病合并高血压患者40例,并设对照组20例,以血压为主要观察指标,观察其疗效。结果表明,治疗组总有效率82.5%,对照组总有效率35.0%,治疗组疗效明显优于对照组($P < 0.01$)。

参考文献

[1]李肇岸,曲丽卿.降糖1号治疗糖尿病性高血压病36例[J].陕

西中医,1997,18(2):50-50.

[2]何小琦.滋肾养肝活血化瘀法治疗糖尿病并高血压60例临床观察[J].实用医学杂志,1998,14(1):69-69.

[3]张文龙.降糖胶囊对2型糖尿病合并高血压的影响[J].中国中医药信息杂志,1997,4(3):20-21.

[4]褚伟,徐洁,宋宇,等.天麻钩藤饮对2型糖尿病高血压患者IL-6的影响[J].中华实用中西医杂志,2003,3(16):2025-2025.

[5]周韩军,贺红艳,丛秀云,等.降糖保肾胶囊对2型糖尿病合并高血压患者真胰岛素分泌功能的影响[J].中国中医药信息杂志,2002,9(9):9-10,25.

[6]梁晨,杨占兰.辨证论治糖尿病合并高血压68例[J].辽宁中医杂志,2003,30(1):44-45.

[7]何志明,丘仁,李锡主,等.加用芪术降压方治疗2型糖尿病并高血压疗效观察[J].广西中医药,2003,26(1):18-19.

[8]佟杰,李晓哲,周潮,等.平肝活血胶囊治疗糖尿病并高血压122例[J].山东中医杂志,2000,19(2):78-79.

[9]张庚良,范红梅,游龙.滋补肝肾活血通络方治疗2型糖尿病合并高血压40例临床观察[J].中华实用中西医杂志,2004,4(17):15.

第十六章　糖尿病与冠心病

第一节　西医治疗

冠心病(CHD)是糖尿病的主要大血管并发症,据报道糖尿病并发冠心病者高达72.3%,约50%的2型糖尿病患者在诊断时已有冠心病。而且糖尿病本身又加速冠心病的发展,2001年美国国家成人胆固醇教育计划第三次报告明确提出"糖尿病是冠心病等危症"。中华医学会糖尿病学分会2001年组织对京、津、沪、渝四城市十家医院住院糖尿病患者并发症患病率调查,合并各种心血管并发症者高达93%,其中高血压占41.8%,冠心病占25.1%,脑血管病占17.3%,约80%的糖尿病患者死于心血管并发症,其中75%死于冠心病,为非糖尿病的2~4倍。因此从某种意义上讲对糖尿病的防治,自始至终其主要目的就是尽可能地预防和延缓冠心病的发生,从而降低糖尿病冠心病的病死率。

冠心病通常是指由于冠状动脉粥样硬化斑块及/或斑块破裂出血和血栓形成,引起心肌缺血与坏死的疾病。冠心病最常见的类型有:①慢性稳定型心绞痛;②急性冠状动脉综合征,包括不稳定型心绞痛、非ST段抬高心肌梗死;③ST段抬高心肌梗死或急性心肌梗死。糖尿病并发冠心病时病理改变较严重,其临床表现、治疗与预后与非糖尿病患者不尽相同。

一、糖尿病并发冠心病的原因

1.脂蛋白代谢紊乱　糖尿病的代谢紊乱可导致脂蛋白在运转、组成、血浆浓度及代谢方面异常,促进动脉粥样硬化。影响脂蛋白代谢的因素包括糖尿病的类型、血糖控制情况、肥胖、胰岛素抵抗、糖尿病肾病及遗传背景等。

2. 糖化终末产物(AGEs) 高血糖可使几乎所有的蛋白质发生糖化。糖化终末产物可诱导许多组织,包括血管壁的胶原及细胞外间质发生交联,使血管壁的结构改变,最终导致动脉硬化。

3. 高胰岛素血症、胰岛素抵抗 胰岛素也是一种生长因子,可促进蛋白质合成代谢,刺激细胞对氨基酸的重吸收,并通过激活转录和转运过程,增加结构蛋白和功能蛋白的合成。细胞培养证明,胰岛素能增强有丝分裂因子的活性,促进血管平滑肌细胞的生长。胰岛素还可以增加动脉内膜的厚度,刺激血管平滑肌细胞从中层穿过纤维层进入内膜下间隙,促进动脉硬化的发展,结果造成血管壁增厚,血管僵硬。

4. 血管内皮功能失调 糖尿病通过各种机制损害血管内皮。血管内皮细胞在防止动脉粥样硬化及血栓形成方面具有重要功能。糖尿病抑制内皮舒张因子(EDRF)、前列环素(PGI2),促进纤溶酶原激活物抑制剂(PAI-1)和组织因子(TF)的产生和释放,抑制纤溶系统,促进血栓形成。另外,糖尿病还可促进内皮素的释放,使血管产生收缩。

二、慢性稳定型心绞痛

心绞痛是一种以胸、颈、肩或臂部不适为特征的综合征。典型表现为:①胸部不适常为绞痛、紧缩、压迫或沉重感,并非刀割或针刺样痛;②部位在胸骨后但可放射到颈、上腹或左肩臂;③持续时间几分钟;④劳累或情绪激动常为诱因;⑤休息或舌下含服硝酸甘油片常在30秒至数分钟内缓解。糖尿病患者心绞痛常不典型。

心绞痛通常发生在冠状动脉≥1支的大冠脉受累的患者,发作时心电图相应导联常有缺血性改变。然而心绞痛亦可发生于其他心脏病如瓣膜病、心肌肥厚性心脏病等,亦可见于冠状动脉痉挛或血管内皮功能紊乱有关的心肌缺血。有时食管、胸壁或肺部等非心血管疾患亦可类似心绞痛。在诊断冠状动脉粥样硬化性心脏病时应予鉴别。

（一）治疗目的

1. 预防心肌梗死及猝死。

2. 减轻症状性心肌缺血发作,提高生活质量。

（二）治疗要点

1. 无禁忌证时服阿司匹林 75～300 mg/d,其降低心脏性死亡率的效果在糖尿病患者中大于非糖尿病患者。

2. 无禁忌证时不论有无心肌梗死可应用 β 受体阻滞剂,其梗死后存活及得益糖尿病患者大于非糖尿病患者。但需注意 β 受体阻滞剂可能掩盖低血糖反应及损害糖耐量。

3. 糖尿病伴有左室收缩功能不全者宜应用血管紧张素转换酶抑制剂（ACEI）。

4. 凡确诊或拟诊为冠心病并且 LDL－C＞120 mg/dL（3.1 mmol/L）的患者,可用调脂药物如羟甲基戊二酰辅酶 A（HMG－CoA）还原酶抑制剂降低 LDL－C 至＜100 mg/dL（2.6 mmol/L）。

5. 舌下含化硝酸甘油片或使用硝酸甘油喷雾剂缓解心绞痛。若无陈旧性心肌梗死,亦无禁忌证时可用 β 受体阻滞剂缓解心绞痛。

6. 若 β 受体阻滞剂有禁忌证时,可用长效二氢吡啶类钙通道阻滞剂或长效硝酸盐制剂。

7. 糖尿病合并冠心病患者冠状动脉造影常表现为冠状动脉弥漫性病变,若 2 支病变包括前降支近端病变或 3 支病变宜选用冠状动脉搭桥术（CABG）。或为轻微心绞痛、单支病变左室功能正常者,也可药物治疗或做经皮冠状动脉血管成形术（PTCA）或支架植入。

8. 必须强化控制空腹血糖、餐后血糖及糖化血红蛋白（HbA_{1c}）达到目标值。

三、急性冠状动脉综合征

急性冠状动脉综合征的命名:缺血性胸痛患者心电图可以表现为 ST 段抬高或者没有 ST 段抬高。大多数 ST 段抬高的患者最终发生 Q 波心肌梗死(QMI),少数发生急性非 Q 波心肌梗死(NQMI)。没有 ST 段抬高的患者发生不稳定型心绞痛(UA)或非 Q 波心肌梗死。后两者之间的鉴别最终取决于血液中是否可以检测到心脏标记物——肌钙蛋白 T 或 I(TnT 或 TnI),或测肌酸激酶(CK－MB)。急性冠状动脉综合征的范畴包括不稳定型心绞痛、非 Q 波心肌梗死或 Q 波心肌梗死。

(一)不稳定型心绞痛和非 Q 波心肌梗死的治疗要点

1.早期危险分层　凡是有冠心病急性心肌缺血心前区不适的患者都应作早期危险分层评估。根据心绞痛症状、体征、12 导联心电图及心肌损伤的生化标记物,如 TnT,TnI,CK－MB 或肌红蛋白、高敏 C 反应蛋白(hsCRP)及其他炎症指标,对疑有发生急性冠状动脉综合征的患者评估其发生死亡及非致死性心脏缺血事件的危险程度,可分低危、中危及高危。

(1)低危指无静息痛和夜间痛、心电图正常或无变化。

(2)高危患者指有肺水肿,持续胸痛＞20 分钟,心绞痛伴有奔马律、肺底啰间或新出现二尖瓣反流性杂音或原有杂音改变,低血压或 ST 段动态改变≥1 mV。

(3)介于以上两者之间即为中危。

若心绞痛迅速加剧、原有心肌梗死及 TnT 升高、hsCRP 显著升高患者常提示预后较差。糖尿病患者胸痛症状常不明显,甚至无症状,但病理改变严重,都属于中危或高危患者。

2.肯定为急性冠状动脉综合征患者并有进行性胸部不适、心肌损伤标记物阳性及新出现 T 波倒置、血流动力学异常或心电图负荷试验阳性需紧急住院处理。

（1）急性心肌缺血治疗　舌下含服或口喷硝酸甘油吸入随后静脉滴注，以迅速缓解缺血及相关症状；有发绀或呼吸困难者予以吸氧；进行性胸部不适无禁忌证时可静脉滴注β受体阻滞剂然后口服；糖尿病及左室收缩功能障碍者宜加 ACEI。

（2）抗血小板与抗凝治疗　迅速开始抗血小板治疗，首选阿司匹林即刻嚼服并持续应用；阿司匹林过敏或胃肠道疾患不能耐受者可用氯吡格雷；糖尿病患者抗血小板治疗较非糖尿病患者降低死亡率较多；抗凝药物可选普通肝素、低分子肝素（LMWH），LMWH 优于普通肝素；血小板糖蛋白受体拮抗剂（GpⅡb/Ⅲa受体拮抗剂）的效果与非糖尿病患者相似。

（3）经皮冠脉成形术（PTCA）及冠脉搭桥术（CABG）的选择　糖尿病患者多属高危，冠状动脉常为弥漫性病变，2 支或 3 支病变多见，首选CABG，若为 2 支病变而无明显前降支近端病变又有大片存活心肌也可选PTCA。

（4）出院后处理　不稳定型心绞痛和非 ST 段抬高心肌梗死急性期常在 2~3 个月后进展为心肌梗死或发生反复心肌梗死或死亡危险较大。急性期后 1~3 个月多数患者临床过程与慢性稳定型心绞痛相似。要对患者进行教育，康复训练，坚持药物治疗及随访。并应强调对糖尿病的严格控制。

（二）ST 段抬高心肌梗死治疗要点

1. 溶栓治疗　糖尿病患者溶栓治疗的获益大于非糖尿病患者。糖尿病患者发生心肌梗死后出现症状的时间比非糖尿病患者晚 15 分钟，这可能是自主神经病变导致疼痛感觉减轻或症状不典型所致。溶栓药物的应用也因此延迟而降低了疗效。

2. 辅助性抗栓治疗　应用阿司匹林，也可应用氯吡格雷。血小板糖蛋白受体拮抗剂（GpⅡb/Ⅲa受体拮抗剂）可用于高危患者，特别是肌钙蛋白阳性患者。

3. 降血脂治疗　过去他汀类药物仅限于高胆固醇血症和/或冠心病患者,但心脏保护研究(HPS)显示血浆胆固醇水平正常甚至偏低的糖尿病患者应用后也可降低心脏病和卒中风险。基于以上研究,无论胆固醇水平高低,目前认为所有糖尿病患者均应使用他汀类药物。

4. β 受体阻滞剂　国外临床研究显示,糖尿病心肌梗死患者应用 β 受体阻滞剂可改善长期结果。β 受体阻滞剂不仅降低心肌耗氧量,而且还可使能量合成由利用脂肪酸向葡萄糖转化。因此,糖尿病患者发生心肌梗死后应用 β 受体阻滞剂可明显获益。

5. 介入治疗　患者发生心肌梗死后是否进行早期介入治疗争议仍较大,但介入治疗技术和辅助治疗手段仍在不断发展,由于早期介入治疗患者的结果较差,因而这可能影响那些高危患者接受此种治疗。但随着冠状动脉介入治疗的发展,选择合适的糖尿病患者早期急性直接介入治疗也可改善结果。

第二节　中医治疗

糖尿病性心脏病是指糖尿病并发或与糖尿病本身有关的心脏病变。包括糖尿病性冠状动脉粥样硬化性心脏病(冠心病)、糖尿病性心肌病,糖尿病性心脏自主神经病变。其中以冠心病发生率最高。糖尿病性心脏病根据其发病机制和临床表现可以归属于中医的消渴病并发胸痹、心痛、心悸、怔忡等范畴。对其发病机理中医学历代皆有认识,论述甚丰,早在仲景所著《伤寒杂病论》中就有"消渴,气上撞心,心中热痛"之记载,朱丹溪也在《丹溪心法》中论述到:"热气上腾,心虚受之,心火散漫,不能收敛,胸中烦躁……病属上焦,谓之消渴。"对其成因作了阐述,而明代《普济方·消渴》中则记载了"化水丹、麦门冬、赤茯苓煎"等许多治疗方药,形成了较全面的诊治体系。

一、病因病机

作为消渴病之并发症,心脏病变的临床规律与消渴本病的发展密切关联,尤其多发于心气虚弱者,所以许多原有冠心病或心肌缺血史的患者患消渴病之后更易较早地表现心脏病变,其病位在心,在病性上,早期多以阴虚为主,常见阴虚阳盛,虚火内扰而现五心烦热,心悸怔忡;或因阴血不足心失所养,不濡而痛,或阴虚血滞致瘀阻而痛;病至中期,消渴病日久阴损耗气,因此病性主体上以气阴两虚为主,而气血阴阳虚,进而可能生瘀、生痰,气虚、气滞、寒凝、痰浊、瘀血单独或相兼为病,则现胸闷、胸痛、心悸、怔忡等。临床所见因此复杂多样;病至后期气血刚阳俱虚,但多阴虚及阳,其病性以阳气虚衰为主,并且往往是多脏器受损,但以心肾为主,临床证型以阳虚寒凝或阴寒饮邪内犯甚则虚阳欲脱等为主。

患者平素心气不足或宿有心疾,则可出现较早,尤其是老年病例,更易累及心脏而发病,且以因虚因滞,不濡而痛为其病变的特点;其主要病因病机可归纳为以下几方面。

(一)气虚血瘀

因消渴患者平素气虚或病后忧虑伤神,心劳过度而耗心气;或消渴病燥热日久,血虚阴损及气。心主血脉,以气为用,气虚鼓动无力,虚则无力行血而生瘀滞,心血瘀阻,临证多发以气虚为著之心病。

(二)阴虚血瘀

本证极易见于消渴病中,因其病性阴虚燥热以肾阴不足,水不制火,不能坎上离下,或水不涵肝木,虚火妄动或肝阳上亢则内扰心神而心悸怔忡,如刘完素《素问玄机原病式·惊》中所论"惊,心悴动而不宁也,心主于动,故心热甚也。"燥热耗损津液而使阴液更亏,更易生燥热而再伤阴津,血不润燥反更黏滞,心脉失养,必致胸痹心痛。

(三)心虚肝郁

本证在消渴患者中并不少见,许多患者罹患消渴病后,忧虑过度,情志不舒,肝气郁滞,耗伤心血而致心虚肝郁,肝气挟心火上升之证。正如张锡纯在《医学衷中参西录》中所述:"其思虑过度,伤其神明。或更因思虑过度,暗生内热,其心肝之血,消耗日甚,以致心火肝气,上冲头部,扰乱神经,致神经失其所司……"临床常见烦躁怔忡之症。

（四）气阴两虚

究其实质,主要是肾阴亏虚,不能生精化血,则心脉失却濡养,即易生隐痛或心悸怔忡;同时阴精不足,无以载心气.或消渴燥热耗气致心气不足,不能鼓动血脉,以致心脉瘀滞而胸痹心痛,这一证型往往体现由阴虚到气虚的规律性。津血同源,再若患者素体脾虚或气弱,生血不足,以致心脾气血两虚,此时并非不通则痛,而是失濡而痛,不可不细辨。

（五）胸阳不振

素体阳虚或心气心阳不足,患消渴病后更易病耗阳气,或过用寒凉损伤心阳,失去温振,鼓动无力,或肾阳亏虚不能温养心脉;若病久阳虚,胸阳不振,则阴寒之邪乘虚侵袭,寒凝气滞,血行瘀阻则成胸痹而痛。正如《类证治裁·胸痹》中所论:"胸痹,胸中阳微不运,久则阴乘阳位,而为痹结也。"

（六）痰瘀闭阻

消渴病日久或素体肥胖,尤以在消渴病阶段脾胃损伤较重,痰湿内生者多见;加之气阴虚损并始伤阳气,病及于心或心气虚衰,气虚血瘀,或气滞血瘀,或寒凝血瘀,或阴虚血滞而瘀等,都可致瘀血痰浊内生,痹阻心脉,气机阻滞,则可见胸闷、心悸、心痛等症。如《素问·脉要精微论》中所述:"脉者血之府也,……涩则心痛。"证候常以虚实相兼而见,病发时则常以瘀血痰浊痹阻之实证更为多见。

（七）心肾阳虚

本证多为消渴病或并发胸痹病日久,已至气阴劳伤,脏腑功能严重损伤失调,阴损及阳,主要是心和脾肾阳气虚损。心为阳脏,上居清旷之地,若脾肾阳虚,不能蒸化水液,聚集为痰浊水饮,饮邪上犯,上凌心肺,本已虚之心阳被遏,阻滞气机以致血运不畅,心脉痹阻,导致胸痹心痛或怔忡或暴喘满甚则虚阳外脱。病至此阶段,已是多脏虚衰,气血阴阳俱虚,多属危重之候。

二、分型证治

(一)气虚血瘀证

症状:心悸气短,胸闷憋气,或心胸隐隐作痛,遇劳加重,得卧则缓。舌质淡暗或紫,苔薄白,脉沉或细弱。

治法:补气升阳,活血养心。

方药:补阳还五汤加减。

赤芍20 g,川芎15 g,当归15 g,地龙12 g,黄芪60 g,桃仁15 g,红花10 g,葛根20 g,太子参25 g,何首乌25 g。

加减:兼心悸较甚者加桂枝、生龙齿、地锦草。兼阴虚者加生地黄、麦冬、沙参。兼血虚者加枸杞子、鸡血藤、丹参。兼瘀血重者加丹参、郁金或失笑散。

(二)阴虚血瘀证

症状:心烦心悸或怔忡,胸闷隐痛,头晕耳鸣,五心烦热或盗汗,腰膝酸软,口渴欲饮。舌红而干,苔薄白而干或薄黄,脉细数或沉细。

治法:养阴活血。

方药:参麦地黄汤合丹参饮。

生地黄30 g,山药15 g,山萸肉15 g,茯苓15 g,牡丹皮15 g,泽泻15 g,麦冬20 g,太子参20 g,丹参20 g,檀香10 g。

加减:兼心悸较甚者加生龙齿、苦参、地锦草。肝肾阴虚重者加何首乌、知母、杭白芍或二至丸。气虚甚者加五味子、白术、生黄芪。兼气滞者加香附、莱菔子、白梅花。兼血瘀重者加川芎、桃仁、当归。

(三)心虚肝郁证

症状:心悸怔忡,动则尤甚,烦躁易怒,失眠多梦,神疲乏力,善太息或善悲欲哭。口干或苦,舌淡苔白,脉细弱或弦细。

治法:滋心血,理肝气,养神明,清虚热。

方药:调气养神汤(《医学衷中参西录》)加减。

龙眼肉 15 g,柏子仁 25 g,生龙骨 25 g,生牡蛎 25 g,远志 15 g,生地黄 30 g,天冬 15 g,石菖蒲 12 g,生麦芽 20 g,甘松 10 g,柴胡 10 g,丹参 20 g,莲子 15 g。

加减:心悸甚者加桂枝、生龙齿、苦参、地锦草。肝血不足者加白芍、牡丹皮、当归。失眠甚者加首乌藤、川黄连、肉桂、鸡子黄或加减酸枣仁汤。气虚甚者加太子参、生黄芪、白术。

(四)气阴两虚证

症状:胸闷气短,胸部隐痛或剧痛,口干咽燥,或心烦而悸,失眠多梦,动则汗出。舌质暗红,苔薄白而干,脉沉细或细数无力。

治法:益气养阴,活血通络。

方药:血府逐瘀汤合生脉饮。

当归 15 g,生地黄 20 g,桃仁 15 g,红花 10 g,枳壳 25 g,赤芍 20 g,柴胡 10 g,川芎 15 g,桔梗 15 g,牛膝 15 g,五味子 15 g,麦冬 20 g,太子参 25 g。

加减:阴虚重者加何首乌、山萸肉、知母、杭白芍或二至丸。气虚甚者加白术、生黄芪、葛根,偏于气血两虚者以归脾汤化裁。兼气滞者加陈皮、厚朴、白梅花。

(五)胸阳不振证

症状:心悸不安,胸闷或心痛时作,气短动则尤甚,面色苍白,形寒肢冷。舌淡苔白,脉沉细无力或脉虚弱。

治法:温补心阳,益气通络。

方药:瓜蒌薤白白酒汤合丹参饮。

瓜蒌 20 g,薤白 15 g,丹参 20 g,檀香 10 g,桂枝 12 g,白芍 25 g,甘草

10 g。

加减:阴寒甚者加制附子、川椒或以当归四逆汤加减。痛剧者加细辛、五灵脂、蒲黄。兼痰湿者加减薏苡附子散。气虚甚者加红参、生黄芪、鹿角胶。

(六)痰瘀闭阻证

症状:心胸憋闷疼痛,心悸气短,遇寒则甚,脘闷纳呆,或肢体麻木或肿,心烦失眠。舌淡胖或暗红,苔白腻或黄腻,脉弦滑或结代。

治法:益气温阳,化痰祛瘀。

方药:温胆汤合生脉饮加减。

陈皮 15 g,姜半夏 12 g,茯苓 15 g,甘草 10 g,竹茹 10 g,枳实 10 g,丹参 20 g,三七粉 3 g,麦冬 15 g,五味子 15 g,党参 20 g。

加减:气血痰浊诸瘀兼有者选越鞠丸化裁。兼瘀重者加川芎、桃仁、红花。兼阴虚者加何首乌、生地黄。兼痰湿化热者加茵陈、泽泻、川贝母、石菖蒲。

(七)心肾阳虚证

症状:心悸气短,胸闷憋气,动则加重,甚则胸闷喘憋不得卧,腰膝酸软,纳呆便溏,或尿少浮肿。舌淡胖或紫暗有瘀斑,苔白滑,脉沉细或沉弱或数。

治法:温肾养心,化瘀利湿。

方药:真武汤合生脉饮加减。

茯苓 15 g,白术 20 g,白芍 25 g,制附子 10 g,生姜 10 g,麦冬 15 g,五味子 15 g,五加皮 15 g,益母草 25 g,丹参 20 g。

加减:心衰浮肿喘甚者加桑白皮、冬瓜皮、猪苓,或加减五苓散或葶苈大枣泻肺汤加减。兼脾虚者加减参苓白术散。肢厥脉微,汗出虚阳欲脱者加减参附汤或四逆加人参汤。

三、文献综述

糖尿病冠心病是糖尿病并发大血管病变之一。病理改变为冠状动脉粥样硬化,除见有原发糖尿病的表现外,常伴有胸闷憋气、心前区疼痛、肩背酸痛、心慌、气短、头痛、头晕或脉律不齐等症状。本病与年龄、病程、情绪紧张、过食肥甘、血糖水平等因素有关,其病机认为是因虚致瘀,结合本病患者多有乏力、口渴多饮、气短、汗出、胸闷、憋气、心前区疼痛、舌质紫暗、舌体瘀斑瘀点、脉象或结或代,以及血脂增高、全血黏滞性增高等生化指标所呈现的"虚""瘀"见证,使得本病病机更加明朗,确立了相应的益气养阴、活血化瘀法用于临床治疗。现将中医对本病的治疗综述如下。

1.糖尿病合并冠心病的基本病机 中医学本无"糖尿病""冠心病"之名,现代医学根据临床症状、体征,分别归属于中医学消渴、胸痹的范畴。消渴病名,最早出自《黄帝内经》,如《素问·奇病论》曰:"此人必数食甘美而多肥也,肥者令人内热,甘者令人中满,故其气上溢,转为消渴"。其主要病机为阴虚燥热,刘完素在《三消论》中指出消渴的病机特征为:"消渴之病者,本寒湿之阴气极衰,燥热之刚气太盛"。清代沈金鳌在总结前人的学术思想后归纳为:"三消之成,总皆水火不交,偏胜用事,燥热伤阴之所致",因此,先天禀赋不足,素体阴虚,或饮食失节,致脾胃运化失司,积热内蕴,化燥伤阴,或五志过极,气机郁结,郁久化火,灼耗阴津,或劳欲过度,年老体衰,肾精亏损,虚火内生,最终导致阴精亏损,燥热内生。而阴虚与燥热两者又互为因果,阴愈虚则燥热愈盛,燥热愈盛则阴更虚,而终发为消渴。胸痹与消渴合病,二者在病机上存在以消渴病机——阴虚燥热为基础的转化规律。消渴日久,失于调治,或迁延发展,阴虚燥热日甚,致气阴两虚,心脉失养,气不运血,血瘀心脉,或热邪灼津成痰,亦可使血行失畅,脉络不利,致气血瘀滞,或痰瘀交阻,胸阳不运,心脉痹阻,不通则痛,而发胸痹。

2.糖尿病合并冠心病的病机关键 各医家对本病在病机上均有不同的认识,综合其各自特点,主要归纳为以下几个方面。

(1)气阴两虚,痰瘀交阻 张兆霞等认为本病病机是消渴日久不愈或失于调治,继则气虚推动血行乏力与气化失司,致使痰浊瘀阻之邪相互而生;复因年老体衰,外邪内侵或情志失调,饮食不当等因素而促使本病发作或加重,其特点为本虚标实,以气阴两虚为根本,痰瘀交阻为标实。魏执真认为本病乃消渴病失治误治、迁延不愈、日久生变而成,其主要病机是肺、脾、肾之阴虚燥热,若不及时治疗则不断耗气伤阴进而涉及于心,使得心脏气阴耗伤,心体受损,心用失常,心脉瘀阻,心神不安,遂形成本病。徐梓辉等认为瘀血、痰湿是消渴致胸痹的中心环节,其一燥热煎熬阴血成瘀,炼津成痰;其二阴虚虚火炼血为瘀,灼液为痰;其三气随津脱,气不行血而停滞为瘀,气不行津停为痰湿;其四是阴损及阳,失于温煦血凝为瘀,液凝为痰。胸痹亦多为本虚标实之证,病位在心,与脾、肾有关,本虚为气阴亏虚,标实为血瘀、痰浊交互为患,瘀血、痰湿易交阻心脉而发为胸痹。

(2)气阴两虚,瘀血阻络 唐采平等在探讨糖尿病慢性并发证候病变规律时发现,糖尿病患者以气阴两虚血瘀证最为常见,符合中医久病多虚、多瘀的观点。桂书魁研究发现本病之血瘀证的发生率为77.3%,这与中医之"久病必虚,久虚必瘀"理论相符。

(3)心脾两虚,痰气互阻 薛军等认为脾气虚弱在糖尿病性心脏病的发病过程中也起了重要作用。脾居中州,主运化,因此脾气充足,则输化正常,水精四布,发挥濡养作用;若脾气不足,则输化失常,水津不足,精化为浊,出现脾虚湿阻、脾虚夹瘀、肝郁脾虚等病变特征。消渴患者多食多饮使中土受伤,或燥热伤气或治疗失当,过用清热之品,使脾气亏损,脾失健运,痰湿内生,痰湿之邪阻滞气机,痰气互阻也可引起心脉不通而引起本病。牛国栋等认为糖尿病日久,心脾两伤,脾失健运,痰湿痹阻,胸阳失展,阻滞脉络,亦可症见致胸闷如窒而痛。

3.辨证论治 屠伯言等根据临床表现将30例本病患者分为两型论治:心脾阳虚型,治以益气、健脾、化瘀通脉。主方:黄芪9 g,党参9 g,白术 9 g,茯苓9 g,淮山药 9 g,川桂枝 6 g,丹参 12 g,降香 6 g,山楂 12 g,另服止消膏(桃树胶 6 g、蚕茧 9 g、五倍子 3 g 等组成,为一日分吞量)。阴虚火旺型,治以滋阴泻火,活血养心,主方:大生地 15 g,知母 9 g,黄柏 6 g,当归9 g,赤白芍各9 g,牡丹皮9 g,丹参15 g,生甘草6 g,生石决明15 g,山楂 9 g,麦冬9 g,五味子 4.5 g。另服止消膏。结果显效 7 例,好转14 例,无效 9 例,总有效率为 70 %。张兰将糖尿病血管并发症辨证为气阴两虚夹血瘀,采用益气养阴、活血法治疗糖尿病合并血管病变29 例,其中包括 9 例合并心脏病者,给予益气养阴活血中药(主药:人参、黄芪、黄连、玄参、麦冬、葛根、丹参、赤芍等),结果表明,益气养阴活血中药煎剂具有明显的降血糖,降低全血比黏度、血浆比黏度、红细胞聚集指数的作用,同时具有降低血浆凝血因子Ⅰ,缩短血小板电泳时间的作用,具有明显降低血清三酰甘油,并能提高高密度脂蛋白胆固醇,降低低密度胶蛋白胆固醇的作用,9 例心脏病变者,好转 8 例。胡曼华等用具有化瘀祛痰、补气养阴的参玉桃红汤(三七 8 g,黄芪、党参、丹参、沙参各 15 g,麦冬、浙贝母、天花粉各10 g,桃仁、红花各 5 g,玉米须、淮山药、枳壳、苦杏仁各10 g)治疗本病 80 例。汗出、脉微、有阳欲脱之象者,去沙参、天花粉,加高丽参、制附子、桂枝以回阳救急;痰热壅盛者,加安宫牛黄丸以清热化痰;胸闷痰阻者,加全瓜蒌、天竺黄,以豁痰通络、利膈开胸;胸痛者,倍田七,加蒲黄、五灵脂,以祛瘀止痛;口渴者加用西洋参,加重麦冬生津止渴;口舌干燥者,加黄连、羚羊角粉以清心肝之火,结果显效 48 例占60% ,有效 28 例占35% ,无效 4 例占5% 。武桂霞等用自拟益气通脉汤(西洋参8 ~10 g,黄芪 30 ~60 g,丹参 15 ~30 g,麦冬 10 ~15 g,五味子 10 ~15 g,降香 15 ~30 g,郁金 15 ~30 g)为基础,结合临床症状加味,其中胸痛者,加五灵脂10 g,生蒲黄 10 g,乳香 6 g;脉沉细无力或结代、恶寒者,加桂枝10 g,炙甘草 10 g;口渴心烦、脉细数或舌干红少苔者,加生地黄 15 g,知母 10 g,牡丹皮10 g,天花粉 15 g;头晕目眩者加益母草 15 g,白蒺藜 12 g。

经过 3 个月 1 个疗程的治疗后.结果显效 8 例,好转 17 例,无效 5 例,总有效率为 83%。钟家宝用补阳还五汤加减(黄芪 60 g,当归 15 g,川芎 15 g,桃仁 20 g,红花 6 g,赤芍 20 g,地龙 10 g,葛根 20 g,知母 15 g,元参 15 g)治疗本病 1 例,治疗 4 周后,心电图心肌缺血明显改善,空腹血糖明显下降,血脂、血浆黏度均有不同程度下降,主症消失。秦琦等用自拟苍玄山黄汤(苍术 10 g,玄参 10 g,山药 20 g,黄芪 30 g,丹参 15 g,葛根 9 g)为主加味,若并发心绞痛者酌加檀香、乳香、川芎、红花、丹参、菊花、羌活;若并发心肌梗死者,可合用四逆加人参汤回阳救脱。治疗本病 21 例,显效 10 例,有效 7 例,无效 3 例,加重 1 例,总有效率为 80.9%,心电图检查:显效 6 例,有效 10 例,无效 4 例,加重 1 例,总有效率为 76.2%。高莹将本病分为两型论治,心气阴虚,瘀血阻脉型,临床表现为心痛时作,心悸气短,胸闷憋气,疲乏无力,口干欲饮,大便偏干,舌质暗红或嫩红裂,少苔或薄白苔。脉细数或细弦数。治宜益气养心,理气通脉。药用麦冬、五味子、生地黄、天花粉、白芍、香附、香橼、佛手、丹参、川芎、三七。心脾不足,痰气阻脉型,临床表现为心痛时作,心悸气短,乏力,胸胁苦满,脘腹痞胀,二便不爽,纳谷不佳,舌质淡暗,苔白厚腻,脉沉细而滑或弦滑。治宜疏肝化痰,益气通脉。药用香附、乌药、厚朴、陈皮、半夏、太子参、白术、川芎、丹参、白芍。结果显效 39 例占 63%,有效 21 例占 34%,无效 2 例占 3%,总有效率为 97%。冯有为、张玉生以生脉散加味益气养阴、温阳通络为主,结合西医疗法共治疗冠心病 50 例,给予生脉散加味(人参 10 g,麦冬 15 g,五味子 6 g,桃仁、赤芍、桂枝各 9 g,丹参 20 g,川芎 12 g。)水煎服,日一剂。心律失常加炙甘草、阿胶;高胆固醇血症加何首乌、泽泻、山楂;高血压加钩藤、天麻;痰浊者加瓜蒌、半夏。15 天为 1 个疗程,一般 2 个疗程。结果:临床疗效治疗组同对照组有效率比较,$\chi^2 = 5.263$,$P < 0.05$,治疗组疗效优于对照组。雷义举以滋阴益气为主,活血祛瘀、化痰通痹为辅的治法,选方以六味地黄汤、生脉饮为主方,配以二陈

汤、桃红四物汤加减化裁,药用:生熟地黄各 20 g,山萸肉 15 g,生山药 15 g,茯苓 10 g,太子参 15 g,寸冬 10 g,五味子 6 g,半夏 10 g,陈皮 10 g,当归 10 g,川芎 10 g,赤芍 10 g,桃仁 10 g,红花 10 g。随症加减变化。当胸闷痛、憋气、舌苔厚腻者,加全瓜蒌 30 g,薤白 15 g,降香 6 g;胸部刺痛,入夜痛甚频发者,加三七粉 6 g,水蛭 15 g,桂枝 10 g,延胡索 10 g;心悸气短、乏力、失眠,脉结代,动则尤甚者,加黄芪 20 g,黄精 15 g,炙甘草 15 g,桂枝 10 g,延胡索 15 g,30 天为 1 个疗程,全部病例 1~2 个疗程中均配合应用降血糖及抗心绞痛的药物,根据病情逐渐减量并停用西药。平均治疗时间为 5 个月,治疗效果与患者治疗时间长短有关。显效 12 例占 37.5%,有效 15 例占 46.7%,无效 5 例占 15.6%,总有效率为 83.1%。

综上所述,中医药在治疗糖尿病合并冠心病多用益气、养阴、活血、行气化痰之品,在临床改善患者症状方面有一定疗效,具有较大的研究价值。但在今后的研究工作中还应注意辨证分型的客观化,疗效的可靠性和可重复性,对于治疗后要尽可能地进行临床随访和远期疗效的观察,力求一种新型、作用可靠、疗效肯定、毒副作用小的治疗方法,以填补现代医学在治疗糖尿病合并冠心病上的不足。

参考文献

[1]张兆霞,卞礼恩.中西医结合治疗非胰岛素依赖型糖尿病合并冠心病的临床研究[J].中国中西医结合急救杂志,2000,7(6):365-366.

[2]魏执真.糖尿病性心脏病中医辨证论治方案[C].中医治疗糖尿病及其并发症的临床经验、方案与研究进展——第三届糖尿病(消渴病)国际学术会议论文集[A].北京:国际文化出版公司,2002:4.

[3]徐梓辉,陈大舜,等.糖尿病合并冠心病病机及治则探[J].中医杂志,2003,44(7):485-487.

[4]唐采平,冯维斌.糖尿病慢性并发症证候演变规律探讨[J].深圳中西医结合杂志,2000,10(3):122-123.

[5]桂书魁.从瘀论治糖尿病57例临床观察[J].中国中西医结合杂志,2001,12(1):4.

[6]林兰,张润云,等.糖心平治疗糖尿病冠心病的临床研究[J].中国中医药信息杂志,2000,7(8):46-48.

[7]胡东鹏,倪育.巧定病性明标本,中西和参论治——辨证糖尿病心脏病经验[J].辽宁中医杂志,2000,27(7):289-290.

[8]薛军,陈镜合.糖尿病性心脏病的中医病机浅探[J].中医杂志,2002,43(4):248-249.

[9]牛国栋,牛廷银.糖尿病性心脏病的辨证论治[J].中国自然医学杂志,2001,3(4):207.

[10]杨晓军,吕仁和.试论络脉病变是早期糖尿病心脏病的病理基础[J].北京中医药大学学报,2005,28(3):85-87.

[11]屠伯言,等.糖尿病兼有冠心病的辩证分型与治疗[J].山东中医杂志,1983,2(2):11.

[12]张兰.益气养阴活血法治疗2型糖尿病合并血管病变29例临床观察[J].实用中医内科杂志,1995,9(2):9.

[13]胡曼华,等.参玉桃红汤治疗糖尿病性冠心病80例临床总结[J].北京中医,1996,15(5):17.

[14]武桂霞,等.益气通脉汤治疗糖尿病伴发冠心病30例[J].河北中医,1990,12(3):7.

[15]钟家宝.补阳还五汤治疗糖尿病冠心病一例[J].上海中医药杂志,1997,30(1):20.

[16]秦琦.自拟苍玄山黄汤加味治疗糖尿病合并冠心病21例疗效观察[J].中医药研究,1994(4):25.

[17]高莹.辨证分型治疗糖尿病合并冠心病 62 例分析[J].中医药学刊,2003,21(2):151.

[18]冯有为,张玉生.生脉散加味治疗冠心病疗效观察[J].中国微循环,1996,1(3):176.

[19]雷义举.中医辨证治疗糖尿病性冠心病 32 例[J].医药论坛杂志,2004,25(6):60-61.

第十七章　糖尿病合并脑血管病

第一节　西医治疗

脑血管病是指由各种脑血管疾病所引起的脑部病变。临床上根据脑血管病的病理演变过程分为出血性脑血管病,如脑出血、蛛网膜下腔出血等,以及缺血性脑血管病,如短暂性脑缺血发作、脑梗死(包括栓塞性脑梗死、血栓形成性脑梗死、腔隙性脑梗死)等。脑卒中是混指一组以突然发病的、局灶性或弥漫性脑功能障碍为共同特征的脑血管疾病。糖尿病脑血管病的患病率高于非糖尿病人群,其中脑出血的患病率低于非糖尿病人群,而脑梗死的患病率为非糖尿病人群的4倍。据2001年中华医学会糖尿病学分会对全国30省市近10年住院糖尿病患者并发症的调查,糖尿病合并脑血管病者高达12.2%。大量的病例对照和前瞻性流行病学研究表明糖尿病是缺血性脑卒中的死亡率、病残率、复发率较高,病情恢复慢。糖尿病脑血管病严重损伤患者生活质量,显著增加医疗经费的支出,对个人、家庭和社会都是很大的负担。

一、临床表现、诊断和鉴别诊断

(一)脑出血性疾患

多发生在剧烈运动、酗酒、情绪激动后,发病突然、急剧,经常有头痛,出现中枢和周围神经损伤症状,意识障碍的发生率较高。发病后2~3天内可能逐渐稳定,如进行性加重,则预后较差。

（二）缺血性脑血管疾患

由于清晨血糖高,血液浓缩,而且早晨血压也经常偏高,所以缺血性脑血管病多发生于上午4—9时。初发病灶多较局限,所以症状较轻或没有明显的自觉症状。首发症状多为起床时某一肢体乏力,自主活动受限,有肌力下降。可能在较短的时间内有明显缓解。由于颅内压多无明显升高,故头痛多不严重或不明显。

糖尿病合并缺血性脑卒中有以下特点:①发病年龄较非糖尿病患者轻;②易反复发作,多呈进行性加重,恢复较困难,预后较差;③以多发性脑梗死,中、小梗死灶居多,腔隙性脑梗死多见;④临床表现复杂,各种腔隙综合征均可见到,表现为反复轻度脑卒中发作而呈现痴呆、偏瘫、交叉瘫、偏身感觉障碍、共济失调等,定位体征不明显,主要靠头颅 CT 及 MRI 诊断;⑤除脑动脉硬化外,脑实质内细小动脉有增殖性病变为其特征性改变。

栓塞性脑梗死在发病机制上,影响因素上与脑血栓形成性脑梗死相同,发病多见于较长时间安静活动,尤其是长期卧床的老年糖尿病患者,起病突然。

（三）诊断与鉴别诊断

因脑出血性疾患和缺血性脑血管疾患在治疗上不同,故鉴别诊断很重要。除典型的临床症状外,主要依靠影像学（如 CT、MR 扫描等）检查。在发病6小时后,扫描检查常可以明确病灶性质、位置和范围。2～3 天后复查,可以了解病情是否稳定或进展。

二、治疗

1. 对重症患者注意监测呼吸、循环等生命体征,保持呼吸道通畅,防止低氧血症,积极治疗病因,控制体温升高,防治感染,注意营养支持。

2. 及时控制血压,除特殊情况外,应使血压保持在正常范围内,同时也应注意在降血压的过程中,防止出血现象。

3. 逐步缓慢地用胰岛素降低血糖,如血糖下降过快,有诱发颅内压升高和低血糖的危险。

4. 调节血钠,使血钠保持在正常范围的低限以防止颅内压升高和血容量增加诱发血压升高和心力衰竭。

5. 注意及时发现和处理急性应激不全。

6. 脑梗死发病 3~6 小时内给予足量的 L - 肉碱、对酚基苯磺酸钙及/或溶栓治疗。在明确排除颅内出血后,可以使用重组组织型纤溶酶原激活剂(如 rt - PA)。

7. 有条件时可以使用神经生长因子,神经调素,如胞磷胆碱、神经节苷脂、银杏制剂等。

8. 脑出血量较大或压迫重要部位时应考虑及时手术治疗。

9. 及早开展康复治疗,发病超过 1~3 个月后的陈旧性脑卒中,任何治疗均难收显效。

10. 及时发现和处理颅内压升高。可给予甘露醇 0.25~0.50 g/kg,输液速度大于 20 分钟,可以快速降低颅内压。也可静脉给予呋塞米(速尿)治疗那些症状进行性恶化的患者。

三、预防

1. 必须尽可能保持血糖、血压、血脂等和血液流变学指标、脑血管阻力、胰岛素敏感度和各种血管内皮因子等均在正常范围。

2. 严格科学地选用药物,不是所有能降低血糖、血压、血脂的药物都是好药。例如能降低血压和血管阻力,并使血压的峰谷比值减低的长效转换酶抑制剂,可以使脑血管意外的危险性降低 65% 以上,对血压不高的患者,小剂量使用也有效,应是首选药物。一些他汀类药物不仅可以降低胆固醇,也可以改善血流。而一些降低肾血流量和/或影响心肌的药物如达嗪类药物、格列本脲、噻嗪类利尿药,促进乳酸形成的双胍药物都应慎用。

3. 抗血小板治疗　使用阿司匹林对减少脑卒中和短暂性脑缺血发作的复发是有效的,可作为二级预防措施。阿司匹林也可作为一级预防措施用于大血管疾病危险的糖尿病患者。不适合使用阿司匹林的患者可服用氯吡格雷作为替代。

4. 调整生活方式　合理饮食,良好的运动习惯,保持理想的体重,禁止大量饮酒,禁烟。这些措施对预防糖尿病脑血管疾病有积极作用。

第二节　中医治疗

糖尿病性脑血管病是糖尿病常见的严重并发症,是糖尿病患者致死致残的主要原因之一,其发生率约30%。在糖尿病脑血管病变中,脑梗死、脑血栓形成等缺血性病变多见,而脑出血较少,以多发性中小动脉梗塞及多发性腔隙性梗死多见,椎基底动脉系统比颅内动脉系统多见,且易反复发作,而呈现痴呆、偏瘫、共济失调、视功能障碍。中医称糖尿病脑血管病为消渴病合并中风,相当于中医学消渴病继发“卒中”“风眩”“风痱”“仆击”“偏枯”等病证,早在《黄帝内经》时代就有认识。《素问·通评虚实论》指出:消瘅、仆击等病皆为富贵人过食厚味所致。金元名医李东垣《兰室秘藏》记载:消渴病者见“上下齿皆麻,舌根僵硬,肿痛,四肢萎弱”。明代戴元礼《证治要诀》也指出:“三消久之,精血即亏,或目无所见,或手足偏废,如风疾。”可以说,古今医家在治疗糖尿病脑血管病方面积累了丰富的经验。

一、病因病机

消渴病并发之中风,多因在消渴病耗气伤阴的基础上,加之忧虑恼怒,五志过极,或饮食失调,或因病后仍不戒烟酒,纵欲伤精,水不涵木,肝肾阴虚,肝阳上亢,而诱发肝风;或脾虚内生痰湿,郁而化热,引动内风,挟痰上扰;亦有因气候反常,寒温不调,使阴阳更加失衡,痰浊瘀血痹阻经络,气血逆乱于脑所致,气阴两虚,痰瘀阻络,是其基本病机。本病本虚标实,现归纳病机如下。

(一)久消积损,虚极生风

消渴日久,重虚其阴,或病后思虑烦劳过度,气血亏虚,以致真气耗散,元气衰惫,复因调摄失度,阴亏愈甚,水不涵木,肝阳上亢,虚风内生,气血上逆,神明不用,正如《景岳全书·痱风》中所述:"卒倒多由昏聩,本皆内伤积损颓败而然。"《杂病源流犀烛·中风源流》中亦有:"然肥盛之人,或兼平日嗜欲太过,耗其精血,虽甚少壮,无奈形盛气衰,往往亦成中风。"

(二)气虚血瘀

患消渴病,以气虚尤其是脾气虚为其特点,此类患者多素体脾胃不足,因消渴耗气较甚,病久气病及血,病久气弱难以行血,瘀阻经脉而发中风;或因气虚血少,脉络空虚,风邪乘虚入中经络,气血痹阻,筋脉肌肉失却濡养,正如《诸病源候论·风偏枯候》中所述:"偏枯者,由气血偏虚,则腠理开,受于风湿,风湿客于身半,在分腠之间,使气血凝滞,不能润养。久不瘥,真气去,邪气独留,则成偏枯。"

(三)气阴两虚,瘀血阻络

消渴日久,燥热或久病均可耗气伤津,尤其易伤脾肺之气,不能生津化气,则气虚更甚;肺胃燥热,燥热伤阴,阴津不足。或致气阴两虚,气虚则血运不畅,阴虚则虚热煎熬血液成瘀,导致瘀血痹阻脉络,发为中风。

(四)情志内伤,化火生风

消渴病日久,或五志过极,思虑过度,化火伤阴,水不涵木,使心火暴亢,肝阳上亢,气血上逆,心神昏冒,卒发昏扑,此即《素问·生气通天论》所云:"大怒则形气绝,而血菀于上,使人薄厥。"

(五)痰湿瘀浊,变生其证

消渴病日久,肺脾肾及三焦水液代谢功能失调,水湿内停,脾失健运,酿生痰浊;或过于劳倦忧思,伤及脾气,或形盛气弱,中气不足,或脾胃素虚,中气亏虚;或肝气犯胃,致脾失健运,津液不化,酿生痰浊,或肝火内炽,炼液成痰,痰湿瘀浊蕴久化热,热盛即可动风,气血随之逆乱,蒙蔽清窍。

二、辨证证治

（一）阴虚风动,瘀血阻络证

症状:突发半身不遂,或是偏身麻木,口角㖞斜,舌强语謇,烦躁不安,失眠,眩晕耳鸣,手足发热,烦渴多饮,易饥多食,尿赤便干,舌红绛少津或暗红,少苔或无苔,脉细数或弦细数。

治法:育阴息风,化瘀通络。

方药:育阴通络汤加减。

生地黄 20 g,玄参 15 g,天花粉 20 g,川石斛 15 g,钩藤 30 g,甘菊花 10 g,女贞子 15 g,桑寄生 30 g,枸杞子 9 g,赤芍、白芍各 15 g,丹参 15 g,广地龙 15 g。

加减:若热结较甚,大便不通者,可加用熟大黄 9～10 g,或配合升降散方。兼痰热阻滞、胸闷痰黏者,加瓜蒌 10～18 g,胆南星 12 g,或用鲜竹沥水 30 mL,每日 3 次。病情较重,有神志症状者,可加羚羊粉 3 g(冲服),心烦失眠者加磁朱丸 6 g。

（二）气阴两虚,络脉瘀阻证

症状:半身不遂,偏身麻木,或见口角㖞斜,或见舌强语謇,倦怠乏力,气短懒言,口干渴,自汗盗汗,五心烦热,心悸失眠,小便或黄或赤,大便干,舌体胖大,边有齿痕,舌苔薄或见剥脱,脉弦细无力或弦细数。

治法:益气养阴,活血通络。

方药:补阳还五汤合生脉散化裁。

黄芪 25 g,党参 15 g,山药 20 g,玄参 20 g,麦冬 15 g,葛根 9 g,五味子 15 g,当归 15 g,川芎 15 g,桃仁、红花各 10 g,赤芍、白芍各 10 g,鸡血藤

30 g,牛膝 10 g,桑寄生 20 g。

加减:若大便偏干者,可加用熟大黄 9 ~ 10 g,或重用生当归 30 g,或加玄参 30 g,生白术 30 g,可润肠通便。兼痰湿阻滞、胸闷痰多、肢体沉重者,加用全瓜蒌 15 ~ 18 g,胆南星 12 g,陈皮 9 g,清半夏 9 g,茯苓 12 g,以化痰除湿。气虚症状突出者,可重用黄芪 60 ~ 120 g。肢体拘挛者,可加用生薏苡仁 30 g,木瓜 15 g,炙甘草 6 g,缓急止痉,或用威灵仙 12 g,秦艽 12 g,络石藤 30 g,钩藤 15 g,祛风止痉,舒筋活络。

(三)风痰瘀血,痹阻脉络证

症状:半身不遂,偏身麻木,口角㖞斜,或舌强语謇,头晕目眩,舌质暗淡,舌苔薄白或白腻,脉弦滑。

治法:化痰息风,活血通络。

方药:化痰通络汤化裁。

法半夏 10 g,生白术 10 g,天麻 10 g,胆南星 6 g,丹参 30 g,香附 15 g,酒大黄 5 g。

加减:风痰夹热,心胸烦闷,痰黏,失眠多梦者,可加用瓜蒌 15 ~ 18 g,黄连 9 g,或用鲜竹沥水 30 mL,生姜汁适量,每日 3 次,对服。口眼㖞斜,言语謇涩者,可加全蝎 3 g(冲),僵蚕 9 g,蜈蚣 2 条,搜风通络。恢复期或后遗症阶段,也可随症加如白花蛇、水蛭、土鳖虫等活血通络。

(四)痰热腑实,风痰上扰证

症状:突发半身不遂,偏身麻木,口角㖞斜,言语謇涩,或见神昏谵语,烦扰不宁,头晕或痰多,气粗口臭,声高气促,大便三日以上未行,舌苔黄厚或黄褐而燥,脉弦滑,偏瘫侧脉弦滑而大。

治法:通腑化痰。

方药:通腑化痰汤加减。

生大黄 10 g,芒硝 10 g,全瓜蒌 30 g,胆南星 10 g,丹参 30 g。

加减:若热结较甚,大便不通者,可加用或用鲜竹沥水 30 mL,兑服。

病情较重,有神志症状者,可加羚羊粉 3 g(冲服)、珍珠粉 3 g(冲服)。心烦失眠者加磁朱丸 6 g,睡前服用。

(五)痰湿内蕴,蒙塞心神证

症状:素体肥胖多湿多痰,湿痰内蕴,病发神昏,半身不遂而肢体松懈,瘫软不温,面白唇暗,痰涎壅盛,舌暗淡,苔白厚腻,脉沉滑或沉缓。

治法:涤痰化湿,开窍醒神。

方药:涤痰汤加减送服苏合香丸。

法半夏 10 g,胆南星 10 g,枳实 10 g,橘红 15 g,党参 10 g,茯苓 15 g,石菖蒲 12 g,竹茹 12 g,全瓜蒌 30 g,苏合香丸 1 丸冲服。

加减:阴虚风动,络脉瘀阻证,多发生于厥阴阴虚肝旺体质之人,所以治疗在养阴的同时要注意清肝、柔肝、平肝。若热结较甚大便不通者,可加用熟大黄 9~12 g,或配合升降散方。兼痰热阻滞,胸闷痰黏者,可加用鲜竹沥水 30 mL,兑服。或加陈皮 9 g,病情较重,有神志症状者,可加羚羊粉 3 g(冲服),珍珠粉 3 g(冲服)。心烦失眠者加磁朱丸 6 g,睡前服用。

(五)气虚血瘀证

症状:半身不遂,肢体偏瘫,偏身麻木,口角㖞斜,口流清涎,言语謇涩,寡言少语,面色㿠白,气短乏力,自汗出,心悸,大便溏,小便清长而多,手足肿胀,舌质暗淡,边有齿痕,舌下脉络暗紫,苔薄白或白腻,脉沉细或细弦。

治法:益气活血,通经活络。

方药:补阳还五汤加减。

生黄芪 45 g,当归 15 g,赤芍 10 g,川芎 10 g,桃仁 10 g,藏红花 6 g,川地龙 15 g,丹参 15 g,鸡血藤 30 g,川牛膝 12 g。

加减:初起,重用丹参、川芎、三七。气虚甚者,加用党参 15 g,后渐加重参芪的用量。阴虚甚者加生地黄、麦冬、玄参、石斛。头痛甚者,加葛根、蔓荆子,重用川芎。口眼㖞斜者加蝉蜕、白附子、秦艽,腰膝痿弱者加寄生、杜仲、牛膝。

三、文献综述

糖尿病脑血管病变包括出血性和闭塞性血管病变、脑梗死、一过性脑缺血、脑动脉硬化,是糖尿病的重要并发症和主要致死致残原因之一。糖尿病脑血管病变病情复杂,其发生不外虚、痰、火、气、血等多方面的病理改变。糖尿病脑血管病以脑梗死最为多见,多见于成年发病的 2 型糖尿病患者。中医认为,糖尿病患者容易并发心脑血管病是由于糖尿病属代谢异常疾病,气血运行不畅、气滞血瘀及脏腑运化功能失常令机体的代谢产物,如血瘀、痰浊、湿热(或三者互结)等积聚在身体,久而久之并发心脑血管疾病。此外,代谢产物的积聚会进一步令气血运行不畅,造成恶性循环,变生及加重各种并发症。兹将现代医家治疗本病的临床经验总结如下。

林兰教授认为气虚、阴虚是糖尿病脏腑功能失调的必然结果,也是糖尿病脑血管病变的主要病机基础,瘀血、痰浊是主要的兼夹之邪。糖尿病脑血管病变临床按其有无猝然昏倒不省人事,分为中经络、中脏腑两大类。中经络又以临床不同证候辨为阴虚、气虚、痰瘀等。素有头晕头痛,耳鸣眼花,心烦健忘,失眠多梦,急躁易怒,肢体麻木,腰膝酸软,骤见口眼㖞斜,手抖舌颤,语言謇涩,舌红苔薄白,脉弦细。证属阴虚阳亢,风阳上扰。治宜育阴潜阳,镇肝息风。方以镇肝熄风汤合天麻钩藤饮加减。药用:白芍 12 g,玄参、天冬各 30 g,生龙骨、生牡蛎各 30 g(先煎),川牛膝 30 g,天麻 12 g,钩藤 10 g(后下),代赭石 20 g(先煎),生地黄 15 g,龟甲 12 g。痰多加天竺黄、川贝母、胆南星,头晕头痛甚加石决明、菊花、夏枯草,腰酸耳鸣重加磁石、桑寄生;气虚痰盛、痰浊阻络可见眩晕,肢体麻木不仁,突然口眼㖞斜,口角流涎,舌謇语塞,半身不遂,意识尚清楚,舌淡苔白腻,脉弦滑。治宜健脾燥湿,化痰通络。方选半夏白术天麻汤加减,

药用:天麻、半夏各10 g,白术12 g。陈皮9 g,党参、茯苓各12 g,钩藤10 g
(后下),地龙10 g,瓜蒌15 g。李怡认为糖尿病并发中风,主要由正气自
虚,瘀血形成,阻于脑络所致。中医治疗治宜滋阴息风,育阴潜阳;后遗症
期,治宜益气血,清痰火,活血通络。最初药用杞菊地黄汤:枸杞子10 g,
菊花10 g,生地黄10 g,山茱萸10 g,牡丹皮10 g,天花粉30 g,苦瓜
干30 g,牛膝10 g,桑枝10 g,丹参20 g,白芍15 g,钩藤15 g。后遗症期中
药用补阳还五汤加减,另加抗栓酶0.75 U加入250 mL生理盐水中静滴,
每日1次。黄芪30 g,地龙10 g,当归6 g,赤芍10 g,牛膝15 g,桑枝10 g,
麦冬12 g,丹参20 g,葛根20 g,桃仁10 g。上方治疗2个月后,病情明显
好转,肌力恢复至Ⅳ$^+$级。齐静淑用自拟活血汤为主,辨证加减治疗缺血
性中风急性期患者153例,取得较好疗效,活血汤:水蛭粉3 g(冲服),当
归15 g,赤芍15 g,川芎15 g,地龙10 g。水煎服,每日2次。加减:①肝阳
暴亢、风火上扰者,加石决明30 g(先下),钩藤15 g,生地黄15 g,牛膝
9 g,菊花9 g,生大黄6~10 g(后下)。②风痰瘀血、痹阻脉络者,加橘红
9 g,半夏12 g,石菖蒲15 g,茯苓10 g,天麻15 g。③气虚血瘀者加黄
芪45 g,红花10 g。④阴虚风动型,加生地黄15 g,麦冬15 g,白芍12 g,玄
参12 g。⑤痰热腑实、风痰上扰型,加胆南星10 g,全瓜蒌30 g,生大黄
6 g,芒硝6 g。⑥中脏腑,闭证加安宫牛黄丸灌服,或醒脑静静脉点滴;脱
证加人参20 g,附子15 g,生龙牡各15 g。治愈42例占27.45%,显效63
例占41.18%,有效36例占23.53%,无效12例占7.84%,总有效率
92.1%。张英强介绍张发荣教授治疗本病经验,按急性期和后遗症期辨
证治疗,急性期以益气、活血、止血、化痰、逐饮、通腑法,方用参附汤合三
生饮加减,药用西洋参、生南星、生附子、生川乌、大黄、半夏、白芍、川贝
母、天竺黄、三七、蒲黄各10 g,水煎服。后遗症期,按临床常见的风痰、偏
瘫、失语、眩晕、神呆五大主症分类进行辨证论治。风痰以涤痰汤加减,偏
瘫以补养还五汤加减,失语以地黄饮子加减,眩晕以天麻钩藤饮加减,神

呆以自拟安神定志方加减(黄芪30 g,当归、远志、石菖蒲各10 g,黄精、枸杞子、制何首乌、川芎、郁金、合欢皮各15 g)取得显效。黄仕和运用中药为主,配合针灸、理疗治疗128例中风恢复期者,取得满意疗效。辨证分为四型,痰热闭阻型见半身不遂,口眼㖞斜,语言不利,大便秘结,小便短赤,或伴有咳嗽痰多,体型肥胖,舌黯红,苔黄白腻,脉弦滑。用温胆汤加川贝母、天竺黄、赤芍、地龙、黄连。气虚血瘀型症见肢体偏枯不用,面色萎黄,舌紫暗有瘀斑,苔白,脉沉细或虚弱无力,方用补阳还五汤加减。肝阳上亢,脉络瘀阻型症见半身不遂,口眼㖞斜,语言不利,头痛头晕,面赤耳鸣,舌红苔黄,脉沉弦有力,方用镇肝熄风汤或天麻钩藤饮加减。肝肾阴虚型,除半身不遂等主症以外,多伴大便干结,口干,失眠多梦,烦热,舌红绛,无苔,脉细数。方用六味地黄汤加减。怀宇等治疗28例糖尿病脑血管病,按不同的分型给予辨证论治,气虚血瘀型症见瘫肢无力,手足浮肿,言语謇涩,面色萎黄或暗淡无华,二便失禁,口眼㖞斜,肢体麻木,舌淡紫或有瘀斑,苔薄白,脉细涩无力。方用补阳还五汤加减。风痰阻络型多见形体肥胖,半身不遂,舌强语謇,四肢浮肿,胸闷痰多,舌体胖大,质黯淡,苔厚腻,脉弦滑。方用涤痰汤加减。阴虚阳亢型,头痛头晕,面红目赤,肢体僵硬拘挛,便秘,舌红绛,苔薄黄,脉弦有力。方选天麻钩藤饮加减。治疗效果:治愈19例,好转16例,无效1例,总有效率92.22%。

　　总之,糖尿病脑血管病变的发生主要缘于肝、肾、心、脾脏腑功能失调,从而导致阴阳相倾,气血逆乱。常因情志变化、饮食起居失常而诱发,逆犯于脑则病情危重,痹阻于经络病势轻缓。其发病病机在于"阴虚"与"燥热"久伤气血,脑络瘀滞,即气阴两虚、络脉瘀阻是其病变基础,而气阴两虚又是血瘀证的重要病变基础。根据"气行则血行""治风先治血"及"滋而能通"的理论,在治疗时以益气养阴、活血通络为原则,因养阴能润脉道,能通脉络,与益气活血化瘀药合用更能起到"通络"之效。

参考文献

[1]董彦敏,倪青.辨证谨守痰虚瘀论治慎选中西药——辨治糖尿病脑血管病的经验[J].辽宁中医杂志,2000,27(6):241-242.

[2]李怡.糖尿病慢性并发症辨治[J].实用中医内科杂志,1998,12(2):39-40.

[3]齐静淑.活血汤为主治疗缺血性中风153例[J].北京中医药大学学报,1997,20(6):61.

[4]张英强.张发荣教授治疗糖尿病脑病经验[J].四川中医,2000,18(11):1-2.

[5]黄仕和.辨证治疗中风128例临床观察[J].新中医,1995,27(S1):41-42.

[6]张怀宇,胡兴明.中医分型治疗中风偏瘫后遗症[J].西北国防医学杂志,1996,17(3):214-215.

第十八章　糖尿病眼病

第一节　西医治疗

糖尿病眼部并发症是主要的致盲眼病之一,在美国糖尿病患者发生失明的危险性是普通人群的 25 倍。糖尿病患者眼各部位均可出现糖尿病的损伤,如角膜异常、虹膜新生血管、视神经病变等,糖尿病患者青光眼和白内障的患病率高于相同年龄非糖尿病患者。糖尿病视网膜病变是糖尿病患者失明的主要原因,各型糖尿病的视网膜病变患病率随年龄的增长而上升。99%的 1 型糖尿病和60%的 2 型糖尿病,病程在 20 年以上的患者,几乎都有不同程度的视网膜病变。10 岁以下患糖尿病的儿童很少发生视网膜病变,青春期后糖尿病视网膜病变危险上升。

一、糖尿病视网膜病变

(一)分型

糖尿病视网膜病变依据眼底改变分为非增殖型(背景型)、增殖型和糖尿病性黄斑水肿。非增殖型糖尿病视网膜病变是早期病变,又分为轻度、中度和重度;增殖型改变是一种进展型改变;黄斑水肿可以与上述两型同时存在。

1.非增殖型糖尿病视网膜病变(NPDR)

(1)轻度 NPDR　早期眼底有出血点和微动脉瘤者较少,随着病情进展,出血点和微动脉瘤增多,称为轻度 NPDR。

(2)中度 NPDR 出现棉毛斑和视网膜内微血管异常时,称为中度 NPDR。

(3)重度 NPDR 可见静脉串珠样改变,视网膜局部毛细血管无灌注区累及多个象限,称为重度 NPDR。

2. 增殖型糖尿病视网膜病变(PDR) PDR 的眼底特点是出现视网膜新生血管的增殖和纤维组织增生。新生血管可以发生在视网膜任何部位,也可以发生在视盘上。病程早期视网膜新生血管较小,伴随的纤维增生也较少;随后新生血管逐渐增大,纤维组织也增多;以后新生血管逐渐退行性变,纤维血管组织沿玻璃体后皮层继续增殖。玻璃体对纤维血管膜的牵引和纤维血管膜的收缩以及不完全的玻璃体后脱离导致玻璃体积血与牵拉性视网膜脱离。视网膜脱离发生在黄斑区或接近黄斑区会使患者出现视物变形。牵拉性视网膜脱离可以造成视网膜穿孔,进而导致牵拉孔源混合性视网膜脱离,造成患者失明。

3. 糖尿病性黄斑水肿 本病源于视网膜血管通透性异常,病变介于背景型和增殖型之间,在裂隙灯下用双目显微眼底镜可看到黄斑区局部视网膜增厚,水肿区有微动脉瘤,周围有硬性渗出。黄斑区大面积毛细血管异常导致弥漫性黄斑水肿。病程长的患者,黄斑部可出现黄斑囊样水肿。

(二)治疗

1. 治疗目标 最大限度地降低糖尿病视网膜病变导致的失明和视力损伤。

2. 治疗策略 制订随诊计划。因糖尿病视网膜病变早期患者常无症状,单眼患病时常不易察觉,因此糖尿病诊断确立后应在眼科医生处定期随诊。无视网膜病变随诊间隔时间可定为一年,出现视网膜病变要缩短随诊间隔。

3. 糖尿病视网膜病变的光凝治疗

(1)主要治疗增殖型糖尿病视网膜病变 研究表明对严重非增殖型糖尿病视网膜病变和增殖型糖尿病视网膜病变行全视网膜光凝,对比相同病情不做光凝患者,5 年内发生视力严重下降(0.025)的患者可以减少50% 以上。

(2)临床有意义的黄斑水肿 发生在黄斑中心凹 1 个视盘直径范围内的视网膜增厚,或硬性渗出出现在中心凹周围 500 μm 范围,或视网膜水肿出现在中心凹 500 μm 范围。对黄斑水肿区进行局部光凝,对比相同病情不做光凝的患者,2 年内发生视力中等程度下降的患者可以减少50% 以上。

4. 糖尿病视网膜病变的玻璃体手术治疗 目前广泛开展的手术适应证包括不吸收的玻璃体积血、牵拉性视网膜脱离影响黄斑、牵拉孔源混合性视网膜脱离、进行性纤维血管增殖、眼前段玻璃体纤维血管增殖、红细胞诱导的青光眼、黄斑前致密的出血等。对玻璃体积血合并白内障的病例,应进行白内障摘除玻璃体切除联合手术,并尽可能植入人工晶体。

5. 糖尿病视网膜病变的药物治疗 目前尚未证实有确切的治疗糖尿病视网膜病变的药物,药物治疗主要应围绕糖尿病的全身治疗。

二、白内障

正常晶体为无血管、富于弹性的透明体,当晶状体蛋白质发生改变而变得混浊而导致视力下降者称为白内障。

(一)发病机制

糖尿病患者晶体内过多的葡萄糖经醛糖还原酶转化为山梨醇和果糖,随之渗透压增高,晶体吸收水分而肿胀;蛋白质非酶糖化,晶体蛋白合成障碍等可导致晶体混浊。另外,还与遗传因素、年老等有关。

(二)治疗

目前没有任何药物可以使混浊的晶体再变得透明。可以滴用法可林、卡他灵等眼药水,每日 3～4 次,但疗效都不肯定。也可口服维生素 C、维生素 B_2、维生素 E 等。白内障发展到成熟或接近成熟时,在控制好糖尿病的前提下,可以进行白内障摘除术。但很多临床研究提示白内障手术后糖尿病视网膜病变进展加快,因此建议对白内障手术前,眼底检查尚能看到黄斑水肿、严重 NPDR 或 PDR 时,先进行全视网膜光凝治疗。如果晶体混浊严重,白内障术后第二天应检查眼底,若存在黄斑水肿、严重 NPDR 或 PDR 时,行全视网膜光凝治疗。

第二节　中医治疗

糖尿病的眼部并发症,包括糖尿病所致的视网膜病变、白内障、视神经病变、青光眼等,其中以视网膜病变最为多见,是导致糖尿病患者失明的主要原因。中医学根据其病机和不同的临床表现可诊断为"视瞻昏渺",并较早地认识到了消渴病与目疾的关系,刘完素早在《三消论》中指出:"夫消渴者多变聋盲目疾。"而对其病机的认识则如《证治准绳》中所述"三消之久,精血即亏,或目无所视……"并指出"单用治下消中诸补药,滋生精血自愈。"强调了从肾论治消渴病目疾的治疗大法。

一、病因病机

消渴病所并发眼病的病机,不外虚实两方面,而临床多以虚为主,因消渴病日久,肾肝脾诸脏受损,气血阴津化源不足,精亏血少不能上承于目,目精失养而发目疾,正如《灵枢·大惑论》中所述:"五脏六腑之精气,皆上注于目而为之精。"而当五脏之精血损耗或生化不足,都可能导致精血不能上承于目;而实则多因情志所伤,肝郁化火,上攻目络,甚则络破血溢,或生瘀血阻滞或生热上炎;亦可因阳虚湿阻,上蒙目窍等,均可损伤眼底脉络而发病。其病因病机可以归纳为以下几条。

（一）胃热津伤

过食肥甘,脾胃失调,运化失职,积热内蕴,化燥伤津,扰及血分,损伤胃阴,阳明胃火炽盛,火性炎上,循经上攻于目络,迫血妄行;还有如《素问·奇病论》中所述:"此肥美之所发,此人必数食甘美而多肥也,肥者令人内热,甘者令人中满,故其气上溢。"另一方面胃伤及脾,脾胃运化失司,水谷精微不能充养五脏六腑,精血亏耗,不养目络而病发。

(二)肝肾阴虚

房事过度,耗伤肾阴,肝肾精血亏虚,经言肝开窍于目,肝受血方能视,而今肝肾阴血虚损目失所养;或情志失调,气郁化火,消烁阴津,阴亏阳亢,肝火上炎,攻冲眼目,热迫血溢灼伤目络。

(三)气血两虚

消渴日久,耗伤心脾,或肝郁脾虚,病久耗气,气血不足,难维目系,目失所养;或脾不统血,血失统摄而离经妄行,壅于目窍;或气虚推动无力,血行滞涩而瘀阻眼络。

(四)瘀血阻络

消渴日久,耗伤阴血,阴虚则燥热,煎熬津液成瘀,或血虚则脉络空虚,津亏液少而致血滞,血液黏稠则在络中运行不畅;气虚或气阴两虚,无力行血,血运迟缓,均可血滞成瘀而瘀血阻络,精气阴血不能濡养于目,甚者血不得循经而渗溢络外,则目内出血,或瘀郁而化热,再伤阴血,形成恶性循环。

(五)脾肾两虚

消渴病久,阴损及阳,阳气虚弱,气不化阴,以至化生水湿,痰浊内阻,上扰阻塞目络。房事过度或劳伤过度,或脾失健运,水湿停聚,阻滞经络,蒙蔽清窍,精微不能上注于目,终至目失所视。

总之,本病的主要病机为本虚标实,虚以气阴两虚为本,以痰浊瘀血为标,而临床上多虚实错杂,常数症相兼而见,尤其瘀血症往往兼见于其他症中,因阴虚燥热则津不载血,气虚无力率血,湿浊内生则阻滞血脉,导致血瘀,瘀阻眼络则血液或瘀或溢,亦能化生痰湿,正如《血证论》中所述:"血积既久,亦能化为痰水。"

二、分型证治

(一)胃热伤阴证

症状:视物模糊或暴盲,烦渴多饮,多食易饥,形体消瘦,多尿便干,舌质红,苔薄黄或黄腻,脉滑或沉细。

治法:清胃泻火,滋阴润燥。

方药:玉女煎、增液地黄汤加减。

熟地黄 30 g,石膏 30 g,麦冬 20 g,知母 15 g,牛膝 15 g,玄参 20 g。

加减:兼大便秘结者加黄连、大黄、栀子。兼痰热上扰脉滑数者加清半夏、陈皮、黄芩、瓜蒌、苍术。兼见心烦不眠,眼眶胀痛,眼中黑影急增或飞蝇密集者,为热入营血,迫血妄行,即加清营汤化裁。

(二)肝肾阴虚证

症状:视物昏花,目睛胀痛,或视野中有黑影,多伴头昏耳鸣,心烦易怒,失眠多梦,口苦咽干,盗汗。舌质暗红,苔少或黄,脉弦或细数。

治法:补益肝肾,滋养目络。

方药:二至丸合杞菊地黄丸加减。

女贞子 30 g,旱莲草 30 g,枸杞子 15 g,菊花 15 g,生地黄 12 g,山药 12 g,山萸肉 15 g,茯苓 15 g,泽泻 12 g,牡丹皮 12 g,制何首乌 30 g,密蒙花 15 g,三七 3 g。

加减:兼见口苦胁痛,便秘尿赤舌红苔黄腻,脉弦者用龙胆泻肝汤清泻肝火。兼肝郁气滞者加柴胡、香附、玄参、黄芩、杭白芍。

(三)气血两虚证

症状:视物模糊,两目干涩,倦怠乏力,心悸气短,劳则加重,自汗,纳呆少眠,舌淡红,苔薄白而干或白腻,脉细数或弱。

治法:益气养血,化瘀止血。

方药:归脾汤加减。

太子参 25 g,白术 20 g,生黄芪 30 g,当归 15 g,茯神 20 g,远志 15 g,酸枣仁 25 g,熟地黄 25 g,木香 10 g,菊花 15 g,谷精草 15 g,夏枯草 15 g。

加减:气阴两虚甚者用祝谌予糖眼明方:黄芪、生地黄、玄参、苍术、丹参、葛根、川芎、白芷、菊花、青葙子、谷精草、决明子、木贼草、制何首乌、女贞子、白蒺藜。

(四)瘀血阻络证

症状:两目昏花,视物变形。唇面手足色暗,或皮肤瘀斑。舌质紫暗,或有瘀斑,脉沉涩或沉紧。

治法:活血化瘀,散结明目。

方药:补阳还五汤加减。

当归 15 g,赤白芍各 15 g,川芎 15 g,地龙 12 g,黄芪 30 g,桃仁 15 g,牡丹皮 15 g,水蛭 6 g,蒲黄 15 g,夏枯草 15 g,玄参 20 g。

加减:血瘀化热者加玄参、地骨皮、丹参、生地黄。兼有痰浊者加枇杷叶、佩兰、藿香、海蛤壳、海藻、浙贝母。

(五)脾肾两虚证

症状:两目昏暗,甚则失明,面色萎白,口干咽燥,腰膝酸软,倦怠乏力,或形寒肢冷,或面浮肢肿。舌淡嫩或淡紫而胖,苔白腻,脉沉细无力。

治法:温阳益阴,健脾益肾。

方药:金匮肾气丸加减。

生熟地黄各 30 g,山萸肉 15 g,山药 15 g,茯苓 15 g,牡丹皮 15 g,泽泻 15 g,炮附子 6g,肉桂 3g,黄芪 25 g,玄参 20 g,苍术 15 g,丹参 20 g,木贼草 15 g,菊花 15 g。

加减:脾虚湿重,头重如裹,脘痞纳呆,便清者加苍术、白术、茯苓、薏苡仁、枳壳。肾阴虚甚者加女贞子、旱莲草、熟地黄、何首乌、石斛。

总体来看,病变早期病情较缓,眼底改变多为血管变形,出血较轻,即使出血也多量少部位深,因此治疗不急于止血,而应重治其本,或养阴或清热,但本着未病先防的思想可适当佐用化瘀之品,以标本兼治。病变中期,其眼底出血较为多见,且多为新生血管,治应以凉血止血为主,待出血止后及时益气化瘀,使血脉通畅,慎用活血力强的药物,以免活血不当造成新的出血。病变后期多血止留瘀,病本却多阴阳两虚,治标既要养阴复旧,又要活血化瘀。

三、文献综述

糖尿病对眼睛的影响很大,糖尿病视网膜病变(diabeticretinopathy,DR)是糖尿病最常见和严重的微血管并发症之一。研究发现,DR 的发生率在糖尿病发病 5 年时为 25% ,15 年后可高达 75% ~ 80% 。中医学对糖尿病的认识已有悠久历史,在大量的中医文献中记载了有关糖尿病并发视网膜病变的病因病机、治则治法、处方用药及预防调护等丰富宝贵的资料。现综述如下。

涂良任根据患者的全身情况,辨证类型和所采用的治则方药如下:①气阴两虚型:症见自觉视矇,口干,神疲,头晕,心悸,脉细数,舌质红苔薄白。眼底检查可见视盘色淡红,血管变细,网膜见出血及微血管瘤。治以益气养阴佐以化瘀止血,方用生脉散加减。②虚火伤络:眼症如前,兼有口渴,烦躁,潮热,盗汗,舌红少苔,脉细数。治以清热养阴,凉血止血,方用宁血汤加减。③气虚血瘀:眼症如前,兼见头晕,神疲,食少,舌淡红,边有瘀斑,脉细或涩。治以益气活血,方用补中益气汤加减。④肝肾不足:患消渴日久,自觉视矇,眼前似有黑影飘移,眼底出血基本吸收或见微血管瘤及点状出血,全身见腰膝疲软,健忘失眠,舌淡,脉沉细。治以滋补肝肾,方用六味地黄汤加减。加减用药主要有:视网膜病变早期选用凉血止血药,主要有白茅根、槐花等;视网膜发生增殖性病变并有玻璃体积血时加用活血祛瘀药,如大小蓟、槐花;视网膜陈旧性出血加干姜、三七、茜草等。秦裕辉等认为本病以肾阴亏虚为本,瘀血阻络为标,肾虚夹痰为本病的主要病机,贯穿于本病的全过程。因而滋肾养阴,活血通络可作为本病的治疗之法。方用熟地黄、山茱萸、山药、茯苓、泽泻、牡丹皮、沙参、麦冬、旱莲草、丹参、田七、牛膝制成胶囊。陈青山等应用益气养阴活血化瘀法治疗 DR,糖尿病历时 5～10 年出现眼底改变,病机已由阴虚内热转化为气阴两虚,由于阴血不足损及阳气,气虚血瘀,瘀血阻滞脉络而出血,出血留于玻璃体视网膜而使神光不能发越,从而出现视功能障碍。拟用生黄芪、山药、茯苓补脾肝之气,玄参、麦冬、葛根滋阴润燥兼清虚火,两者合用共达益气养阴之功;丹参功同四物活血和血,当归养血活血,两者合用祛瘀而不伤正;郁金疏肝清热,以气行血行之意;苍术健脾降血糖。李建生等认为本病以气阴两虚、阴阳俱虚为本,以血瘀为标,故治疗上宜以益气养阴,温阳活血为法。采用补肾活血方(何首乌、黄精各 15 g,石斛、淫羊藿、葛根、赤芍、川牛膝各 10 g,三七粉 2 g 等)。每日 1 剂,水煎服。1个月为 1 疗程。结果显示:对照组显效 8 例,好转 14 例,无效 21 例,治疗组显效 26 例,好转 24 例,无效 8 例。两组间疗效比较有显著性意义($P <$ 0.01),治疗组优于对照组。在治疗组 58 只眼中,33 只单纯型的显效,好转为 19 只、无效 14 只,而增殖型的显效 7 只、好转 10 只、无效 8 只,两组间比较有显著性意义($P < 0.01$),单纯型优于增殖型。包广军等用知柏地黄汤加减治疗糖尿病视网膜病变 80 例,获得较好的疗效,主要药物由知母、黄柏、牡丹皮、生地黄、云苓、山药、山萸肉、泽泻、天花粉、丹参、葛根、玄参、地龙、茺蔚子组成,每日 1 剂,水煎分 2 次服,1 个月为 1 个疗程,连续服用 3 个疗程。结果 80 例中显效 45 例,有效 26 例,无效 9 例,总有效率 88.75%。邓海先等用宁血益明丸(人参、当归、牡丹皮、枸杞子、茜草、桑叶、三七)治疗气阴两虚型糖尿病性眼底出血 126 例共 226 只眼,结果显示,在治疗眼底出血、控制血糖、增进视力等方面均有显著差别。罗松来采用滋阴清热、活血化瘀的方法治疗 DR 75 例眼底出血,药用栀子、牡丹皮、玄参、麦冬、决明子,随症加减,结果在眼底出血吸收等方面明显优于对照组。凌彼达将此病分为肝肾阴虚、血热妄行型和气阴两虚、血溢

脉外型。前者药用生地黄、菊花、枸杞子、当归、玄参、葛根等;后者药用太子参、生黄芪、生地黄、玄参等,结果眼底出血完全吸收率达75%。吴氏用黄精、山药、沙参、生地黄、麦冬、枸杞子为基本方,治疗38例55只眼(单纯型31例、增殖型24例),总有效率76.4%。张氏用降糖饮(生地黄、天花粉、知母、地骨皮、牡丹皮、生山药、草决明、菊花等),治疗50例(单纯型28眼、增殖型22眼),总有效率90%。李兵等用滋阴疏肝法以柴胡、当归、枸杞子、苍术、佛手、菟丝子、知母、生熟地黄、黄芪、天花粉、赤芍、生甘草为基本方,治疗32例,总有效率87%。秦氏用降糖明目胶囊(熟地黄、山茱萸、茯苓、泽泻、牡丹皮、丹参、沙参、麦冬、旱莲草、牛膝、三七)治疗单纯型22例44眼,血糖控制、视力改善、眼底改善有效率分别为77.3%、70.4%、75%。李氏用益气养阴化瘀合剂治疗30例,以格列齐特治疗20例对照,以视力、临床症状、眼底病理改变、血糖疗效为指标,二者有效率为91.1%、63.9%。毕氏用益气化瘀汤(黄芪、生地黄、丹参、龟甲、牛膝、赤芍、蒲公英、川芎、甘草)加减治疗24例,对照组22例以普罗碘胺注射液2 mL注射每日1次,两组治疗后总有效率分别为95.8%,54.6%,($P < 0.01$)。李氏用益气滋阴、清热化瘀的基础方(太子参、丹参、麦冬、五味子、黄芪、白芍、枸杞子、山药、牡丹皮、当归、茯苓、益母草)治疗单纯型32例60只眼。对照组20例38只眼予复方芦丁2片每日3次,维生素0.2 g每日3次。疗程3个月,治疗期间每周1次查空腹及餐后2小时血糖、糖化血红蛋白、视力、裂隙灯眼底镜,结果治疗组总有效率91.7%,对照组总有效率52.7%。

此外,目前治疗糖尿病视网膜病变某些中成药也可起到一定治疗作用,并收到很好的疗效。李辛等用复方血栓通胶囊治疗72例糖尿病视网膜病变患者,其中66例获得满意疗效,总有效率87.5%。杨宇采用芪明颗粒治疗54例糖尿病视网膜病变患者,结果患者视力提高42例,总有效率77.8%。杨建华等采用糖复明颗粒治疗非增殖期糖尿病视网膜病变

40例(80只眼),结果患者视力提高,总有效率78.75%。殷志武采用葛根素静脉滴注治疗糖尿病视网膜病变患者60例(96眼),结果总有效率93.75%。苏文博等采用脉络宁注射液(玄参、牛膝、石斛、金银花等)配合西药治疗本病49例,结果总有效率84.7%。袁超英采用血栓通注射液静点治疗早期糖尿病视网膜病变(DR)患者128例,治疗组总有效率为80.1%。

总之,糖尿病视网膜病变类似于中医学的视瞻昏渺、暴盲等,是糖尿病的常见并发症。糖尿病视网膜病变的病机是肝肾亏虚,并在此基础上出现瘀血痰结。其发生是由于阴虚燥热,耗气伤津,热灼络伤,或久病致血瘀气机不畅,血行受阻,精血不能上注于目,目中气血瘀滞,精血不得正常输布,目失濡养,邪阻目窍而致目无所见。瘀血郁遏目内经络则变生眼底微血管瘤;热迫血妄行则血不循经,溢于络外而见视网膜出血,久则血行失其常道,导致新生血管形成。本病治疗以益气养阴、滋养肝肾、活血化瘀类药为组方的核心。这可以反映出诸医家对本病基本病机的认同。

参考文献

[1]涂良任.中西医结合治疗眼科常见病[M].广州:广东人民出版社,1998:331.

[2]秦裕辉,李芳.降糖明目胶囊治疗单纯型糖尿病视网膜病变疗效观察[J].中国中医眼科杂志,1995,5(3):160-161.

[3]陈青山.益气养阴活血化瘀法治疗糖尿病视网膜病变[J].陕西中医函授,1997(5):28-29.

[4]李建生,贾宪亭,许锋.补肾活血方对老年糖尿病视网膜病血小板血栓素 B_2 等影响[J].辽宁中医杂志,1995,22(4):189-190.

[5]包广军,徐勇,侯保民.知柏地黄汤加减治疗糖尿病视网膜病变

80 例[J].国医论坛,2002,17(5):28.

[6]邓海先,吕海江,裴献省,等.宁血益明丸治疗糖尿病性眼底出血临床及实验研究[J].实用中西医结合杂志,1998,12:1086.

[7]罗松来.中西医结合治疗糖尿病性视网膜病变眼底出血75例[J].河北中西医结合杂志,1996,5(3):102.

[8]凌彼达.中西医结合治疗糖尿病眼底出血[J].北京中医,1999,18(3):17-18.

[9]李豫.自拟益气养阴化瘀通络汤治疗糖尿病性视网膜病变26例疗效观察[J].云南中医中药,2012,33(5):28-29.

[10]李辛,钱峰,刘利娟.复方血栓通胶囊治疗糖尿病视网膜病变的疗效观察[J].中国医药指南,2012,10(12):666-667.

[11]杨宇.芪明颗粒治疗糖尿病视网膜病变疗效的观察[J].求医问药(下半月刊),2012(3):359.

[12]杨建华,喻谦,廖莉.糖复明颗粒治疗非增殖期糖尿病视网膜病变的临床研究[J].北京中医药,2012,31(3):195-198.

[13]殷志武.葛根素治疗糖尿病视网膜病变的效果分析[J].中国现代医药杂志,2012,14(2):91-92.

[14]苏文博,李志悦,杨晓琴.脉络宁注射液配合西药治疗2型糖尿病合并视网膜病变疗效观察[J].陕西中医,2011,32(11):486-1487.

[15]袁超英.血栓通早期干预对糖尿病视网膜病变的疗效影响[J].中医临床研究,2012,4(12):15-16.

第十九章 糖尿病神经病变

第一节 西医治疗

一、糖尿病神经病变的分类与临床表现

糖尿病诊断后的 10 年内常有明显的临床糖尿病神经病变的发生,其发生率与病程有关。有近 60% ~90% 的患者通过神经功能详细检查,均有不同程度的神经病变,其中 30% ~40% 的患者无症状。在吸烟、大于 40 岁及血糖控制差的糖尿病患者中糖尿病神经病变的发病率更高。高血糖导致神经病变的机制复杂,但良好的血糖控制可以延缓本病的发生与进展。

(一)局部神经病变

又称单神经炎,好发于老年糖尿病患者,起病突然,伴疼痛,主要与营养神经的血管阻塞有关。常受累的神经有动眼神经、外展神经、面神经等颅神经,出现眼睑下垂、复视、斜视;累及正中神经、尺神经可发生腕管综合征;累及桡神经、股神经、大腿外侧皮神经、腓神经、足跖正中与外侧神经,可出现皮肤疼痛、麻木、感觉减退甚至感觉消失;累及单根迷走神经、坐骨神经,可导致腰痛、腿痛,以及胃痉挛、胃疼痛与胃蠕动等功能障碍。

(二)弥漫性多神经病变

1. 近端运动神经病变　也称糖尿病性肌萎缩或糖尿病性股神经病变,与慢性炎性多神经脱髓鞘病变、神经结构破坏、神经蛋白漏出引起自身免疫病变有关,主要发生在老年糖尿病患者,缓慢或突然起病,以大腿或髋部骨盆疼痛为主诉,近端肌无力,不能从坐姿站起,必须用手支撑才能站立,严重的肌萎缩可呈恶病质。

2.远端对称性多神经病变

(1)痛性神经病变 为急性(少于6个月)或慢性(持续半年以上),患者疼痛剧烈(多见于下肢),但除电生理检查可发现异常外,无阳性体征。

(2)周围感觉神经病变 四肢远端有本体觉、位置觉、振动觉、温度觉异常,患者有共济失调、走路不稳如踩棉花样,四肢远端有蚁行感,或手套、袜套样感觉,也可伴深部钝痛与痉挛样痛。

(3)周围运动神经病变 导致手指、足趾间小肌群萎缩无力。

(三)糖尿病性自主神经病变

起病潜伏、缓慢,在糖尿病确诊1年内就可以发生。主要影响心血管系统、消化系统、泌尿生殖系统、血管舒缩功能、瞳孔和汗腺等功能,临床表现多种多样。

1.心血管系统自主神经病变

(1)安静时心率加快(大于90次/分),而运动时心率不加快;

(2)卧位高血压、夜间高血压或体位性低血压;

(3)无痛性心肌梗死、猝死、难治性心力衰竭;

(4)QT间期延长综合征。

2.消化系统自主神经病变

(1)食管反流征:腹胀、胃灼热;

(2)胃轻瘫、胃麻痹、肠麻痹和麻痹性肠梗阻:恶心、呕吐、便秘;

(3)肠激惹:腹泻甚至大便失禁;

(4)腹泻与便秘交替出现。

3.泌尿生殖系统自主神经病变

(1)膀胱功能紊乱:尿潴留、尿失禁;

(2)骶神经自主神经病变的男性可有阳痿或早泄。

4.汗腺与周围血管

(1)出汗异常:下肢皮肤干、凉、无汗,而上身大量出汗;

(2)血管的舒张与收缩幅度减少,血管运动紧张性减弱;

(3)周围皮肤动、静脉分流开放,血流量增加,静脉及毛细血管床扩张,压力升高,周围皮肤水肿。

5.瞳孔 瞳孔缩小,对光反射迟钝或消失。

6.对代谢的影响 对低血糖感知减退或无反应,自行从低血糖中恢复的过程延长。

二、发病机制

糖尿病神经病变与神经内膜微血管病变导致神经营养障碍有关。主要有以下几种学说。

(一)山梨醇(或多元醇)通路学说

血糖升高时,位于神经膜细胞内的醛糖还原酶活性增强,当葡萄糖进入细胞后被醛糖还原酶还原为山梨醇,然后被山梨醇脱氢酶氧化为果糖,使山梨醇和果糖聚集造成神经细胞内和神经纤维索内渗透压增高、Na^+ 潴留、K^+ 丢失、ATP 含量减少和活性降低等导致神经膜细胞髓损害和轴索水肿、变性和坏死。

(二)肌醇减少学说

肌醇是组成磷脂酰肌醇和神经髓鞘组织的组成成分,高血糖可竞争性地抑制神经组织摄取肌醇,使神经组织肌醇浓度降低。当肌醇减少时可使磷脂酰肌醇降低、Na^+,K^+ – ATP 酶活性降低、功能失常并造成轴索髓鞘结构损伤。

(三)组织蛋白糖基化学说

血糖升高时通过非酶糖化作用使神经细胞内外的蛋白质糖化,此种糖化产物大量堆积导致组织、血管、神经膜细胞和轴索的微丝微管的功能和结构异常改变。

(四)血管间缺血缺氧

由于高血糖可使 PAS 阳性物质沉积,病理可见神经滋养血管和小动脉管壁增厚,管壁变窄,血小板聚集造成血栓形成,导致缺血性病变。多累及神经束、神经纤维而表现为单一神经病变或多发性单一神经病变。电镜下可见微血管病变,毛细血管内皮细胞增生、基底膜增厚、饮液小泡增加和血管通透性改变。实验性动物模型检测证明有微循环障碍,神经内膜低氧或缺氧可导致磷酸肌酶降低,乳酸含量增加,氧分压下降,致使血流减慢,加重广泛低氧或缺氧,是造成多发性对称性神经纤维轴索髓鞘变性因素之一。

三、糖尿病神经病变的治疗

治疗的目标为缓解症状及预防神经病变的进展与恶化。

(一)病因治疗

1. 纠正高血糖、高血压、血脂紊乱及其他治疗 积极控制高血糖,使用血管紧张素转换酶抑制剂、钙通道阻滞剂等降血压药,根据情况使用调血脂药、阿司匹林、抗氧化剂(维生素 E、维生素 C)等综合治疗均有益于纠正糖尿病神经病变的多种病理生理异常。已有严重神经病变的糖尿病患者,应采用胰岛素治疗。

2. 神经营养素 如维生素 B_1、维生素 B_{12}、甲基维生素 B_{12} 等。

3. 改善神经微循环 如丹参、川芎嗪、葛根素、山莨菪碱和前列腺素 E_2 脂质体等。

(二)对症治疗

1. 止痛 利多卡因、丙咪嗪、曲马多、左旋苯丙胺、卡马西平、苯妥英钠、硝西泮。胰岛素泵强化治疗:于 2 周内多可缓解疼痛。降钙素皮下注射(100 IU/d)连续 2 周,1/3 的患者疼痛可完全消失。外涂辣椒素膏,开始时疼痛可稍加重,但2~3周后即可缓解疼痛。

2.直立性低血压　睡觉时抬高枕头,缓慢地变换姿势。下肢用弹力绷带加压包扎或穿弹力袜增加外周阻力以提高血压,严重者可口服泼尼松5 mg/d,并禁用外周血管扩张剂,降压药剂量调整以立位血压为准。

3.胃肠道症状

(1)胃肠麻痹　少食多餐,食物宜少渣低脂,口服胃复安、多潘立酮、莫沙必利等。

(2)腹泻　口服甲硝唑及抗生素。

(3)便失禁　阿托品、苯乙哌啶止泻,生物反馈技术。

(4)胆酸吸收不良　考来烯胺、洛哌丁胺、可乐定或生长抑素,不吃含粗纤维、谷胶及大量麸质的谷类。

4.尿潴留　甲基卡巴胆碱、α受体阻滞剂,有严重尿潴留的患者可通过外科手术膀胱造瘘。

5.肌无力　加强肌力训练,足畸形者可穿矫形鞋。

6.感觉缺如或减退　应远离火源、热源,注意足部日常自我保健。

第二节　中医治疗

【糖尿病周围神经病变】

糖尿病(DM)已成为威胁人类健康的主要疾病之一,近年来发病率有所增加,其中糖尿病神经病变是糖尿病较常见的慢性并发症,发病率日趋增高,糖尿病周围神经病变(DPN)是最常见的慢性并发症之一,发病率可高达47%~91%,为主要致残因素,并可导致其他严重并发症,严重影响患者生活和生存质量。目前临床上无特效治疗方法,此病起病缓慢,隐匿性强,症状逐渐加重,不易逆转。其发病机制未完全阐明,亦无特效根治药物,许多西药因其不良反应而无法大量推广应用。而中医药在整体观念和辨证论治指导下,辨病和辨证有机结合可充分发挥多途径、多靶点、不良反应小的优势,具有重要临床意义和社会效益。

一、病因病机

中医学古典医籍有关对糖尿病(消渴)病因病机认识的记载可谓早、多、深,但周围神经病变作为其中最常见的并发症,并没有太多的阐述。隋代巢元方对糖尿病并发症的原因作了总括,他认为:"小便利,利多不能调养五脏,脏衰而生诸病。"《丹溪心法》载消肾,"肾虚受之,腿膝枯细,骨节酸疼"。《普济方》曰:"肾消口干,眼涩阴痿,手足烦疼"。《王旭高医案》载一消渴病例,"十余年来,常服滋阴降火……近加手足麻木,血不能灌溉四末,暗藏类中之机。"糖尿病性周围神经病变属中医学痹证或痿证的范畴,近年来中医对该病病因病机的探讨及临床治疗均取得一定的进展。总的认为,该病乃因消渴日久,耗伤正气,阴阳气血、脏腑受损,不荣则痛且痿;另久病入络,痰瘀痹阻则痛。其病机主要有瘀血阻络、脾虚气弱、阴虚燥热、肾气亏虚和肝风入络,主要涉及肝、脾、肾三脏,以气虚、阴虚或气阴两虚为本,兼有瘀血痰浊为标。对糖尿病周围神经病变的基本病机分析如下。

(一)瘀血阻络

《血证论》有"血渴"的记载,阐述了瘀血为消渴的病机。"瘀血发渴者,水津之气根于肾水……有瘀血者,则气为血阻,不得上升,水津因不能随气上布"。瘀血不仅是糖尿病的病变产物,还是糖尿病及其并发症的病变基础。久病入络,血行不畅,气血不能通达四肢,肌肉筋脉失养,就会出现肢体麻木疼痛、拘急不适的症状。

(二)脾虚气弱

早在《素问·奇病论》中就提出了"脾瘅"的病名,明代周之干提出了

"脾阴不足"之说,论述消渴的病机。脾失健运,气血化源不足,肌肉宗筋失养;脾虚气弱,气虚血滞;脾不健运,津液为湿为痰,阻滞经络,均可导致肢体顽麻不仁、感觉异常。

（三）阴虚燥热

其阴虚燥热是糖尿病的基本病机,也是痛性并发症产生的原因。《临证指难医案》指出"三消一证……不越阴亏阳亢,津涸热淫而已"。阴虚燥热,耗气灼津,津血同源,津亏血虚,血愈虚则愈瘀,愈瘀则愈虚。两者交相为患,终致阳气不得敷布,津血不得荣畅,而使肢体或麻或痛。

（四）肾气亏虚

《灵枢·本脏》篇载:"肾脆,则善病消瘅。"素体肾虚或糖尿病失于控制,迁延及肾,损及真阴,阴损及阳。张景岳曰:"阳不布气则水精不布,水不得布则有降无升……以致泉源不滋,天壤枯涸者,是皆真阴不足,火亏于下之消证也。"消渴发展到严重阶段,阳气不达四末,真阴失养筋肉,不仅有麻痛不仁、足膝痿弱不用等神经病变症状,必兼及其他脏腑损伤,多种并发症并现于一身。

（五）肝风入络

糖尿病燥热内盛,灼伤气津、炼液为痰,精不化气、气不行血,病及肝肾。肝体不足,肝用有余,即叶天士所谓"脏真日涸,阳化内风"。肝风夹瘀夹痰入中脉络,表现为麻木、为刺痛、为拘挛、为牵掣。王旭高言"肝风一证,虽多上冒巅顶,亦有旁走四肢者。上冒者,阳亢居多;旁走者,血虚为甚耳"。

（六）瘀血络损

《临证指南医案》云:"数月久延,气分已入血分""百日久恙,到络必伤""经年宿病,病必在络""久痛必入络,气血不行""络脉瘀闭,不通则痛",糖尿病周围神经病变发病特点及临床表现(四肢末端麻木、疼痛),具有久、瘀、顽、杂的特点,故瘀血络损为其病机之一。

二、辨证论治

（一）气阴两虚证

症状：以肢端尤其下肢发麻，或有蚁行感、过电感、酸胀感，双下肢软弱无力，神疲困倦，口咽干燥，舌红苔薄为主证。兼瘀血者多有疼痛，大多痛如针刺，唇色紫暗。

治法：益气养阴。

方药：生脉散加减。

太子参 25 g，麦冬 15 g，五味子 15 g，白术 10 g，黄芪 15 g，枸杞子 15 g，葛根 20 g，芦根 20 g。水煎服，日一剂。

气阴两虚，失于推动及滋养是本证的基本病机。气虚失于推动，则见四肢软弱无力，神疲困倦。阴虚不化津液，清窍失于滋养，故口干咽燥；若阴虚经络失养而动风，则可见肢体发麻，或有蚁行感、过电感、酸胀感。气虚血行无力则瘀滞，阴虚无水行舟则血阻，故患者可有刺痛、唇色紫暗。方中以太子参、白术、黄芪补气，气足则推动有力，且可化阴为液以润口咽；麦冬、枸杞子滋阴，配五味子酸甘化阴，使经脉得以滋养；葛根、五味子生津养液，津液充足则有水船行，并使清窍得润而不枯竭干燥。全方以益气养阴为主，兼生津润燥，达到气足瘀散、水满船行的目的。

加减：本方最适合于气阴两虚为主，风动轻微，瘀血不显者。如风气已动，肢体发麻明显，可加防风 10 g，石菖蒲 10 g 祛风通络；若不效，加当归 10 g，白芍 15 g 以养血息风，且可柔肝，盖阴亏则血无所化，血虚不养经络。若酸胀，多兼络气不畅，加川芎 10 g 行络中之气，加枳壳 10 g，理气消胀。兼瘀血疼痛，加延胡索 15 g，郁金 10 g 以活血止痛。

（二）瘀血阻络证

症状：肢体麻木疼痛呈针刺样、烧灼样，痛位固定不移，夜间加重。或伴肌肤甲错，皮肤瘀点瘀斑，舌暗红，脉细涩。

治法：活血化瘀。

方药:桃红四物汤加味。

生地黄 30 g,赤芍 15 g,红花 9 g,没药 6 g,当归 15 g,延胡索 12 g,苏木 6 g,鸡血藤 30 g,三七 3 g,丹参 30 g,桃仁 10 g,川芎 15 g。水煎服,日一剂。

瘀血阻滞,经络不通是本证的基本病机。叶天士提出"久病入络""久痛入络"的观点,在《临证指南医案》中云:"数月久延,气分已入血分""百日久恙,血络必伤""经年宿病,病必在络""久痛必入络,气血不行""络脉瘀闭,不通则痛",瘀血阻滞,肌肤失于营血的滋养,故肌肤甲错,皮肤瘀点瘀斑,舌暗红,脉涩。因气为血帅,血为气母,方中以延胡索辛温活血、理气止痛,配以苏木、鸡血藤、红花、丹参、桃仁、没药增强活血化瘀之力,合赤芍、三七又可助活血止痛之力,用当归、生地黄意在活血的同时佐以养血,以达祛瘀生新之功。

加减:本方适用于瘀血阻络而以疼痛为主要表现者。若疼痛较重,以致夜不能眠,加罂粟壳 15 g 加强止痛之功,中病则止,不可久服。肢体麻木者,加白芥子 15 g,僵蚕 10 g 以化痰通痹,酸胀者加枳壳 10 g 行气消痰,络脉风动者,加当归 10 g 养血润络,防风 10 g,白芍 15 g 息风通络,兼气虚者加黄芪 20 g 以益气行血。

(三)气血亏虚证

症状:四肢麻木疼痛,抬举无力,可见面色萎黄无华,唇甲淡白,多汗或少汗,神疲倦怠,心慌气短头晕,舌质淡苔白,脉细弱。

治法:调补气血。

方药:八珍汤加减。

太子参 15 g,白术 10 g,茯苓 10 g,甘草 3 g,川芎 10 g,当归 10 g,熟地黄 15 g,白芍 10 g 丹参 15 g,山药 10 g。水煎服,日一剂。

气虚血亏,经络失于濡润与滋养是本证的基本病机。或素体亏虚,或久病耗伤气血,血虚不荣则麻木不仁,不荣亦痛,气虚失于推动,见四肢无力,面色萎黄,出汗,神疲倦怠;唇甲淡白、心慌、头晕皆为血虚所致,舌质淡,苔白,脉细弱正是气血亏虚的表现。方中太子参、白术、茯苓、甘草补气健脾,使气足则推动蒸化有力,脾健则气血生化有源;川芎、当归、熟地黄、白芍、丹参养血和营,使营血冲和,络道滑利,山药肺脾肾皆补,气血两兼。

加减:本方适用于气血亏虚较明显,而麻木疼痛较轻者。麻木明显,常兼痰兼风,宜加僵蚕 10 g 祛痰通络,防风 10 g 缓络祛风,气虚较重,加黄芪 20 g 以补气升提,血虚明显者加阿胶 10 g、山萸肉 10 g 加强补血生血之效。大便稀溏者加薏苡仁健脾利湿,泽泻 15 g 淡渗利湿,失眠者加炒枣仁 30 g 养心和营安神。

（四）肝肾亏虚证

症状:四肢麻木或酸痛,或有颤抖,步履跟跄,伴腰酸腿软,头目眩晕,爪甲枯脆,齿摇发脱,舌红少苔,脉沉细。

治法:补肝益肾,宣痹和络。

方药:虎潜丸加减。

龟甲 10 g,黄柏 10 g,知母 10 g,熟地黄 12 g,当归 10 g,白芍 15 g,锁阳 10 g,木瓜 30 g,狗骨 12 g,狗脊 15 g,牛膝 15 g。水煎服,日一剂。

肝肾阴虚是本证的基本病机。肝肾阴虚,经络失于濡润,引动内风,故四肢麻木,不荣则痛,可见酸痛;腰为肾之府,肾阴虚不荣腰膝,则见腰酸腿软,肾虚清窍失养,故头目眩晕,肝阴虚不荣爪甲,故爪甲枯脆。本方用熟地黄、当归、白芍、龟甲、牛膝滋养肝肾之阴,锁阳、狗脊填精益髓,亦有阳中求阴之效。狗骨壮腰膝,黄柏、知母滋阴清热。

加减:本方适用于肝肾亏虚,虚热内灼而无明显瘀血者。若上肢麻木明显,加片姜黄 15 g,作用偏上,并加桑枝 20 g、防风 15 g 通络息风。大便干者,加火麻仁、郁李仁以润肠通便。五心烦热者加栀子 10 g、竹叶心 10 g 清心凉营。

三、文献综述

糖尿病(DM)已成为威胁人类健康的主要疾病之一,近年来发病率有所增加,其中糖尿病神经病变是糖尿病较常见的慢性并发症,主要为周围神经病变、自主神经损害,其次也可见到颅神经损害和脊髓损害、脑损害等。其中糖尿病周围神经病变(diabetic peripheral neuropathy,DPN)是最常见的慢性并发症和主要致残因素之一,常常先于糖尿病症状而发生。由于其发病机制未能完全阐明,所以亦无确实有效的治疗药物,西医除控制血糖外,多采用 B 族维生素、血管扩张剂、镇痛药等对症治疗,随着糖尿病慢性并发症基础研究的进展,针对其发病机制的醛糖还原酶抑制剂、蛋白非酶糖化抑制剂取得了较好的实验结果,但因不良反应太大,临床无法推广使用。近年来中医在治疗糖尿病周围神经病变方面进行了各种研究,并取得了较好的疗效,现综述如下。

1. 对 DPN 病因病机的认识　中医学并无明确提出糖尿病周围神经病变(DPN)这一病名,但历代医家对此病有一定的阐述和认识。本病可归属于中医学的"痿证""不仁""痹证""血痹""麻木"等范畴。近年来,众多医家根据自己的临床经验,从不同的角度来对其进行研究,虽然各个医家出发点不尽相同,但都认为本病为消渴病程日久,阴损及阳,致气血阴阳亏虚失调,虚实夹杂,最终导致瘀血阻滞,脉络痹阻。

孔青等认为 DPN 可归于"络病"范畴中,本病是在消渴病基础上发展起来的,阴虚燥热是发病之本,痰瘀阻络、络脉损伤是病理基础,当病邪侵袭络脉伤及络气,使络气郁滞导致津血互换障碍,津凝为痰,血滞为瘀,痰瘀作为病变产物阻滞络脉,形成痰瘀阻络。许传华等认为发病多为糖尿病中晚期的慢性并发症,证候复杂,但病机以脾肾阳虚为主,并根据临床实际分期辨证论治,灵活化裁,效果显著。于世家教授认为,本病多由于消渴病病程日久,素体阴虚,饮食不节,复因情志失调,劳欲过度所致,以阴虚为本、燥热为标,然而气阴两虚以及阴阳俱虚为其病机特点,阴虚燥热贯穿整个消渴发病病程,此外血瘀致脉络不畅,痰湿、痰瘀互结也为相当重要的发病机制。赵进喜教授认为其发病与消渴病日久,伤阴耗气,气阴两虚甚至阴阳俱虚,气虚血瘀,脉络痹阻,因气血亏虚不能濡养四肢,脉络痹阻则阳气不能布达四末,以及病程日久则损伤肝肾,肝肾亏虚,筋骨失养有关。赵秉祥认为本病主要病因是五脏柔弱,其次病因为六淫外袭,饮食劳损,七情内伤,气滞、痰凝、血瘀致络脉痹阻不通为其病变基础。

2. 辨证论治 中医的核心理念就在于辨证论治和整体观念,两者密不可分,缺一不可。对本病的辨证不仅仅要把握各个脏腑的病变,还要把握疾病各个阶段的演变过程。目前医家对本病辨证分为分型辨证、分期辨证以及分期与分型相结合的辨证。黄江荣等将 DPN 分为三型:痰瘀阻络,阳虚寒凝,脾虚络阻。分别以苓桂术甘汤合桃红四物汤化裁、桂附八味丸合血府逐瘀汤化裁、桂附理中汤或补中益气汤合桃红四物汤化裁。方弟晋将本病进行分型辨证:①脾肾阳虚型予金匮肾气汤加减;②气血不足型予黄芪桂枝五物汤加减;③阴虚血瘀型予血府逐瘀汤加减治疗。吕仁和教授认为治疗糖尿病及其并发症可应用"六对论治",即对症论治、对症辨证论治、对症辨病与辨证相结合论治、对病论治、对病辨证论治、对病分期辨证论治,并将本病分为四型:①气血亏虚,予以调补气血之法;②气滞血瘀,予以益气活血通络之法;③肝肾亏虚,予以补肝益肾、宣痹和络之法;④湿热阻络,予以清热利湿、活血通络之法。姜爱莉认为DPN 的辨证论治要注重标本兼治,攻补兼施,故将本病分成了三种证型:气阴两虚、脉络失养;肝肾阴虚、血瘀风动;脾肾阳虚、痰瘀互结。李萍采用益气养阴活血通络汤(黄芪 30 g,党参 30 g,丹参 30 g,鸡血藤 30 g,白芍 30 g,山药 30 g,川芎 10 g,当归 10 g,地龙 10 g,苍术 10 g,葛根 20 g,牛膝 20 g,玄参 20 g,甘草 10 g)治疗 80 例,结果显效 25 例,有效 51 例,无效 4 例,总有效率 95%。王秀芝自拟仙藤活络饮(生黄芪 30～60 g,生地黄

15～30 g,鸡血藤30 g,威灵仙12 g,赤芍15 g,苏木15 g,白术10～30 g,川芎12～15 g,当归15～20 g,丹参15～30 g,蜈蚣2～3条,白芥子9～15 g,徐长卿40 g,葛根15～30 g)。治疗30例,结果显效19例,有效9例,无效2例,总有效率90%。对照组显效10例,有效4例,无效16例。治疗组与对照组比较疗效有显著性差异。吕勇辉拟降糖通络汤(黄芪25～60 g,红参15 g,麦冬15 g,山萸肉15 g,沙参15 g,当归15 g,川芎15 g,牛膝15 g,水蛭15 g,地龙15 g,白芍30 g,鸡血藤30 g,丹参30 g,甘草12 g)治疗35例,结果显效10例,有效22例,无效3例,总有效率91.4%。对照组显效5例,有效13例,无效15例,总有效率54.6%。治疗组与对照组比较差异有高度显著性。高允珊用补阳还五汤(药用:黄芪30 g,川芎10 g,当归10 g,白芍15 g,桃仁10 g,地龙10 g)治疗70例,结果显效34例,有效27例,无效9例,总有效率为87.15%。孟洪亮自拟补肾活血汤(山药20 g,熟地黄20 g,川芎10 g,地龙10 g,牡丹皮15 g)治疗39例,结果显效12例,有效18例,无效9例,总有效率76.9%。对照组38例,显效7例,有效16例,无效15例,总有效率60.5%。两组疗效差异有显著性。林日可用益气通络除痹汤(黄芪30 g,红参10 g,炒白术15 g,淮山药15 g,桂枝15 g,川芎15 g,白芍10 g,当归10 g,甘草10 g,牛膝15 g,地龙10 g)治疗32例,结果显效13例,有效15例,无效4例,总有效率87.5%。对照组28例,显效8例,有效10例,无效10例,总有效率64.3%。两组比较差异有显著性。范红梅等自拟通痹汤(黄芪40 g,川芎10 g,地龙10 g,牛膝15 g,赤芍20 g,白芍20 g,鸡血藤20 g,玄参20 g,葛根20 g,徐长卿12 g,炙甘草6 g)治疗40例,结果显效14例,有效20例,无效6例,总有效率85%。对照组24例,无显效,有效8例,无效16例,总有效率33%。两组比较差异有显著性。张伟杰等以黄芪、威灵仙、丹参各30 g,川芎、桃仁、白芷、红花各10 g,赤芍、海桐皮各15 g,细辛5 g为主活血化瘀,佐以益气通络治疗糖尿病周围神经病变36例,显效(症状、体征消失,功能恢复正常)8例,有效26例,无效2例,总有效率94.44%。

综上所述,糖尿病周围神经病变的治疗,应在辨证治疗(滋阴、清热、益气、补肾)的基础上,突出活血化瘀通络法。中药方剂活血化瘀、益气养阴、补益肾气、息风通络治疗糖尿病周围神经病变取得了一定疗效。但是中医药治疗本病尚需要进行大规模、长时间、大样本、有对照的临床研究和实验研究,进一步阐述中医治疗糖尿病周围神经病变的可行性。

参考文献

[1]孔青,高怀林."久病入络"理论在糖尿病周围神经病变中的应用[J].河北中医药学报,2012,27(4):8.

[2]许传华,彭万年.彭万年教授糖尿病周围神经病变阳虚学说浅议[J].中医药学报,2011,39(6):50-51.

[3]霍晶晶,于世家.于世家教授治疗糖尿病周围神经病变经验介绍[J].新中医,2008,40(3):12-14.

[4]牟新,赵进喜.赵进喜教授治疗糖尿病周围神经病变经验[J].实用中医内科杂志,2005,19(6):491-492.

[5]赵秉祥.从气血论治糖尿病周围神经病变[J].辽宁中医杂志,2004,31(12):995-996.

[6]黄江荣,陈广,潘丰满,等.辨证论治配合西药治疗糖尿病周围神经病变38例[J].陕西中医,2009,30(12):1602-1603.

[7]方弟晋.辨证论治治疗糖尿病周围神经病变31例[J].陕西中医,2006,27(12):1530-1531.

[8]王越.吕仁和.用"六对论治"诊治糖尿病及其并发症的经验[J].中国医药学报,1998,13(4):46-49.

[9]姜爱莉.糖尿病周围神经病变辨治规律浅探[J].湖北中医杂志,2007,29(5):40.

[10]李萍.益气养阴活血通络汤治疗糖尿病周围神经病变80例[J].四川中医,2004,22(4):44.

[11]王秀芝.自拟仙藤活络饮治疗糖尿病周围神经病变30例临床观察[J].北京中医,2004,23(5):289-291.

[12]吕勇辉.降糖通络汤治疗糖尿病周围神经病变35例[J].中医研究,2004,17(5):42.

[13]高允珊.补阳还五汤治疗糖尿病周围神经病变70例[J].湖南中医杂志,2004,20(5):19-20.

[14]孟洪亮.自拟补肾活血汤治疗糖尿病周围神经病变39例[J].国医论坛,2004,19(5):31-32.

[15]林日可.自拟益气通络除痹汤治疗糖尿病神经病变[J].浙江中西医结合杂志,2004,14(7):445-446.

[16]范红梅,戎士玲,张庚良.自拟通痹汤治疗糖尿病周围神经病变40例临床疗效观察[J].四川中医,2004,22(8):31-32.

[17]张伟杰,邵华,王心明.活血化瘀法治疗糖尿病周围神经病变的疗效观察[J].四川中医,1990,8(11)34.

【糖尿病胃肠病变】

糖尿病胃肠病变主要包括胃肠自主神经病变引起的胃轻瘫、腹泻及便秘。临床上可有恶心、上腹部饱胀不适、呕吐、腹泻、便秘等症状或无症状,按其发病机制和临床表现可归纳到中医的消渴并发痞满、呕吐、腹胀和泄泻等范畴。糖尿病并发的胃肠病变缘于消渴病日久,失治或屡治不愈,使正气日渐耗伤,气阴两虚,阴损及阳,元气大伤,在本证侧重于脾胃虚损。此外,亦有因治疗不当而致病者。所谓治疗不当,即指在治疗消渴病时过用或久用苦寒清热或滋阴之品,导致中焦受损而致病,喻昌在《医门法律·泄泻》篇中就指出:"凡治消渴,用寒凉太过,乃至水胜火湮,犹不知反,渐成肿满不效,医之罪也。"临床这类病例并不少见,应引起医者的注意。若继续加重可因后天不养先天,元阳亏虚,而致脾肾俱病。脾虚则升降失常,胃失和降,升降失调则生脘胀呕吐和腹胀泄泻诸疾,可见脾胃为其主要病位。而脾与肾是先后天的关系,脾虚则后天不养先天,终致脾肾虚衰。其主要病机如下。

1. 脾胃虚弱　消渴病久,内耗中气,致脾胃虚弱。脾虚不能为胃行其液,胃不受纳,失其和降则恶心、呕吐;脾胃虚弱,不能运化水谷精微反化生水湿停滞,清浊不分,浑浊而下则成泄泻;若脾虚,大肠传导失职,失于濡润或传导无力则生便秘。

2. 脾肾阳虚　消渴病病本在肾,加之病久阴阳俱虚,不能温煦脾阳;或因脾胃虚弱,病久及肾,阳气不足,命门火衰而致腹泻之疾。正如张景岳在《景岳全书·泄泻》篇中所述:"肾为胃关,开窍于二阴,所以二窍之开闭,皆肾脏之所主,今肾中阳气不足则命门火衰,……阴气盛极之时令人洞泄不止也。"

3. 肝郁脾虚　此型患者多因情志抑郁或精神紧张,以致肝气郁滞,横逆犯胃克脾。胃气上逆,加之脾不健运,食停难化,胃失和降,则生呕吐、恶心、胀满;如克制脾土,运化失常,则生泄泻;若肝郁气滞,失其疏泄,传导失职,运行无力则生秘结。

4. 湿浊内阻　患者多体型肥胖或平素嗜食膏粱厚味,或素嗜饮酒,以致肠胃湿热内蕴,加之消渴病日久,脾胃易虚损,不能运化水湿,湿浊内阻,则可致大便不畅;而湿热相混,直趋而下则生泄泻诸疾。

总之本病的发病是由于糖尿病消渴日久,耗气伤阴,阴损及阳,使脾胃虚弱,受纳腐熟水谷及运化功能失常,水谷停滞,清浊不分,升降失司,上逆则反,趋下而泄;或病久致肾阳不足,命门火衰,不能温煦脾土,不能运化水谷而病发。此外肝失疏泄,克脾犯胃,亦可致脾胃失和而泄泻。但其病机仍基于脾肾,尤其是脾胃虚损,中焦功能失调为发病之本。

一、糖尿病性胃轻瘫

胃轻瘫是一种胃排空延缓的疾病,临床表现有或无胃部症状,主要表现为恶心、早饱、餐后腹胀、食欲不振、打嗝、体重减轻等。有些还可以在胃内形成粪石,以致疼痛。

我国古代的医学家确已发现了糖尿病并发胃轻瘫的临床事实,如明代孙一奎在其《赤水玄珠》一书中就记载了消渴后"⋯⋯ 一日夜小便二十余度⋯⋯味且甜⋯⋯载身不起,饮食减半,神色大瘁。"这即是说糖尿病病程久延,可出现饮食显著减少、身体枯瘦的表现。饮食减少的原因自然就是发生了胃的并发症。又论消渴"⋯⋯不能食者必传中满鼓胀"提示对糖尿病逐渐发生胃轻瘫这一过程已经具有一定的认识。明代张景岳在其《景岳全书·杂证谟·三消干渴》中也提到了"不能食而渴"的认识。对于病机,二者均无直接论述,但从其处方中可以窥视其要。如孙氏治前案,方用熟地黄为君,并用鹿角霜、山茱萸、桑螵蛸、鹿角胶、人参、茯苓、枸杞子、远志、菟丝子、山药等,其意在滋肾填精、补阳益气,实则脾肾双补。说明本方针对的病机为肾精亏虚,脾阳、肾气不足。而张景岳则用钱氏白术散倍加干姜治疗,其意在补脾气、益脾阳以促脾运化。因此其病机在脾阳、脾气亏虚而失运化。提示肾精肾阳亏虚、脾阳脾气不足,导致脾失运化,胃动力减弱,是糖尿病性胃轻瘫的重要病机。无论病位在肾在脾,其最终的临床特点都在于脾失运化。脾之运化功能是脾胃功能活动的基础,脾之升清、胃之降浊必赖脾之运化。脾失运化则胃必呆滞,出现早饱脘痞胃胀;脾不升清则五谷难化精微,食物难消;胃浊不降则逆而向上,出现恶心、呕吐等。可见脾失运化是直接引起糖尿病性胃轻瘫的基本病机,其他病机(即导致脾失运化的前行病机)如肾精亏虚、脾阳虚损等,最终都必然通过影响脾的运化功能才能导致胃轻瘫的发生。根据临床表现予以辨证论治。

（一）脾胃虚弱证

症状：以疲乏衰弱，食欲不振，体力下降，体重减轻甚至消瘦为突出表现。多伴有恶心呕吐，或脘部痞胀，四肢困倦，喜坐懒动，或兼便溏，纳食无味，面色少华。舌质淡，苔薄，脉细弱。

治法：健脾益胃，升清降浊。

方药：四君子汤加味。

红参10 g，白术15 g，茯苓15 g，甘草3 g，黄芪15 g，当归10 g，薏苡仁10 g，神曲15 g。水煎服，日一剂。

脾气亏虚，运化无力是本证的基本病机。脾失健运，水谷不化精微，则食欲不振；脾主肌肉，脾虚不养肌肉，久则体重减轻甚至消瘦；脾与胃升降相因。脾失升清，则胃不能降浊，故脘痞甚至恶心呕吐。血本水谷所化生，脾虚水谷不能化为血，渐致血虚，而致面色少华。困倦懒动，便溏，纳食无味，舌淡脉细，都是脾气虚之象。方中红参、白术、黄芪、甘草补益脾气，茯苓、薏苡仁健脾，使脾健气旺，既可生肌养肉，又可化精生血。气血相关，血旺则气有依附。当归补血生血，兼防血虚。补脾健胃消食，使胃能纳谷。

加减：本方最适合于纯虚无实之证。若衰弱不甚，可用太子参20 g代红参。恶心呕吐者，可加法半夏10 g降逆止呕；脘部痞胀者，加枳壳10 g、陈皮10 g理气降气；大便溏泻不止者，加升麻、柴胡升举清阳。

（二）胃气失和证

症状：以恶心、呕吐、上腹部不适为主症。患者多夹湿浊，伴食欲下振或不思饮食，舌苔厚或腻；偏阴虚者，多伴烧心，失眠多梦，口干，舌红少苔。常伴大便干燥或排泄不爽。

治法：理气、和胃、降逆。

方药:胜红丸加减。

法半夏 10 g,枳壳 10 g,莱菔子 15 g,莪术 10 g,青皮 10 g,竹茹 15 g,茯苓 10 g。水煎服,每日一剂。

胃气不和,气机上逆是本证的基本病机。如胃气不和日久,可影响水液的敷布,而生湿困脾;如胃郁气逆,则恶心、呕吐、上腹部不适。如已生湿邪,脾受湿困,不能运化水谷,则食欲下降甚至不思饮食,舌苔厚腻。胃属阳土,得阴自安。若胃阴不足,则胃不能降。气郁则逆,也可致恶心、呕吐,伴烧心、口干;虚热扰动心神,可有失眠多梦。胃与大肠同属阳明,二者相互影响。下之手阳明不降,上之足阳明易逆;反之上之足阳明不降,下之手阳明必滞。因此患者常有大便不通或排便不爽。方中枳壳、青皮行气理气,性喜下趋,使气顺则胃易和。胃不和常致食物消化失常,并进而加重胃气不和,莱菔子理气消滞,化除停滞于胃中之陈腐。法半夏、竹茹顺阳之性,引气下趋,降下逆气,使郁气不得上行。气滞更易致血瘀,莪术活血化瘀,既可防瘀,又可使血畅而气易顺,且能涤荡胃肠之积滞。茯苓一味意在健脾,脾健胃易顺。

加减:本方主要适合于单纯的胃郁气逆之证,且体质较强者。夹湿浊而苔厚腻者加苍术 6 g,陈皮 10 g,白豆蔻 6 g;湿郁化热而苔偏黄者,加黄连 6 g 以清热燥湿。食欲下降者,如脘部胀满,加鸡内金 10 g 以健胃消满;如脘不胀,或不思饮食者,加龙胆草 3 g,黄连 3 g 以苦味健胃。偏阴虚而舌红苔薄者,加麦冬 10 g,玄参 10 g 以养阴;烧心者,可加知母 10 g 以清胃热;失眠者,加酸枣仁 10 g 安神宁心。

(三)肝胃不和证

症状:以频繁嗳气,反胃,上腹不适,胸胁不舒,情绪不快则症状加重为主要表现。可伴紧张、焦虑或情绪低落,或伴心烦急躁,易于发怒,或失眠等。舌质淡红,苔薄,脉带弦。

治法:疏肝理气,和胃降逆。

方药:四逆散合小半夏汤加减。

柴胡 10 g,白芍 10 g,枳壳 10 g,法半夏 10 g,甘草 3 g,香附 10 g。水煎服,每日一剂。

肝气郁结,横逆犯胃,胃气上逆是本证的基本病机。肝主疏泄,主情志,性喜升喜动;胃主通降,以降为和。如肝气横逆犯胃,胃不能降,反而随肝气而上升,则出现嗳气、反胃、上腹部不适、胸胁不舒,症状随情绪而变化,都是肝气不疏的征象。如肝郁太过,郁渐生热,则心烦急躁而易怒、失眠。方中柴胡、香附疏肝理气以解除肝气之郁滞,使当升者升。白芍柔肝,以防肝气升发太过;枳壳理气,既可散肝郁,也可消胃滞。法半夏降气和胃,专抑胃之逆气,与枳壳配合,荡气降胃相得益彰。甘草调和诸药。

加减:本方最适合于肝胃气逆同见之证,其病全在气分。反胃较重者,可加竹茹 15 g 以助降胃逆,上腹不适者,可加陈皮 6 g,莱菔子 15 g 以行气理胃。紧张、焦虑者,可加当归 10 g 以养肝血,使血足而肝有所疏。心烦急躁者,加竹叶心 6 g,栀子 10 g 清心散郁热以除烦躁。失眠者,加酸枣仁 10 g 安定心神。

(四)痰湿困脾证

症状:以稍食即饱,饭后饱满感,或上腹胀满,甚者振摇腹部时胃中辘辘有声为主症。可伴四肢倦乏、困重,朦胧嗜睡,或食少纳差,纳食无味,大便溏泄,也可干燥难解,舌质淡,苔厚腻,脉濡。

治法:除湿化痰,醒脾和胃。

方药:藿朴夏苓汤加减。

藿香 10 g,厚朴 6 g,法半夏 10 g,茯苓 15 g,陈皮 10 g,枳壳 10 g,椒目 6 g,白豆蔻 6 g。水煎服,每日一剂。

痰湿困阻,脾失运化,水湿内停是本证的基本病机。如脾失运化水湿,饮入之物停滞于胃,则化而为饮。痰饮聚而不去而致上腹胀满,甚者振摇腹部时胃中辘辘有声;脾既呆滞,不能运化水谷;胃又为痰饮所据占,故稍食即饱。脾主四肢,故可见四肢困重;脾主升清,湿困脾阳,脾不升发,故朦胧嗜睡;脾失运化而有食少纳差或纳食无味;脾不运湿则便溏泄;痰浊困脾则便干难解。舌质淡,苔厚腻,脉濡,均为痰湿困阻之象。方中法半夏、陈皮重在化痰,痰饮得化,脾滞方有解除之机,并使胃仓有纳谷之空。藿香、厚朴、白豆蔻重在芳化燥湿,并能醒脾,使湿燥脾醒,脾运得复,则痰饮无所化生。仿己椒苈黄丸之意,方中加用椒目,可荡涤胃中聚饮,使饮从便出。茯苓健脾,复其正气。枳壳行气,使气顺而津液流通,浊饮不聚。

加减:本方最适合于湿浊困脾,痰饮停聚,脾失健运之证。若无显著停饮之象,可去椒目;但若饮停顽重,椒目一味攻之不去,或又兼大便不通者,可加牵牛子6~10 g,研为粉末,分次冲服。因其性猛,有推墙倒壁之功,体弱者慎用。若稍食即饱,或餐后饱满不化者,可加莱菔子15 g,鸡内金10 g,后者烘脆研服,以健胃而助纳食。上腹胀满难减者,枳壳可增至20 g,或加青皮15 g以破气除满;若仍不能减,多夹瘀血,加三棱15 g,莪术15 g以破气消瘀。胃中辘辘有声,舌淡苔白者,可取"温药和之"之意,加桂枝10 g以温化痰饮。四肢困重,应加重芳化,加佩兰10 g。

二、糖尿病腹泻

本病属于中医泄泻范畴,其基本病为久病脾虚、运化失司。若以脾气亏虚为主,常与阴虚同时并见,表现为气阴两虚。阴阳互根,阴损久可及阳;阳为气之极,气损极即为阳损,进而演变为脾肾阳虚。脾主运化水湿。脾虚失运则水湿内停,若壅遏不散,酿化为湿热。肝喜条畅,若脾为湿困,土壅木遏,则肝郁不疏。从整体上来看,本病以虚为主,也有不少本虚标实、虚实互见者;病势可缓可急,又常常急中有缓,缓中寓急。病位主要在脾,涉及肝肾。分型与证治如下。

(一)气阴两虚证

症状:以腹泻,每日数次至十数次,甚者大便失禁,伴疲乏无力,纳食无味,口干饮水,舌质红,苔薄为主症。可伴手足心热,面部潮红,排便不爽。脉细弱。

治法:健脾益气,滋阴涩肠。

方药:真人养脏汤加减。

人参6 g,白术15 g,茯苓15 g,白芍15 g,知母10 g,甘草3 g,肉豆蔻10 g,诃子15 g,罂粟壳15 g,赤石脂30 g,木香10 g,五味子10 g。水煎服,每日一剂。

脾气亏虚,阴液不足是本证的基本病机。如脾气亏虚,水湿不运,湿浊直趋向下,故腹泻反复发作,甚者大便失禁。脾虚无力推动则疲乏无力;脾虚不能运化水谷精微则纳食无味。消渴本阴虚,泻下伤津阴更损。阴虚津液不能上承则口干饮水;阴虚不能制阳,内生虚热,故手足心热,面部潮红;阴虚肠道失润则排便不爽。舌质红、苔薄、脉细弱,为阴虚气弱之象。方中人参、白术、茯苓、甘草益气健脾,脾气足则能运化水湿;脾运健则能化水谷、散精微。白芍、五味子滋阴增液,使阴足能载气、滋养肠道;白芍尚可柔肝,使木疏土;知母清虚热而不伤阴。肉豆蔻、诃子、罂粟壳、赤石脂均为收敛固涩、约束肠道之品,为治标救急之用,古云:"泻下之余定无完气",故也有间接护气的作用。木香专主行气,既防过补之壅,也防过敛之摄。

加减:本方最适合于纯虚无实之证。气虚较轻、病不甚重者,可去人参,加太子参30 g。若气虚下陷,甚而泻下肛坠者,加黄芪30 g补益中气,升气举陷,并配升麻9 g、柴胡9 g助之;并加枳壳10 g行气降浊,助清气上升。大便失禁者,加五倍子10 g加强固摄收敛之功。纳食无味,加黄连3 g苦味健胃醒脾。口干饮水,加葛根15 g,既能升清以助止泻,又能生津养液以止口干,对偏有虚热象者尤宜。

(二)脾肾阳虚证

症状:以腹泻清稀,甚者如水,或泻下之物如膏如脂,反复发作,久不能止,伴四肢厥冷,畏寒多衣,喜热饮食,舌质淡,苔薄白,脉弱为主症。可伴大便失禁,或久泄脱肛或五更泄泻,或阳痿,小便清冷。

治法:温补脾肾,佐以固摄止泻。

方药:理中汤、四神丸合方加减。

人参10 g,干姜6 g,白术15 g,甘草6 g,补骨脂10 g,吴茱萸10 g,肉豆蔻15 g,五味子10 g,赤石脂20 g,灶心土15 g。水煎服,每日一剂。

脾肾阳虚是本证的基本病机。脾主运化,肾司二便。如脾虚不能运化水湿,肾虚不能固护大肠,水湿之邪从大肠而出,故而腹泻,粪便清稀,甚者如水,乃为阳虚之象。脾主散精。脾失运化水谷精微,精微不能敷布而下注大肠,清浊不分,故而泻下之物如膏脂。肾阳为一身阳气之根本;脾主四末,脾阳根于肾阳。脾肾阳气俱亏,故畏寒多衣,四肢厥冷。脾与胃相表里,脾阳亏虚则胃中寒,故喜热饮食。久泻虚阳下陷,故而脱肛。大便失禁、五更腹泻、阳痿、小便清冷及舌淡苔薄白、脉弱,均为脾肾阳气亏虚失温失化之象。方中干姜温补脾阳,消散中寒;人参补元气、益元阳,古谓其为补元阳第一要品,而元阳为一身阳气之根本;并能补脾益气,与白术、甘草共补脾气,使脾气脾阳健旺则运化有力。补骨脂、肉豆蔻补肾助阳,吴茱萸、肉豆蔻、五味子均能收涩大肠,固护精微。赤石脂、灶心土温脾摄肠,使脾阳不耗。

加减:本方最适合于本证以澄澈清冷为主要表现而寒冷之象并不突出者。腹泻清稀如水而泻下量多者,宜急开支流,澄源截流,加茯苓15 g,猪苓15 g,薏苡仁15 g,使水湿自小便而去。泻下有膏脂者,加山楂15 g,鸡内金10 g健脾消脂。单纯四肢厥冷者,加桂枝10 g通阳以暖四末,并助干姜暖脾阳。同时畏寒多衣者,再加熟附子10 g以温暖脾肾阳气,与姜桂共散寒邪。喜热饮突出,食冷即泻者,干姜加至10 g。大便失禁,加五倍子15 g,石榴皮10 g敛涩大肠。久泻脱肛,加黄芪30 g益气升阳,并增加温脾暖中药味之剂量。

（三）湿热困脾证

症状：以腹泻后重，便意急迫，粪便发臭，或有肛门灼热，腹部隐痛，舌苔黄腻为主症。可见头身困重，脘部痞满，脉濡或偏数。

治法：制水化湿，运脾清热。

方药：胃苓汤合葛根芩连汤加减。

茯苓 20 g，猪苓 15 g，泽泻 15 g，白术 10 g，陈皮 10 g，苍术 10 g，厚朴 6 g，薏苡仁 15 g，葛根 15 g，黄芩 10 g，黄连 6 g，木香 10 g。水煎服，每日一剂。

水湿困脾，湿郁化热是本证的基本病机。脾为太阴，喜燥而恶湿。脾既为水湿所困，运化失职，湿郁可以化热，郁热内迫水湿外出，故泻下急迫，粪便发臭。郁热内灼，肠道络脉失和，故而腹部疼痛。若郁热随水湿下趋肛门，肛门受灼，故有灼热感。脾主肌肉。脾为湿浊所困，阳气不宣，故头身困重。舌苔黄腻为湿热困脾之象。方中以茯苓、猪苓、泽泻、白术淡利水湿，太阴湿土，得阳始运，苍术、陈皮、厚朴燥湿运脾，消散水气；薏苡仁与茯苓、白术健运脾气，使脾能散水气又能化精微。葛根一味，长于散胃肠郁热，又能生胃之津液，使诸药虽燥烈而不伤阴。黄芩、黄连清热燥湿；木香行气理气，使水道畅通。

加减：本方最适合于湿热困脾者。腹泻后重者，加枳壳 15 g 降气而助升清，有升降相因之意。便意急迫，多为郁热较重，可加黄柏 10 g，知母 10 g 助清郁热；若为久泻伤气，气不能固，则宜加黄芪 15 g 以补气。粪便发臭，加麦芽 15 g，神曲 15 g 健脾化谷以散精微。肛门灼热不解，加黄柏 10 g 以清下焦之热。腹部隐痛，加香附 10 g 理气止痛，加连翘 10 g 解郁热而护肠络。舌苔黄腻，应首重醒脾燥运，宜加白豆蔻 6 g，砂仁 6 g，甚者再加草果 6 g，草豆蔻 6 g，此时脾不厌燥。为防燥化助热，可佐栀子 6 g。头身困重，加佩兰 6 g，取其香燥升散而除湿气。

（四）肝强脾弱证

症状：以腹泻，情绪不好则发作或加重，或者情绪波动则泻，常泻势急迫,或有腹痛肠鸣,饮食欠佳,脘胁不舒等为主症,常有嗳气,喜太息,舌质淡,苔薄或腻,脉弦或濡。

治法:疏肝理气,调肝和脾。

方药:痛泻要方合柴胡疏肝散加减。

柴胡 10 g,白芍 10 g,枳壳 10 g,甘草 6 g,川芎 10 g,陈皮 10 g,白术 10 g,防风 10 g,茯苓 15 g。水煎服,每日一剂。

肝郁不舒,肝气犯脾而致肝脾不调是本证的基本病机。肝主疏泄,性喜条达,如肝郁失疏,木不疏土,脾土受约,失于运化,水气不散,误行其道而下注于肠,则发为腹泻。一旦情绪不舒,肝木暴升,木旺乘土,则腹泻发作。肝气郁滞,不通则痛,水道欠通则肠鸣。肝脉布胁肋,气郁于胁故而不舒,肝气上犯则嗳气、喜太息。脾土受郁而脾气不展,则脘部不舒;脾运失健则饮食欠佳。方中柴胡、枳壳疏肝理气而泻肝之有余,使肝气不郁则自可舒展。肝主藏血,白芍养血柔肝,川芎活血行血,使肝能藏血。陈皮理气,以治肝气伤脾。白术、茯苓健脾,使脾旺则肝不能乘,并能淡渗利湿,急开支流,利小便以实大便。气动有余便是风。防风抑肝祛风,以防风动。甘草调和诸药,又有柔肝之效。

加减:本方最适合于肝气郁结、肝木乘脾而致肝脾不调之证。泻势急迫者,可加茵陈 10 g,栀子 10 g 以抑肝缓急;也可加赤石脂 24g,取其土性,以土制水。腹痛者,加香附 10 g 疏肝理气以止痛;泻后仍腹痛者,加木香 10 g 理胃肠之气以止痛。肠鸣者乃水气不畅,加薏苡仁 15 g,泽泻 15 g 利尿行水,并兼健脾制水。饮食欠佳,加神曲 15 g 健脾消食,加黄连 6 g,以其苦味开胃健胃。脘闷不舒,加法半夏 10 g 降气;两胁不舒,可再加青皮 6 g 以助理气;苔腻者,脾湿未化,加白豆蔻 6 g,佩兰 6 g 以芳燥化湿。

三、糖尿病性便秘

本病属于中医便秘的范围,其最基本的病机特点是大肠传导失职。

对于消渴病患,阴液亏虚,肠道失于滋润,最为常见。如久病气耗,推动无力,糟粕不降,亦可致大肠传导失职。故主要通过滋阴、益气来治疗糖尿病性便秘。

(一)津亏肠燥证

症状:以大便干燥,排泄不畅,甚者粪如羊屎,数日难解,舌质红,苔薄黄或无苔,脉细数为主症。可见腹部闷胀不适,或有隐痛,皮肤粗糙瘙痒,心烦失眠,性情急躁等。

治法:滋阴生津,润肠通便。

方药:五仁丸、增液汤加减。

陈皮6 g,桃仁10 g,苦杏仁10 g,柏子仁10 g,松子仁10 g,郁李仁15 g,玄参15 g,生地黄10 g,麦冬10 g,白芍10 g,当归6 g。水煎服,每日一剂。

阴津亏虚,肠失滋润,传导失职是本证的基本病机。病在阳明,阳明胃喜润恶燥,性喜通降;阳明大肠主传化糟粕,胃之通降功能及大肠的传导功能正常,有赖于津液滋润与充养。胃阴虚失于通降则大便排泄不畅;大肠津液亏虚,肠道失于滋润,故大便干燥,甚如羊屎。阴液不足则阳热内盛,故舌质红、苔薄黄甚或无苔,脉细数。胃失降浊而腑气不通,故腹部闷胀不适。脾主肌肉,肺主皮毛。脾与胃相表里,肺与大肠相表里。阳明津液亏虚,皮肤失于充养而粗糙;燥可生风,故伴瘙痒。心烦失眠、情绪急躁者,均为阳热扰动、心神失宁之故。方中玄参、生地黄、麦冬、白芍滋阴养液,补胃之阴,使胃得阴润则通降可顺;玄参、生地黄兼能清热,滋阴潜阳,使内热不旺。桃仁、苦杏仁、柏子仁、松子仁、郁李仁滋润肠燥,糟粕可降。陈皮理气,助胃腑之推动。当归养血,血旺则可化生阴津。

加减:本方最适合于阴虚肠燥、津液不足之证。大便干结如羊屎,服上方效不显著者,加玄明粉15 g以软坚散结,便排不畅,加枳壳15 g理气行气,助胃之通降。舌质红者,可加牡丹皮6 g凉血清热,也可加知母9 g

清胃热而不伤阴。舌苔薄,加玉竹10 g以养胃阴。腹部胀闷不适,便通而不减者,加槟榔10 g行大肠之气而除胀满;腹部隐痛,加木香10 g理气止痛。皮肤粗糙、瘙痒,加白术10 g,防风10 g以滋养肺脾,养肌祛风。

(二)肺脾气虚证

症状:以大便干燥,排出无力,便后疲乏,语声低弱,舌质淡,苔薄,脉弱为主症。可见食少脘痞,精神不振,易于出汗,或经常感冒。

治法:益肺健脾,补气降浊。

方药:参苓白术散加减。

太子参30 g,茯苓15 g,白术10 g,白扁豆10 g,陈皮6 g,莲子10 g,山药10 g,薏苡仁10 g,桔梗10 g,黄芪15 g,防风10 g,火麻仁15 g。水煎服,每日一剂。

肺脾气虚,大肠传导失职是本证的基本病机。肺主宣发肃降,通调水道。肺之宣降功能互为条件,肺主气,肺与大肠相表里,肺气虚,不能肃降,大肠气机失调,传化失司;脾主运化,脾气虚则运化无权,推动无力,致糟粕难出,因此,肺脾气虚而致大便干燥,排出无力。肺气虚则语声低弱。脾失运化则食少脘痞;气虚失于推动则精神不振。肺主皮毛。肺气虚失于固摄则易于出汗,肌表不固则常感冒。舌淡苔薄,脉弱均为气虚之象。方中太子参、白术重补脾气,脾气旺可助运化;黄芪、防风重补肺气,肺气足则能升清而主宣发,使水液能降,大肠得润。茯苓、薏苡仁运脾,山药、桔梗助药宣肺。脾为后天之本,再以陈皮理气,顺太阴脾土喜燥喜动之性;莲子养脾,使脾运而不伤。火麻仁为佐使,急治其标,润肠以通便。

加减:本方最适合于肺脾气虚,大肠糟粕不降者。大便干燥不效者,可加当归10 g,何首乌15 g补血养血,血旺则气畅而推动有力;排便无力或便后疲乏者,加人参10 g大补元气,元气旺则五脏气旺。肛门坠重者,中气亏虚而升举无力,取补中益气汤之意,加升麻10 g,柴胡10 g助黄芪升举清阳。若排便不尽,加枳壳15 g行气降气,浊降也有助于升清。食少者,加谷芽 10 g、麦芽 10 g 健脾开胃。脘痞者加法半夏 10 g 助胃降浊。若苔薄而舌质偏红,去陈皮、茯苓,加知母 10 g。

（三）脾肾阳虚证

症状:以久无便意,大便干燥,排出不畅,下腹拘急疼痛。喜暖怕冷,得温则减,得热则肠鸣矢气,喜食热饮,舌质淡,苔白为主症。可见四肢厥冷,或阳痿,夜尿频多,精神萎靡等,脉沉细。

治法:温补脾肾,助阳通便。

方药:济川煎、半硫丸合方加减。

当归 10 g,牛膝 15 g,肉苁蓉 15 g,升麻 10 g,枳壳 15 g,泽泻 10 g,半夏(制)10 g,硫黄(制)6 g。水煎服,每日一剂。

脾肾阳虚,肠道失于温化是本证的基本病机。肾司二便,肾阳为一身阳气之根本。肠道气机的正常运行,需要阳气的激发与推动。肾阳亏虚,大肠传导无力,则便不能排出。脾与胃相表里。脾主升清而胃主降浊,胃之降浊功能是大便通降的重要条件,脾阳虚升清无力,胃不能正常降浊,也可引起或加重便秘。阳虚生寒,寒主收引,故下腹拘急疼痛。气机得寒则凝,得温则行,故腹部喜暖怕冷,得温痛减,得热则肠鸣矢气。热饮助脾阳,故患者喜热饮。脾主四肢,故四肢厥冷。夜为阴盛之时,阳尽阴气主事,下焦气化无力,故夜尿频多。阳虚失于推动则精神萎靡。舌淡苔白、脉沉细都是脾肾阳虚之象。方中肉苁蓉、制硫黄温化脾肾阳气,使脾肾阳足,振奋大肠之气而推动糟粕下行,二者温阳通便,标本并举。当归补血养血,牛膝补肾益精,助生阳气,阴中求阳,枳壳、半夏顺阳明降浊,推动肠气;配以升麻之升清,使升降相因。泽泻流通津液,助肾通阳。

加减:本方最适合于脾肾阳虚,阳气推动无力,但虚寒之象尚不明显者。下腹拘急疼痛者,加炮姜 10 g 补脾阳。四肢厥冷,加桂枝 10 g、细辛 3 g,以温经通络,祛散寒邪,若效不显,再加干姜 6 g 以助脾阳达四末。阳痿年壮者,加仙茅 10 g,淫羊藿 10 g 以壮肾阳;年高体弱者,加菟丝子

15 g,沙苑子 15 g,紫河车 10 g 以补肾精。

（四）肝气郁结证

症状：以情绪波动则大便干燥,数日不排便;或本已大便秘结者,出现心情烦躁,情绪不稳,紧张,焦虑,忧郁等为主症。可伴失眠,嗳气,喜太息,胁肋不适,口苦,头胀头痛,食欲下降等。舌质淡或偏红,苔薄或薄黄、脉偏弦。

治法：疏肝理气,缓通大便。

方药：四逆散加味。

柴胡 10 g,白术 10 g,白芍 10 g,枳实 15 g,番泻叶 6 g,当归 10 g,青皮10 g。水煎服,每日一剂。

肝气郁结,影响大肠的排泄功能是本证的基本病机。如肝郁失疏,气机不畅,大肠腑气不行;或肝郁失于升散,胆气不降,大肠排泄不畅,也可波及肝之疏泄功能,导致疏泄失职,从而出现情绪波动、紧张、焦虑、忧郁等。若肝郁化热则心情烦躁、口苦、失眠。肝气郁而上逆,则嗳气、喜太息。胁为肝之腑,故胁肋不适。郁气上冲则头胀头痛。肝气犯胃则食欲下降。方中柴胡、枳实、青皮疏肝理气,行气降逆,使肝郁得解,疏泄复常,则气机升降顺畅;白芍柔肝,使肝气不刚;当归养血,使肝有所藏。木旺乘土,肝病易传脾,用白术健脾以防生变。番泻叶通便泻火,兼能疏肝,为治标之药。

加减：本方最适合于肝气郁结、腑气不通而渐有郁热者。大便排出不畅者,加火麻仁 15 g,郁李仁 15 g 润滑大肠。心情烦躁者,加栀子 10 g 降火而除烦,酸枣仁 10 g 养心宁神。情绪不稳,加制何首乌 10 g;加茯苓 10 g 以健脾,加莲子 10 g 以养心。失眠者,加首乌藤 15 g,合欢皮 15 g宁心安神。嗳气者,加竹茹 10 g 以降逆;胁肋不适,加香附 10 g 助疏肝理气。口苦者,加法半夏 10 g 降逆,龙胆草 6 g 和胆。头胀头痛,加夏枯草10 g,川芎 15 g 以清肝行气止痛。

四、文献综述

（一）糖尿病胃轻瘫

糖尿病性胃轻瘫是糖尿病胃肠自主神经病变常见的症状。临床表现为慢性胃炎、胃弛缓与胃潴留。典型症状为腹胀、早饱、厌食、嗳气、恶心、呕吐、体重减轻，症状通常在餐后较为严重。体检可见胃区胀满，可闻及震水音。X线检查显示胃蠕动减慢、减弱，胃扩张或弛缓，排空延迟，幽门开放等征象。胃镜检查可见胃体或胃窦部黏膜充血、水肿、糜烂。胃电图检查有胃蠕动功能减弱。糖尿病性胃轻瘫中医称为消渴病胃痞，中医辨证论治糖尿病性胃轻瘫具有明显疗效。现综述如下。

现代医家有从胃气不和来论述糖尿病胃轻瘫。胡钢把本病归属于"痞满"范畴。食积不化，胃气不和为基本病机，治疗当以行气导滞、调理胃肠为主。用青陈合剂（青皮、陈皮、枳壳、茯苓、白芍、甘草、山楂、荷叶等）有行气调中之效，现代药理研究表明，青皮、陈皮、枳壳三药均能兴奋胃肠平滑肌、缓解胃肠痉挛。衡先培认为胃气不和、气机上逆是本病的病机之一，治疗宜理气、和胃、降逆，方用胜红丸加减（法半夏 10 g，枳壳 10 g，莱菔子 15 g，莪术 10 g，青皮 10 g，竹茹 15 g，茯苓 10 g）。肝气郁结，横逆犯胃，亦可导致胃气不和，以频繁嗳气，反胃，上腹不适，胸胁不舒，情绪不快则症状加重为主要表现，治以疏肝理气，和胃降逆，方用四逆散合小半夏汤加减（柴胡 10 g，白芍 10 g，法半夏 10 g，枳壳 10 g，甘草 3 g，香附 10 g）。田宝平、胡滨认为湿热中阻可致胃气不和，方用黄芩滑石汤加味（药用黄芩、滑石、草豆蔻、厚朴、猪苓各 10 g，半夏、茯苓各 15 g）。

有从脾气虚弱来论治糖尿病性胃轻瘫。郑晓军、戴一娜以升阳益胃汤为基础方，重用黄芪（生黄芪 30 g，党参、茯苓各 15 g，白术、陈皮、半夏、泽泻各 10 g，白芍 18 g，黄连 6 g，柴胡、独活、防风各 8 g，生姜 3 片，甘草 3 g），认为糖尿病胃轻瘫的发生是由患者素体脾胃不足，久病阴津耗竭，阴虚及阳，脾胃气虚，中阳不运，湿浊中阻所致。升阳益胃汤出自《脾胃论》,为六君子汤加味而成,据现代临床研究和动物实验证实,六君子汤有明显的促胃动力的作用,对十二指肠运动也具有明显的对向调节作用。宋恩峰、张湘云、刘俊认为脾气虚弱型其症见:纳呆食少,脘腹胀满,恶心呕吐,神疲乏力,面色无华,四肢欠温,舌质淡红,苔薄白,脉细弱。治以健脾益气,和胃止呕。药用:六君子汤加减(太子参、怀山药、莲子米、白蔻仁、神曲各15 g,白术、法半夏、陈皮、茯苓、厚朴、枳壳各10 g)。梁幼雅认为胃轻瘫的基本病机是脾气虚弱,胃腑通降无力,导致食积、湿浊阻于中焦。具体可分两种证型:一型为素体嗜食肥甘厚腻,酿湿生浊,郁滞中焦,损伤脾胃,属脾胃虚弱,湿浊阻滞型;以健脾和胃,行气化湿为治则,方用(四君子汤合平胃散加减)。另一型为素体胃阴亏虚(中消),胃失和降,气滞食积阻于中焦,日久伤及脾气,脾虚运化无力,属脾虚气滞,胃阴亏虚型,治宜健脾理气,和胃养阴,方用麦门冬汤合枳术丸加减。田宝平、胡滨认为,脾胃气虚型方用七味白术散加味(药用太子参20 g,白术、茯苓、葛根各15 g,木香、藿香、陈皮、半夏、砂仁各10 g)。衡先培认为,若属纯虚无实可用四君子汤加减(红参10 g,白术10 g,茯苓15 g,甘草3 g,黄芩15 g,当归10 g,薏苡仁10 g,神曲15 g),若衰弱不甚,可用太子参20 g代红参。

有从胃阴不足来论治糖尿病性胃轻瘫。宋恩峰、张湘云、刘俊根据胃阴不足型证见口干咽燥,食后饱胀,时有干呕,呃逆,或便秘,纳差,舌红少津,苔薄黄,脉细数,治以滋阴养胃,降逆止呕。药用麦门冬汤加减:麦冬、太子参、沙参、天花粉、生地黄各15 g,石斛、白芍、姜半夏、竹茹、佛手各12 g,芦根15 g,甘草10 g。

有从虚实夹杂来论治糖尿病性胃轻瘫。王元松、吕增禄用理气降逆、健脾温胃之剂(陈皮20 g,竹茹10 g,旋覆花10 g,生姜10 g,党参15 g,代赭石30 g,薏苡仁10 g,白术10 g,白扁豆10 g,厚朴10 g,半夏10 g,甘草6 g)治疗,症状均见明显好转。衡先培等按其基本病机——脾失运化,治当运脾,然运脾之法有理气运脾、燥湿运脾、益气健脾、淡渗实脾和消食健脾等不同。结合糖尿病本身有痰湿、瘀血的特点,选择法半夏、陈皮、枳壳、莱菔子、莪术、三棱、竹茹、鸡内金、青皮、黄连为基本方,可明显提高临床治疗效果。肖万泽等用中药糖胃康(黄芪、党参、枳实、槟榔、石斛、丹参等)治疗胃轻瘫,认为其发生主要是由于消渴阴虚日久,复加饮食不节,损伤脾胃,或气滞血瘀,胃之脉络痹阻;或胃阴不足,失于濡养,降泄失常所致,多为虚实夹杂之候,治当标本兼顾,重用参、芪益气健脾,以增强胃肠之动力;枳实、厚朴为消胀除满之要药;槟榔可宣利五脏六腑壅滞。现代药理研究,枳实、槟榔可兴奋胃肠平滑肌,增强胃肠运动;石斛养胃阴,能提高胃泌素水平,增加胃的肌电活动,促进胃排空;丹参等活血通络,以改善糖尿病慢性血管、神经病变。诸药合用,共奏益气养阴、活血通络、消痞除满之功。沈祖法用振中愈瘫汤(炙黄芪 20 g,生白术 15 g,南北沙参各 15 g,石斛 10 g,天花粉 15 g,制大黄 3 g,黄连 3 g,厚朴 15 g,枳壳 10 g,大腹皮 15 g,香橼皮 15 g,沉香 3 g,降香 10 g)治疗糖尿病性胃轻瘫 57 例,有效率为 100%。另报道能改善糖尿病胃轻瘫症状并能同时缩短胃排空时间的方剂还有:旋覆代赭汤、黄芪建中汤合四逆散。朱雄雄报道加味六君子汤治疗糖尿病胃轻瘫患者,改善症状的有效率为 90.63%,其他如导滞汤、升降散、厚朴生姜甘草半夏人参汤、丁香透膈散、加减益胃汤、补气运脾汤合右归丸均能改善糖尿病胃轻瘫症状。

(二)糖尿病性腹泻

糖尿病性腹泻是糖尿病肠病的一种,临床上约有 20% 糖尿病患者有腹泻,且多为顽固性、间断性腹泻。本病属于中医泄泻范围,近代各医家有从脾气虚论治,有从脾肾两虚论治。衡先培认为其基本病机为久病脾虚,运化失司。若以脾气亏虚为主,常与阴虚同时并见,表现为气阴两虚。阴阳互根,阴损及阳,终致脾肾阳虚。脾虚不能运化水湿,水湿内停,壅遏不散,酿化为湿热。肝喜条达,若脾为湿困,土壅木遏,则肝郁不舒。分为四型论治,气阴两虚型用真人养脏汤加减(人参 6 g,白术 15 g,茯苓 15 g,白芍 15 g,知母 10 g,炙甘草 3 g,肉豆蔻 10 g,诃子 15 g,罂粟壳 15 g,赤石脂 30 g,木香 10 g,五味子 10 g);脾肾阳虚型用理中汤合四神丸加减(人参 10 g,干姜 6 g,白术 15 g,甘草 6 g,补骨脂 10 g,吴茱萸 10 g,肉豆蔻 15 g,五味子 10 g,赤石脂 20 g,灶心土 15 g);湿热困脾型用胃苓汤合葛根芩连汤加减(茯苓 20 g,猪苓 15 g,泽泻 15 g,白术 10 g,陈皮 10 g,苍术 10 g,厚朴 6 g,薏苡仁 15 g,葛根 15 g,黄芩 10 g,黄连 6 g,木香 10 g);肝郁不舒型用痛泻要方合柴胡疏肝散加减(柴胡 10 g,白芍 10 g,枳壳 10 g,甘草 6 g,川芎 10 g,陈皮 10 g,白术 10 g,防风 10 g,茯苓 15 g)。周仁义认为本病属脾虚不运,精微下趋。治宜健脾益气升清,方用补中益气汤加减(黄芪 30 g,党参 15 g,白术 12 g,升麻 6 g,柴胡 6 g,陈皮 12 g,天花粉 30 g,干姜 9 g)。曹爱梅认为本病脾气亏虚、脾阳不足,"清气在下,则生飧泄",故用桂枝人参汤益气健脾止泄,能获良效。基本方:人参 6 g,桂枝 10 g,白术 10 g,炙甘草 10 g,生姜 2 片,大枣 10 枚,当归 6 g。梁永、张妍燕、董杨颖认为脾气虚弱、中气不足贯穿于本病全过程。老年糖尿病病程较长,缠绵难愈,脾失健运,肾气不化,而致糖尿病性腹泻屡发不止,使用自拟降糖止泻饮健脾益肾止泻,基本方:党参 15 g,黄芪 20 g,山药 15 g,苍术 15 g,炒白术 10 g,木香(后下)6 g,槟榔 10 g。伴饮食欠佳加神曲 15 g,麦芽 30 g;伴胸闷、心悸加丹参 10 g,沉香(后下)5 g;伴腰痛加杜仲 15 g,续断 15 g;伴腹胀加厚朴 10 g,陈皮 6 g。方秀梅认为,"消渴""泄泻"日久,伤阴损阳,主要累及脾肾两脏,脾肾阳虚,脾虚则不能运化水谷精微,水湿停留,清浊不分,下趋大肠致泄泻;泄泻日久则脾损及肾,致下焦虚寒,关门不固,甚则滑脱不禁,食入即泻。用黄土汤温补脾肾,涩肠止泻,药用:赤石脂 60 g,干地黄、白术、炮附子、阿胶、党参、肉豆蔻各 10 g,黄芩 6 g。若气虚下陷者加升麻、柴胡、黄芪;若有脂肪泻者加鸡内金、生姜等。姜喆、梁丽娟认为本病除血瘀见证外,多见有脾肾阳虚、阴阳两虚的证候,患者多见消瘦、神疲、衰竭,泄泻水样便为主,甚者伴有脱肛、晕厥。治当温补脾肾,化瘀通络,佐以益气养阴,经验基本方为附子、炮姜、人参、白术、大黄、香附、丹参、川芎、熟地黄、当归。

（三）糖尿病性便秘

糖尿病性便秘属于中医便秘范围,其基本病机特点是:大肠传导失职。消渴日久阴液亏虚,肠道失于滋润。久病气耗,推动无力,糟粕不降,亦致大肠传导失职。故主要通过滋阴、益气来治疗糖尿病性便秘。黄永俨认为脾气、肾气不足贯穿于老年糖尿病的全过程之中,患者往往病程较长,缠绵难愈,脾失健运,肾气不化,开合失司而致便秘屡发,用降糖益脾通幽汤健脾益肾,降糖通幽,调节肠道功能,基本方中重用生白术为君药,药用:生白术30 g,党参10 g,生黄芪、肉苁蓉、女贞子、决明子各15 g,川桂枝6 g,怀山药20 g。并发冠心病加丹参10 g、降香5 g;并发肾功能不全,重用黄芪加牡丹皮、茯苓各30 g;并发高脂血症加苍术、泽泻各10 g;肝损害加炒白芍15 g,生山楂10 g。刘洪波、肖跃红认为本病为肺燥、胃热、肾虚三因相互影响,肺燥,肺津不布;胃热伤津,肠失濡润;肾虚失于固摄,小便失约,多尿分消;肾虚二便开合失司,终致肠道乏津,失于濡润、推动无力而致虚秘,属慢性便秘。采用西药加中药治疗取得良效,中药用自拟润便汤,基础方:知母12 g,黄柏12 g,玄参5 g,生地黄15 g,麦冬20 g,麻子仁12 g,厚朴10 g,苦杏仁12 g,桃仁10 g,枳壳8 g,炙甘草6 g。多饮加天花粉20 g,多食加石膏15 g,多尿加服六味地黄丸。衡先培认为本病津亏肠燥型用五仁丸、增液汤加减;劳国平认为消渴病病程较长,伤津耗气,气阴两虚,肠失濡润,传导无力,故易发生便秘;久病入络,肠络瘀阻,气津难行,更加重肠燥内积,治宜益气养阴、活血行气、润肠通便,选用自拟消渴通便汤治疗(黄芪、火麻仁、何首乌各20 g,肉苁蓉、郁李仁、生地黄、玉竹各15 g,白术12 g,桃仁10 g,陈皮6 g,大黄6~9 g)。腹胀者加枳壳、厚朴各10 g;头晕者加天麻10 g,枸杞子12 g;气虚甚者加人参10 g;阴虚明显者加麦冬 15 g,山茱萸 12 g;阴虚火旺者加知母、玄参各 12 g。

参考文献

[1]胡钢.青陈合剂治疗糖尿病性胃轻瘫35例[J].黑龙江中医药,2002(4):23.

[2]衡先陪.糖尿病性神经病变诊断与治疗[M].北京:人民卫生出版社,2002.

[3]田宝平,胡滨.中医辨证治疗糖尿病性胃轻瘫48例[J].辽宁中医杂志,2004,31(9):725-726.

[4]郑晓军,戴一娜.升阳益胃汤治疗糖尿病胃轻瘫48例[J].四川中医,2001,19(7):29-30.

[5]宋恩峰,张湘云,刘俊.辨证治疗2型糖尿病性胃轻瘫临床研究[J].中国中西医结合脾胃杂志,2000,8(4):207-208.

[6]梁幼雅.糖尿病性胃轻瘫研究概况[J].广州中医药大学学报,1999,16(3):238-240.

[7]王元松,吕增禄.中医治疗糖尿病胃轻瘫1例[J].中国中西医结合脾胃杂志,1999,7(2):86.

[8]衡先培,陈兴炎,陈爱钦,等.糖尿病性胃轻瘫病机特点与治疗方法简析[J].中医药学刊,2004,22(2):352-353.

[9]肖万泽,毕会民,薛青,等.糖胃康对糖尿病胃轻瘫的影响[J].辽宁中医杂志,2002,29(1):24-25.

[10]沈祖法.振中愈瘫汤治疗糖尿病性胃轻瘫57例[J].实用中医药杂志,1997,13(3):14.

[11]朱雄雄.加味六君子汤治疗糖尿病胃轻瘫37例[J].实用中医药杂志,1999,15(5):18-19.

［12］邵义泽.导滞汤治疗糖尿病性胃轻瘫 35 例临床观察［J］.天津中医,1997,14(1):13-14.

［13］孙维峰,孙维华,李丽娜,等.升降散治疗糖尿病性胃轻瘫 31 例［J］.安徽中医学院学报,2000,19(4):10-11.

［14］周仁义.补中益气汤治疗疑难病验案 3 则［J］.国医论坛,2004,19(3):29.

［15］曹爱梅.经方辨治糖尿病合并自主神经病变验案 5 则［J］.国医论坛.2003,18(2):8.

［16］梁永,张妍燕,董杨颖.降糖止泻饮治疗老年糖尿病性腹泻 31 例［J］.河北中医,2003,25(3):173-174.

［17］方秀梅.黄土汤加减治疗糖尿病性腹泻［J］.湖北中医杂志,2002,24(6):43.

［18］姜喆,梁丽娟.论中医治疗糖尿病慢性并发症［J］.吉林中医药,1997(1):5-6.

［19］黄永俨.中医药治疗老年 II 型糖尿病性便秘 60 例［J］.辽宁中医杂志,2002,29(1):28.

［20］刘洪波,肖跃红.自拟润便汤治疗糖尿病性便秘 97 例［J］.中医研究,2001,14(4):52-53.

［21］劳国平.消渴通便汤治疗糖尿病顽固性便秘 30 例［J］.湖北中医杂志,2001,23(10):28-29.

【糖尿病神经源性膀胱病变】

糖尿病神经源性膀胱是指糖尿病患者因自主神经病变导致膀胱平滑肌麻痹,排尿功能障碍,症状主要有排尿间隙及时间延长、淋漓不尽或排出困难,甚至可出现尿潴留及反复尿路感染、肾功能不全。糖尿病患者膀胱病变的发病率为55%左右,发病率与糖尿病病程和周围神经病变发生率及病程密切相关,根据患者的临床表现,本病大多可归入中医癃闭范围,另有少数可归入遗尿或淋证中。病位在膀胱,与脾肾关系密切,兼及与肝。小便职司属于膀胱,膀胱气化即能排泄小便。《素问·灵兰秘典论》说:"膀胱者,州都之官,津液藏焉,气化则能出矣。"《素问·宣明五气论》曰:"膀胱不利为癃,不约为遗尿。"但小便的畅通更依赖于水道之通调以及三焦气化正常,三焦中尤以肺脾之气为重。糖尿病神经源性膀胱病多见于病程长或老年体弱患者,消渴日久耗气伤液,阴损及阳,中焦气虚,下陷少腹,不能固摄小便,膀胱约束无力,而见尿意频频,淋沥不尽,甚则可见溢出性遗尿。若肾阴虚进一步发展,演变为肾精不足,精不化阳则肾阳亦虚。肝肾同源,肝失阴养则疏泄失职,导致气机瘀滞。水湿郁滞膀胱,久可酿生湿热。此外,久病入络,水停为痰。总之,本证大多属虚,可有虚中夹实。

一、病因病机

(一)阴虚燥热

消渴病多以阴虚为本,燥热为标。肾为少阴之脏,阴易亏而阳易亢,肾主水,司二便,肾阴即亏,阳热偏旺,内蒸津液,迫津外泄,则小便时溢出。

(二)脾气虚弱

《黄帝内经》认为消渴病因,主要是"五脏皆柔弱",数食甘美而多肥之物,则首先损伤脾胃之气。《黄帝内经》云:"饮入于胃,游溢精气,上归于脾,脾气散精,上归于肺,通调水道,下输膀胱,合于四时,五脏阴阳,揆度以为常也。"小便的排出有赖于气化功能正常,而"气之源头在乎脾",脾胃为气血生化之源,脾气虚弱,气虚不能固摄尿液,膀胱失约则遗尿。

(三)肾阳亏虚

消渴病久,缠绵不愈,肾阴不足,阴损及阳,导致肾阳亦亏,阳虚导致水液代谢失调,从而造成癃闭。肾之主水功能体现在肾阳对膀胱水液的气化上,若肾阳亏虚,下焦失于气化,膀胱气化不利,则致小便排出不畅。阳不化气而肾气不固,则尿余沥不禁。

(四)肝气郁滞

平素情志不舒,恼怒伤肝,肝气郁结,气郁化火或气火郁于下焦,影响膀胱的气化,肝主疏泄,津液的正常代谢有赖于全身气机的调达,肝气郁滞,升降出入失常,则见尿液排泄障碍。

(五)膀胱湿热

多食辛热肥甘之品或嗜酒太过,酿成湿热,下注膀胱或下阴不洁,侵入膀胱酿成湿热,湿热蕴结下焦,导致膀胱气化不利,故见排尿困难费力,尿出不爽;湿热郁阻膀胱经络,则尿道灼热涩痛。

二、分型证治

(一)阴虚内热证

症状:以尿意频繁,尿势急迫,排尿稍缓则尿出湿衣,而每次排尿量不多,常在白天发作为主症。可见心烦、心悸、失眠,易出汗或多汗,大便干燥,面部潮红,甚或潮热盗汗。舌质红或偏暗,苔薄,脉细数。

治法:滋阴清热。

方药:知柏地黄汤加减。

知母、黄柏各10 g,生地黄15 g,山药12 g,山萸肉6 g,泽泻10 g,牡丹皮8 g,车前子(包)10 g,茯苓10 g。水煎服,每日一剂。

肾阴亏虚,内热偏旺是本证的基本病机。热迫膀胱是尿意频繁而急迫,白天阳盛于阴则易发作。虚热上扰,则心烦、心悸、失眠;虚热内蒸则见汗出,阴亏而肠道失于滋润则大便干燥;虚热上炎则面部潮红,舌质红,苔薄,脉细数为阴虚内热偏旺之象。方中生地黄、山药滋补肾阴,阴足则可涵阳,知母、黄柏清虚热而不伤阴,加牡丹皮佐以凉血,泽泻、茯苓疏通水道,助肾主水;且茯苓健脾,脾旺则津液自生,先天肾阴得以滋养。

加减:本方适合于阴液亏虚而虚火较盛者,若热不重可去牡丹皮、黄柏,阴虚明显者加枸杞子10 g,桑葚子10 g;尿意频繁急迫加白芍15 g滋阴缓急,又能柔肝而防阴虚生风。心悸者加太子参15 g益气宁心,麦冬15 g滋养心阴;心烦者加栀子10 g,竹叶心6 g清泄心经之火,失眠者加炒酸枣仁10 g,首乌藤15 g养心安神。

(二)中气不升证

症状:小便失禁,缺乏便意,溢出不止,疲乏无力,四肢困倦,或小便点滴难尽,常伴食少纳呆,纳食无味,大便溏泄不止,肛门有下坠感。舌质淡,苔薄或偏腻,脉弱。

治法:补脾益气,升阳举陷。

方药:补中益气汤加减。

黄芪30 g,陈皮、当归各10 g,人参9 g,白术15 g,炙甘草6 g,升麻10 g,柴胡10 g,覆盆子10 g,枳壳15 g,益智仁6 g。水煎服,每日一剂。

脾气亏虚,中气不升是本证的基本病机。脾气虚失于推动则疲乏无力、四肢困倦。脾失健运,运化失职,则食少纳呆,纳食无味,脾气不升,大便溏泄不止,肛门坠重。方中黄芪、人参、白术、炙甘草补益脾气,使脾气旺则能升散水液,升麻、柴胡助黄芪升脾阳,助气上达,枳壳理气行气,其性向下,与升麻、柴胡、黄芪配合升降结合,当归补血,使气有所附。陈皮理气运脾,以防补药之滋腻,覆盆子、益智仁固摄小便。

加减:本方适合于中气下陷为主要表现者。兼阳虚加制附子6 g,桂枝9 g;兼腰酸加熟地黄10 g,枸杞子12 g;兼小便刺痛灼热加滑石9 g,栀子10 g。若小便点滴难尽,加黄精15 g以补脾固摄,食少纳呆者加神曲10 g,鸡内金10 g以健脾助运。

(三)肾阳亏虚证

症状:以小便排出不利,排尿无力,尿末滴沥不尽,下腹满胀不适,小便清冷,四肢不温,畏寒为主症。可见阳痿,精神萎靡,大便溏泄不止,或见下肢水肿,舌质淡胖,苔白,脉沉细而弱或微细。

治法:补肾温阳,益气化水。

方药:右归丸加减。

肉桂 10 g,熟附子 6 g,熟地黄 10 g,山药 10 g,山萸肉 10 g,菟丝子 15 g,当归 10 g,杜仲 10 g,鹿角胶 10 g,枸杞子 10 g,补骨脂 10 g,人参 10 g,陈皮 10 g。水煎服,每日一剂。

肾阳亏虚,失于温化是本症的基本病机。肾阳虚膀胱气化无力,故小便排出不利,排尿无力,尿末滴沥不尽,阳虚寒凝下腹则下腹满胀不适。脾阳根于肾阳,肾阳虚脾阳亦虚,脾主运化,不能运化水液则大便溏泄,脾主四肢,故四肢不温。阳虚失于推动则阳痿神靡,舌质淡胖,苔白,脉沉细而弱或微细是肾气不化水气之象。方中熟地黄、山药、山萸肉、菟丝子、杜仲、鹿角胶、枸杞子补肾填精,使阳化有源。肉桂、熟附子温阳散寒,杜仲、鹿角胶、补骨脂、菟丝子补肾阳振奋阳气。人参大补元气,元气旺则肾阳充,并能补益脾气,陈皮理气行气使诸药补而不腻。

加减:本方最适于肾阳虚寒,精气不固之证。若小便不利,下腹胀满者加枳壳 20 g 以理气行气,气顺则津液亦顺。阳痿者加淫羊藿 15 g 以壮肾阳。大便溏泄不止,去熟地黄、山药、当归、枸杞子之滋腻,加沙苑子 10 g,茯苓 10 g,益智仁 6 g 加强温补固摄之效。下肢水肿者加泽泻 15 g,猪苓 10 g 利水消肿。

(四)肝气郁滞证

症状:以排尿困难,断断续续,排尿不尽,滴沥难止为主症。可伴下腹部疼痛,抑郁、焦虑,或心烦易怒,喜叹息,嗳气频频,胁肋不舒,失眠等。舌质淡,苔薄,脉弦。

治法:宜疏肝理气,解郁行滞。

方药:柴胡疏肝散加减。

柴胡 10 g,枳壳 10 g,白芍 15 g,甘草 6 g,川芎 15 g,陈皮 10 g,香附 10 g,青皮 10 g。水煎服,每日一剂。

肝失疏泄,气机郁滞是本证的基本病机。肝气郁滞,升降出入失常,进而导致尿液的排泄障碍,气行则尿出,气郁则尿止。因肝之经脉绕阴器,故肝气的郁滞可引起排尿异常。下腹由膀胱所主,故气郁则下腹疼痛。抑郁、焦虑、嗳气、喜叹息者,均属肝郁不疏之症状,肋下为肝之腑,故胁肋不舒。母病及子则失眠。心烦易怒者,有化热之象。方中柴胡、香附疏肝解郁,使肝不郁滞则气机升降有序。肝气既郁滞,治当理气行滞。枳壳、青皮理气行气而使肝气条达。肝郁易乘脾,陈皮理气健脾,防脾受伐。白芍柔肝而抑肝气之旺。气主推动血流,气滞则易血滞成瘀。川芎活血行滞,防气郁致瘀。甘草调和诸药。

加减:本方最适合于肝气郁滞、气机不顺之证。小便滴沥难止者,可加益智仁 10 g 以助固涩。下腹隐痛,加香橼 10 g,佛手 10 g 理气疏肝而止痛。抑郁、焦虑者,可加当归 6 g 以养血柔肝木。心烦易怒,加栀子 10 g,牡丹皮 10 g 以清郁热,加酸枣仁 10 g 养心宁神。肝为多气多血之脏,气郁则血滞,如胁肋不舒,可加丹参 15 g,郁金 10 g 活血化瘀,使血畅以助气行。失眠者,加首乌藤 15 g,合欢皮 10 g 养心安神。本证津停为痰者亦不少,可加法半夏 9 g 寓防于治。

(五)膀胱湿热证

症状:以排尿困难,排出费力,尿出不爽,尿道涩痛,或有灼热感为主症。可伴全身困重,喜坐懒动,大便溏泻,食欲下降。舌质红,苔黄腻,脉滑或偏数。

治法:清热利湿,理气通淋。

方药:八正散加减。

车前草 15 g,枳壳 10 g,厚朴 6 g,栀子 10 g,滑石 15 g,萹蓄 15 g,瞿麦 15 g,知母 10 g,萆薢 10 g。水煎服,每日一剂。

湿热郁滞,膀胱气机不利是本证的基本病机。《素问·灵兰秘典论》谓"膀胱者,州都之官,津液藏焉,气化则能出矣"。如水湿排出不畅,久郁膀胱则生湿热,湿热阻滞,气化不利,故排尿困难费力,尿出不爽;湿热灼伤膀胱络脉,则尿道灼热甚或涩痛。湿性黏滞故喜坐懒动、全身困重。太阴脾土,喜燥恶湿,若湿浊犯脾,则脾失运化而食欲下降;因兼热邪,苔转黄腻,脉滑或滑数,是湿热之象。方中车前子、栀子、滑石、萹蓄、瞿麦、革薢清热利湿,使热清湿除,膀胱气化得利,小便可畅。气顺则津液流畅,枳壳、厚朴理气行气,助膀胱气化。热郁生毒,知母、栀子清热解毒。

加减:本方最适合于排尿不畅、湿热郁阻之证。若排尿不畅,加重理气,助以青皮 10 g。尿道涩痛,加木香 6 g 理气止痛,加黄柏 10 g 助散郁热以防伤络。尿道灼热者,加牡丹皮 10 g 凉血清热。全身困重,加佩兰 6 g 散上焦湿气,加薏苡仁 10 g 利下焦湿浊,中焦之湿则可上下分消。喜坐懒动,宜加白豆蔻 6 g 化湿醒脾。大便溏泻,加黄连 6 g 清除肠道湿热。食欲下降,以运脾为主,加砂仁 6 g、白豆蔻 6 g。

三、文献综述

糖尿病神经源性膀胱指糖尿病患者因自主神经病变导致膀胱平滑肌麻痹,排尿功能障碍,出现尿潴留或溢出性尿失禁,严重者可引起肾脏感染和慢性肾功能不全。根据患者的临床表现,本病大多可归入中医癃闭范围,另有少数可归入遗尿或淋证中。病位在膀胱,与脾肾关系密切,兼及与肝。现就中医对本病的治疗综述如下。

1.病因病机

中医认为糖尿病出现神经源性膀胱一方面跟膀胱有关系,一方面跟肾有关系。周卫慧认为,其病因多为久病多虚,损耗肾阴,劳欲过度,导致阴虚火旺,尤其最后这种虚都会导致肾虚。多属"消渴""癃闭"范畴。《圣济总录》中指出:"消渴日久,肾气受伤,肾主水,肾气衰竭,气化失常,开阖不利……"由此可见,消渴日久,肾气受损是病之内因。周氏认为,其病因病机多为由于患者素体阴虚,加上年老体弱或久病体虚,劳欲过度,损耗肾阴,导致阴虚火旺,上蒸肺胃,发为消渴。肾阴不足,湿热凝结,引起膀胱气化失常,发为癃闭。消渴日久,久病及肾,肾阳不足,命门火衰,膀胱气化无权,而溺不得出,所谓"无阳则阴无以出"。同时,消渴日久,伤筋耗气,气阴两虚,气虚无力推动血液运行,阴虚血脉涩滞,可使血脉运行不利,形成血瘀。故本病病机以阴阳两虚为本,瘀血为标。

2. 辨证分型治疗

彭宁等采用中医辨证三型。气虚型药用补中益气汤为主方加减,药用黄芪 20 g,党参、白术、升麻各 15 g,当归、肉桂、柴胡、泽兰、王不留行、桂枝各 10 g,炙甘草 6 g;肾虚型用药以金匮肾气丸为主方加味,药用肉桂、制附子、山茱萸、牡丹皮、泽泻各 10 g,茯苓、生地黄、炒山药、桑白皮各 15 g;下焦湿热型用药以八正散为主方加减,药用滑石 30 g,车前子、白茅根、丹参各 20 g,萆薢、石韦、泽泻各 15 g,龙胆、黄柏、苍术各 10 g。若兼阴虚者加女贞子、旱莲草各 15 g。共治疗本病 24 例。观察治疗前后临床症状、24 小时尿频数、每次尿量、排尿间隔时间、膀胱残余尿量、尿流率、尿流动力学指标的变化,临床症状改善总有效率 83.3%。治疗前后其残余尿量、尿频次及平均尿量均有明显改善,尿流动力学指标也有明显改善。提示在基础治疗上加用辨证论治治疗糖尿病神经源性膀胱功能障碍可取得良好的治疗效果。有偏重于脾气虚的,如庞淑珍认为糖尿病神经源性膀胱是由久病耗气,气化无权所致,选用补中益气汤补气升阳,基本方:黄芪 30 g,陈皮、当归各 10 g,人参 9 g,白术 12 g,炙甘草 6 g。兼阳虚加制附子 6 g、桂枝 9 g;兼腰酸加熟地黄 10 g、枸杞子 12 g;兼小便刺痛灼热加滑石 9 g、栀子 10 g。实验研究证实其对张力下降的膀胱平滑肌有兴奋作用,对糖尿病神经源性膀胱有较理想疗效。张明用桂芪汤(肉桂 15 g,黄芪 50 g,炒白术、山药、芡实、益母草、仙茅、淫羊藿、石韦、牛膝各 30 g,太子参、地龙、茯苓、水红花子各 12 g)治疗糖尿病神经源性膀胱,疗效满意。根据临床经验,从本病的病机关键是中气不足出发,临床治疗该病有用补中益气汤合春泽汤加减以补中益气,化气行水,基本方为:黄芪 15 g,人参 10 g,当归 10 g,陈皮 10 g,白术 10 g,升麻 6 g,柴胡 10 g,茯苓 12 g,桂枝 10 g,猪苓 30 g,泽泻 10 g。有从肾论治的,如于世家等认为其病机为消渴日久,肾元亏虚,肾阳亏损,即"无阴则阳无以化",或阴损及阳,即"无阳则阴无以生"致膀胱气化无权,而溺不得出,治疗上以温阳益气、补肾利尿为主,药用黄芪、黄精、熟地黄、菟丝子、女贞子、补骨脂、巴戟天、泽泻、猪苓等。许慎吾则从脾肾论治,认为脾虚不能升清,浊阴不降,或肾阳不足,命门火衰,致膀胱气化无力,而小便不利或排尿不出。有自拟方加味补中益气汤(黄芪 30~60 g,党参、白术、当归、肉桂各 10 g,升麻、柴胡、陈皮各 6 g,川芎、桃仁、车前子各 15 g,益母草、丹参各 30 g),健脾温肾,活血通癃。林兰教授把本病归属于中医学"淋证""癃闭"范畴,结合传统五淋划分及本病病位病性,辨证论治。

参考文献

[1]彭宁,雷鹏,王万贵,等.辨证施治糖尿病神经源性膀胱功能障碍 24 例[J].陕西中医,2005,12(26):1337-1338.

[2]庞淑珍.补中益气汤治疗糖尿病神经源性膀胱 27 例[J].四川中医,2001,19(3):42.

[3]张明.桂芪汤治疗糖尿病神经源性膀胱 40 例[J].四川中医,2001,19(1):31.

[4]于世家,刘自力,吴兆利.糖尿病慢性并发症中医药治验[J].辽宁中医杂志,2002,29(5):249-250.

[5]许慎吾.自拟加昧补中益气汤治疗糖尿病性膀胱病 32 例临床观察[J].中国中西医结合外科杂志,1999,5(2):74.

［6］倪青.尿频急痛皆属淋肾虚混热是主因——治疗糖尿病神经源性膀胱的经验［J］.辽宁中医杂志,2001,28(9):515-516.

［7］周卫惠.补肾益气法治疗糖尿病神经源性膀胱临床观察［J］.辽宁中医杂志,2005,32(12):1267-126.

［8］张颖.自拟通利消糖饮治疗糖尿病神经源性膀胱功能障碍22例［J］.云南中医中药杂志,2000,3(21):30.

［9］简小兵.五苓散治疗糖尿病神经源性膀胱疗效观察［J］.辽宁中医杂志,2007,34(1):49-50.

［10］夏世澄.清肺饮治疗糖尿病神经源性膀胱37例疗效观察［J］.新中医,2005,37(6):41-42.

［11］巩辉,张从洲.自拟参蛭饮治疗糖尿病尿失禁36例［J］.安徽医学,2001,21(1):54.

第二十章　糖尿病足溃疡与坏疽

第一节　西医治疗

糖尿病足溃疡与坏疽是糖尿病患者致残致死的重要原因,是许多国家非外伤截肢的首位原因。西方国家中,5%～10%的糖尿病患者有不同程度的足溃疡,截肢率为1%。糖尿病患者的截肢率是非糖尿病患者的15倍。糖尿病的足溃疡患者生活质量严重下降,而且治疗相当困难,治疗周期长,医疗费用高。国内1992年回顾性调查糖尿病足占住院糖尿病患者的12.4%,截肢率为7.3%,近年来又有增加趋势。

糖尿病足病变是可防可治的。保守治疗如获得成功,可以大大减少医疗费用。处理糖尿病足的目标是预防足溃疡的发生和避免截肢。加强对有危险因素的足的预防性保护,可以避免截肢。

一、发病机制

糖尿病足溃疡和坏疽的原因主要是在神经病变和血管病变的基础上合并感染及多种诱发因素所致的结果。

（一）肢端缺血

由于大、小动脉粥样硬化及血栓形成,致使血管腔狭窄或阻塞;毛细血管基底膜增厚,内皮细胞增生,红细胞变形能力下降;血小板聚集力增强,血液黏度增加微循环发生障碍导致肢端缺血,溃烂感染坏疽或坏死。

（二）神经病变

由于动脉硬化肢端缺血,代谢紊乱引起神经轴突、神经鞘膜及许旺氏细胞变性导致感觉神经、运动神经及自主神经异常。运动神经病变常引起足的畸形,夏科氏关节,肌肉萎缩等,如足部保护不好导致溃疡及坏疽发生。由于痛觉丧失,对一些创伤不能及时发现,致使伤口进一步发展。加之肢体血管的自主神经病变,出汗减少,足部皮肤干裂以及肢体动脉硬化引起缺血而造成组织缺血坏死,极易发生溃疡和感染。

（三）感染

感染是糖尿病足溃疡与坏疽的继发因素。

在此基础上,如果有诱发因素如皮肤水疱、外伤、鸡眼、烫伤、毛囊炎、脚癣、冻伤等,可造成严重的坏疽。

二、分类与分级

根据病因,可将糖尿病足溃疡和坏疽分为神经性、缺血性和混合性三类。根据病情的严重程度进行分级。常用的分级方法为 Wagner 分级法,如表 20 - 1 所示。

表 20 - 1　糖尿病足的 Wagner 分级法

分级	临床表现
0 级	有发生足溃疡的危险因素,目前无溃疡
1 级	表面溃疡,临床上无感染
2 级	较深的溃疡,常合并软组织炎,无脓肿或骨的感染
3 级	深度感染,伴有骨组织病变或脓肿
4 级	局限性坏疽(趾、足跟或前足背)
5 级	全足坏疽

三、糖尿病足的筛查程序及项目

成功地处理糖尿病足的关键是定期筛查,识别出糖尿病足溃疡的高危患者。建立一种能够实际操作的、适合当地卫生医疗条件的、让每一个糖尿病患者登记并参加筛查的医疗模式非常重要。筛查项目包括眼、血压、尿蛋白和神经系统以及足的检查等。筛查应该由训练有素的人员来完成。

电生理的研究、定量检测振动觉和温度阈值对于糖尿病足的研究和鉴别诊断是重要的,但由于这些检测技术复杂,不能用于临床常规。一些简单经济的工具,如10 g单尼龙丝和音叉可用于半定量地诊断神经病变。有血管病变的糖尿病患者均应接受进一步检查,如做多普勒超声和血管造影,有利于及时获得正确的诊断。

要认真地评估所有的足溃疡及其可能的原因。考虑神经病变、缺血性病变和感染因素的相对重要性,因为针对这些因素的处理是不同的。需要仔细询问病史和检查,有些患者需要特殊的检查。

四、糖尿病足溃疡和坏疽的危险因素

病史和临床体检发现有下列危险因素者要给予特别注意,加强随访并有针对性地采取有效地防治措施。

1. 足溃疡的既往史。

2. 神经病变的症状(足的麻木、感觉触觉或痛觉减退或消失)和/或缺血性血管病变(运动引起的腓肠肌疼痛或足发凉)。

3. 神经病变的体征(足发热、皮肤不出汗、肌肉萎缩、鹰爪样趾、压力点的皮肤增厚、脉搏很好,血液充盈良好)和/或周围血管病变的体征(足发凉、皮肤发亮变薄、脉搏消失和皮下组织萎缩)。

4. 糖尿病的其他慢性并发症(严重肾衰竭或肾移植、明显的视网膜病变)。

5. 神经和/或血管病变并不严重但有严重的足畸形。

6. 其他的危险因素,如视力下降,影响了足功能的骨科问题如膝、髋或脊柱关节炎、鞋袜不合适等。

7. 个人的因素,如社会经济条件差、老年或独自生活、拒绝治疗的护理等。糖尿病足的随访频度应根据病情的类型和程度而定。例如,足底有溃疡的患者复诊应勤一些,可以 1~3 周复查一次;足部感觉缺失的患者可以每 3 个月复诊一次。

五、糖尿病足的治疗

1.基础病治疗 尽量使血糖、血脂与血压控制在正常水平,减少动脉硬化高高危险因素,如肥胖、吸烟等。

2.神经性足溃疡的治疗 处理的关键是通过特殊的改变压力的矫形鞋或看护人矩形器来改变患者足的局部压力。

根据溃疡的深度、面积大小、渗出多少以及是否合并感染来决定溃疡的换药次数和局部用药。采用一些生物制剂或生长因子类药物治疗难以治愈的足溃疡,适当的治疗可使 90% 的神经性溃疡愈合。

足溃疡愈合后,患者仍处于再发生溃疡的危险中,应加强教育,教会患者如何保护足,学会选择适合自己的鞋袜,定期就诊等。

3.缺血性足溃疡的处理 对于血管阻塞不是非常严重或没有手术指征者,可以采取内科保守治疗,静脉滴注扩血管和改善血液循环的药物。如烟酸、前列腺素 E 等以疏通血管;或用山莨菪碱改善微循环。也可用抑制血小板凝聚的药物如阿司匹林,或采用尿激酶、链激酶为代表的促纤溶药物以缓解其状态。

如果患者有严重的周围血管病变,应尽可能行血管重建手术,如血管置换、血管成形或血管旁路术。坏疽患者在休息时有疼痛及广泛的病变不能手术改善者,才考虑截肢。

4.感染的治疗 尽可能在控制血糖达到或接近正常的基础上,加强消炎治疗。感染常为有氧菌和厌氧菌的混合感染,必须联合使用抗生素。在使用抗生素前需作细菌培养,根据培养结果和药敏选择抗生素进一步治疗,直到溃疡全部愈合。必须同时进行溃疡的局部治疗,包括坏死组织的清除、化脓组织的切开引流,经常更换辅料。还要注意避免溃疡受压。

六、糖尿病足溃疡的预防

有效的预防措施包括:训练专科医务人员、定期筛查、对高危患者的教育、提供适合的鞋子和除去胼胝。加强足部护理和保健。足的特殊护理与保健是整个糖尿病护理与保健的一部分。

七、糖尿病足的预防教育

教育是预防糖尿病的最重要的措施。对于糖尿病专业医务人员,第一个目标应该使糖尿病患者增加对糖尿病足发病和防治的了解。另一个目标是针对糖尿病足溃疡发病的危险人群,建立教育规划。糖尿病患者足的评估应该作为整个糖尿病治疗的一部分。对于有发生足溃疡危险因素的患者,及时提出防治措施,给予具体指导。

告诉患者糖尿病足保护的基本原则,如每天检查足部,穿鞋以前要看看鞋内有否异物;买鞋前选好适合自己的鞋,鞋子要宽松,让足趾有一定的空间;防止烫伤,洗脚前先用手试水温;洗脚后要完全擦干,特别是趾间,如果皮肤非常干燥,可外用滋润霜;不要赤足;定期看医生、定期检查;戒除不良的生活习惯如吸烟等。

第二节　中医治疗

糖尿病足又称为糖尿病性肢端坏疽,是由于周围神经病变和感染双重原因所引起的,以下肢体末端疼痛、炎症、溃疡、坏疽为主要临床特征的一种慢性进行性伴有或不伴有血管病变的疾病。有 5% ~ 10% 的病例需要做截肢手术。糖尿病足属于中医消渴病并发"脉痹""脱疽"病等范畴。本病在治疗方面,可内外辨治相结合,其治疗特色明显,并具有较好的临床疗效。

一、病因病机

中医对本病的认识很早且较为深刻,论述亦丰,如元代朱丹溪在《丹溪心法》中就有"脱疽生于足趾之间,手指生者间或有之,盖足手十指乃脏腑枝干,未发疽之先烦躁发热,颇类消渴,日久始发此患,初生如粟黄泡一点,皮色紫黯,犹如煮熟红枣、黑气漫延,腐烂延开,五指相传,甚则攻于脚面,痛如汤泼火燃"之记载,对本病的临床表现作了生动的描述。病位当守经脉,从病性来看,走阴阳两个极端,即热炽而烂和寒凝而腐;而其根本原因仍系于消渴病,病机之关键在于"闭",或邪气阻滞,或虚而不达,此处所谓之邪系指因虚而生的瘀浊湿热,而虚则多为不濡而枯。就其整体病变过程而言,是因脏腑气血耗损继而伤及血脉筋肌而发,是整体到局部的病理过程。其病机可归纳为以下几点。

(一)瘀血闭络

消渴病久,耗伤气阴,营卫两虚,阴虚则血稠而滞,气虚则血行瘀阻;或阴虚燥热,阴津亏耗,燥热偏盛,灼伤阴津,煎熬成瘀,则血行滞涩;或正气内虚,则易招寒邪内侵,寒凝脉络。内外因相合,终致瘀血内生阻闭脉络,筋肌失养,而生坏疽,特点以因虚生瘀为主。

(二)阴虚湿热,毒火内炽

消渴病多燥热偏甚,热灼津血,使血液稠缩黏滞,郁久化热,热盛则血败肉腐;或阴亏日久,相火亢盛,聚热成毒,壅滞气血,更伤阴血,甚则肉腐筋烂,毒热内炽扰及全身,可出现大渴汗出,高热甚或神昏,病势重危。

亦有因后天禀赋不足,或过食膏粱厚味,损伤脾胃,内生痰浊,加之消渴日久,更损脾胃之气,健运失司,水谷不化精微反生湿浊,与胃热或阴虚之热相混而酿生湿热。湿热内蕴,阻滞经络,湿性黏腻,且湿性重浊趋下,如湿热下注,则下肢红肿疼痛,甚则破溃腐烂。

(三)阳虚血凝

久病消渴,气虚血瘀日久,瘀血阻滞,脉络痹阻,或阴损及阳,阳气耗损,阴寒内生或寒邪客侵,寒凝血瘀,经脉阻塞,瘀而成腐,阴肿弥漫溃烂。这种病患多表现成脓后久不破溃,或溃后难愈,疮口肉芽苍白,生长缓慢,周围组织黯黑。

(四)气血两亏,络脉失养

久病伤正,尤其消渴病久多气血两亏,肢末失于濡养。筋脉肌肉无气血滋养,日久则败而成腐;或脱疽日久进而再耗伤气血,使气血大亏,致精血阴阳俱虚,新血不生,临床表现多疮口色黯,难生新肉,久久溃而不收,病情缠绵。

可见其病机的关键在于血脉瘀阻,肢端失养,而其根源则是因虚生实,消渴病日久,气阴两虚,精血亏耗,继而导致气虚血瘀、湿浊热毒瘀滞、阳虚阴凝等多种变证。

二、辨证论治

本病疗效取得的关键在于把握病机,特别是对于本病而言,明辨病性的阴阳寒热很重要,尤其对于肢端溃烂者,如果患者表现明显的病灶红肿热痛时则较容易辨别,但少数病例症状极不典型,此时局部的皮温,特别是患者有无病灶的疼痛尤为重要,寒证时往往局部皮温较低,疼痛不显,热证则相反;此外阴虚者破溃处脓液较少,因此早期较为多见;湿热则浮肿及脓液较显著而且多黏稠;阳虚者脓液较稀。从疼痛来看,破溃不甚但疼痛剧烈,尤其夜间明显者多主血瘀且较重,而疼痛经休息能缓解者相对较轻。

(一)瘀血闭络证

症状:足肢疼痛,痛处固定,患肢发凉麻木,肢端紫红、暗红或表面呈紫色,或有瘀点、瘀斑。舌质暗红或青紫,或有瘀斑点,苔薄白,脉沉紧或沉细而涩。

治法:活血化瘀通络。

方药:血府逐瘀汤加减。

当归15 g,生地黄25 g,桃仁15 g,丹参15 g,鸡血藤25 g,枳壳25 g,牛膝15 g,何首乌25 g,甘草10 g。

加减:肢端厥痛甚者加桂枝、乳香、没药。局部瘀血甚者加水蛭、穿山甲、皂角刺、乌药。气虚甚者加黄芪、白术、太子参。阴虚甚者加天冬、天花粉、石斛。毒热甚者加金银花、赤芍、连翘、玄参、牡丹皮。

(二)阴虚湿热,毒火内炽证

症状:患肢疼痛,昼轻夜重,轻者患肢皮肤潮红,肿胀发热疼痛,局部有小的溃疡或坏疽;重者患肢严重肿胀,并伴有高热,患肢皮肤发红或发暗发黑,触之热感,破溃处脓汁多,伴有恶臭味。舌质红或绛,苔黄腻或黄燥而厚,脉洪数或滑数。

治法:养阴清热,利湿解毒。

方药:四妙勇安汤加减。

苍术15 g,黄柏15 g,薏苡仁25 g,牛膝15 g,生地黄20 g,蒲公英25 g,忍冬藤25 g,丹参20 g,野菊花15 g。

加减:湿热盛者加苦参、土茯苓、泽泻、猪苓、百部。阴虚重者加知母、天花粉、何首乌、白芍、玄参。或以知柏地黄汤加减。热毒炽盛者加紫花地丁、熟大黄、连翘。瘀毒阻络,患肢皮肤色黯红或紫斑者加益母草、紫草、赤芍、鸡血藤。

(三)阳虚血凝证

症状:患肢畏寒喜暖,趾端苍白或紫暗,麻木冷痛,遇寒加重,步履不利,甚者趾端暗紫或黑,肢体肌肉萎缩,皮肤枯槁,局部病处腐烂,但脓水不多,腐肉干枯,神倦乏力。舌淡嫩或紫暗,苔白或滑润,脉沉细或沉涩。

治法:温阳益气,活血养血。

方药:补阳还五汤加减。

赤芍20 g,川芎15 g,当归15 g,地龙12 g,黄芪50 g,桃仁15 g,鸡血藤25 g,丹参25 g,何首乌25 g。

加减:阴寒较甚局部漫肿者用阳和汤加减。瘀重者加穿山甲、桂枝、牛膝。气虚甚者加党参、白术。厥痛者加制乳香、没药、荔枝核。

(四)气血两虚证

症状:消瘦乏力,面色萎黄,患肢麻木,疼痛,皮肤干燥、脱屑,气短懒言,或四肢浮肿,局部病处少脓而稀,肉芽灰淡而嫩、暗红,舌淡嫩或胖大有齿痕,苔白或腻,脉沉细无力或濡软。

治法:补气养血,托毒化瘀。

方药:十全大补汤加减。

生地黄25 g,白芍25 g,当归15 g,川芎15 g,太子参25 g,白术25 g,茯苓20 g,肉桂10 g,黄芪25 g,何首乌25 g。

加减:伴形寒肢冷者加鹿角胶、肉桂、淫羊藿。伴有阴虚者加麦冬、龟甲、何首乌、黑芝麻。伴有瘀血较重者以补阳还五汤加丹参、三七粉。

(五)病灶愈合期

症状:本型以破溃的疮面逐渐变小愈合为主要特点,伴有诸症缓解或消退,包括局部肿退,坏死肌肉脱净,肉芽上皮生长,热退脉静,舌嫩苔转薄等。

治法:益气养阴,活血通络,托疮生肌。

方药:内托生肌散(《医学衷中参西录》)合人参养荣汤加减。

生乳香15 g,生没药15 g,天花粉30 g,丹参20 g,黄精25 g,太子参25 g,黄芪30 g,当归15 g,白芍25 g,茯苓20 g,山萸肉15 g,白术20 g,陈皮15 g。

三、文献综述

糖尿病足又称糖尿病肢端坏疽,属中医学"消渴""脱疽"的范畴,是糖尿病常见而又严重的并发症。近年来中医药在糖尿病足的临床治疗中取得了一定的进展,现将有关资料综述如下。

朱章志等以益气养阴、活血通脉法治疗14例糖尿病足,以黄芪、桃仁、桂枝、熟地黄、玄参、白芍、当归、虎杖、知母等组方加减,辅以阳和膏、双柏散水调外敷,或用矾冰液(明矾、冰片)与生肌玉红膏湿纱条交替使用,治愈11例。刘毅斌采用中药分型内服治疗糖尿病足20例。其中热毒型用仙方活命饮,湿热型用四妙散,阴虚型用知柏地黄汤,脾虚型用参冬白术散等。同时,以中药熏洗患足。刘祖高等辨证用药结合推拿治疗

62 例。阴虚血瘀型用自拟糖尿病足 1 号方,气虚血瘀型用糖尿病足 2 号方,阳虚血瘀型用糖尿病足 3 号方。内服中药配合推拿可调节脏腑功能,以达益气活血,通经止痛之目的。杜猛等自拟清养脱疽汤(黄芪、当归、何首乌、蒲公英、泽兰、丹参各 15 g,黄柏、茵陈蒿、地龙、牛膝各 10 g),配合抗真菌及抗厌氧菌的中西药清洗外敷,疗效满意。刘辉根据局部情况分为早期(瘀血阻络),急性发作期(湿热毒邪内蕴),好转恢复期(气血双亏)三个阶段辨证,分别以当归四逆汤、四妙勇安汤、托里透脓汤和八珍汤加减配合中药注射液静脉点滴,疗效满意。唐咸玉根据不同临床症状分四型:气血亏虚湿毒内蕴型拟当归补血汤;湿热下注瘀毒阻络型选用四妙散加减;毒热炽盛、络脉瘀阻型以四妙勇安汤为主;阳虚寒凝痰瘀阻络型用补阳还五汤加减倍用生黄芪。刘润科自拟当归活血汤(当归、赤芍各 50 g,丹参 30 g,红花 10 g,玄参、忍冬藤各 100 g)为主,随症加减。临床治愈 25 例,好转 6 例,全部有效。邓宝春用补阳还五汤加味为基本方(生黄芪 45 g,川芎、地龙、牛膝各 15 g,桃仁、红花、赤芍、当归、五味子、麦门冬、葛根各 10 g,鸡血藤 30 g)随症加减,总有效率90%。何婉婉介绍邓铁涛治疗糖尿病足以六味地黄汤加味重用山药收效显著,药用山药 90 g,黄芪、仙鹤草各 30 g,生地黄、茯苓、泽泻、牡丹皮、苍术各 10 g,桃仁 5 g。并外敷木耳散(木耳、白糖)痊愈。牛志世等将本病分为脉络瘀热、脉络热毒、阴阳两虚三型,所有病例均服用抗栓通络丸,其中脉络瘀热型静滴脉络宁和丹参注射液,脉络热毒型静滴清开灵注射液,阴阳两虚型静滴山莨菪碱和脉络宁注射液,治疗 57 例,痊愈 46 例。谢宗昌用丹参饮地丁饮治愈脱疽 30 例,血瘀型口服丹参地丁饮 I 号方:丹参 30 g,紫花地丁 30 g,忍冬藤 30 g,玄参 30 g,白蔹 15 g,当归 30 g,牛膝 12 g,甘草 15 g;热毒型口服丹参地丁饮 11 号方:1 号去忍冬藤,玄参减为 20 g,加金银花 30 g,生黄芪 30 g,赤芍 15 g,牡丹皮 10 g。骆洪武等选用自制中药汤剂,药用天麻、防风、桂枝各 10 g,紫苏叶、白芷各 15 g,桃仁 10 g,

白芍 20 g,金银花 15 g,败酱草、薏苡仁各 20 g,附子 7g,艾叶、枳壳各 15 g。结果治疗组 30 例中,显效 12 例,有效 15 例,无效 3 例,总有效率 90 %。韩瑞英等根据下肢症状及局部表现分为糖尿病足早期及溃疡期。早期:症见患足发凉、发麻、行走不便;固定痛或刺痛、灼痛、自发痛,夜间及寒冷时加重;皮肤色泽不润,暗红或青紫,下垂时更甚。此属血瘀之症,治宜活血化瘀,益气养阴。溃疡期:症见足肿胀,皮肤菲薄而亮或色暗紫或发黑;下肢凉,疼痛可有可无局部溃疡,多呈湿性坏疽或局部水泡。此属血中寒邪,郁久化热之瘀血症,治宜清热解毒,破瘀通络,温经散寒。药用黄芪、山药各 30 g,苍术、玄参、麦冬、川芎、益母草各 10 g,茯苓 15 g 为基本方,外用芙蓉膏(由本院制剂室配制)、二黄汤(黄连、黄柏各 10 g)、医用艾条。溃疡期者,上方去益母草加水蛭 10 g 制粉与水煎剂冲服,疗效满意。贾文华将本病分为三种证型,气阴两虚型,用参芪麦味地黄汤加减(党参、黄芪、麦冬、五味子、熟地黄、山药、泽泻、山萸肉、茯苓、牡丹皮、桃仁、薏苡仁);气虚血瘀型,用补阳还五汤加减(黄芪、党参、赤芍、川芎、当归、地龙、苍术、玄参、桃仁、薏苡仁、红花、水蛭粉);湿热壅盛型,用四妙勇安汤加减(金银花、玄参、当归、赤芍、川芎、桃仁、土茯苓、苍术、黄柏、甘草、黄芪),同时配合中药外治法。陈柏楠等将本病分为三型,气虚血瘀型,应用丹参通脉汤或黄芪通脉汤;湿热下注型,应用四妙勇安汤加味或糖脉宁汤剂;热毒炽盛型应用四妙活血汤加味,同时配合手术治疗和局部处理。蔡炳勤等用自拟消疽汤(苍术、玄参、虎杖、黄柏、毛冬青、北芪、泽泻加减)。董守义等采用自拟降糖饮(人参 10 g,黄芪 20 g,天花粉 30 g,黄连 10 g,山药 30 g,五味子 10 g,葛根 10 g,淫羊藿 10 g,生地黄 15 g,女贞子 20 g,水蛭 10 g)。李刚用加味四妙勇安汤(金银花、玄参各 30 g,当归、鸡血藤、牛膝各 18g,赤芍、丹参、何首乌各 15 g,地龙、泽泻各 12 g,黄芪 24 g,甘草 9 g),热甚加蒲公英、连翘;肿甚加防己、赤小豆;脓出不畅加天花粉、白芷;阴虚火旺加生地黄、知母。侯玉芬等将本病分为两型,湿热下注型应用消渴汤加减(金银花、桑寄生、马齿苋、桑叶、桑皮、栀子等)或四妙勇安汤加味;热毒炽盛型应用四妙活血汤加减(金银花、当归、玄参、甘草、板蓝根、栀子等),兼服四虫片、活血通脉片、银杏天宝等。马莉用四妙勇安汤(金银花 60 g,当归 30 g,玄参 30 g,生甘草 10 g),急性期加黄芩、黄连、重楼、丹参,恢复期加黄芪、党参、当归,清创后,用外洗方(金银花、蒲公英、紫花地丁各 15 g,茵陈、虎杖、土茯苓各 20 g,苍术、黄柏、苦参、地肤子、明矾各 10 g)外洗。以上均取得了较好的疗效。

综上所述,该病的病因病机是气阴两虚、瘀血痰浊痹阻脉络,又感受湿热邪毒而发。以气阴两虚为本,湿热壅盛、瘀血阻络为标,其中气虚与阴虚互为因果,瘀血、湿热既是气阴两虚的病理产物,又是消渴导致脱疽的中心环节。气阴两虚则经脉失养,脏腑受损,阴损及阳,阴阳俱虚,虚则无力抗邪,湿热之邪乘虚入足,阴虚则为内热,热盛则肉腐,肉腐则为脓,气虚无力推动血液运行则血运不畅,血脉瘀滞,瘀血阻络、瘀血日久化热,湿热搏结,化腐成脓,消渴日久,久则脾肾俱虚,脾气虚弱,水湿运化失常,湿邪浸淫,湿壅日久,化热成毒,脾肾虚弱则无力抗邪,湿热之邪乘虚入侵,内外相合,湿热蕴结,腐蚀筋肉,导致足部坏疽。

参考文献

[1]朱章志.益气养阴活血通脉法为主治疗糖尿病足体会[J].中国医药学报,1996,21(1):35.

[2]刘毅斌.中药内服并浸泡治疗糖尿病足的临床观察[J].广西中医药,1999,19(2):6.

[3]刘祖高.糖尿病足 62 例临床小结[J].湖北中医杂志,2002,24(4):8.

[4]杜猛,王刚.中西医结合治疗糖尿病足坏死性筋膜炎的临床研究[J].湖北中医杂志,2003,25(5):23.

[5]刘辉.糖尿病足辨证治疗体会[J].四川中医,2003,23(1):22.

[6]唐咸玉.辨证为主治疗糖尿病足的临床观察[J].辽宁中医杂志,2003,22(1):30.

[7]刘润科.中西医结合治疗糖尿病足31例[J].山西中医,2003,25(1):28.

[8]邓宝春.补阳还五汤加味治疗早期糖尿病足63例[J].内蒙古中医药,2002,18(2):4.

[9]何婉婉.邓铁涛教授治疗糖尿病足验案1则[J].新中医,2002,27(10):16.

[10]牛志世,张丽萍.中西医结合治疗糖尿病足57例[J].中国中西医结合杂志,1994,12(2):120.

[11]谢宗昌.自拟丹参地丁饮治疗脱疽30例[J].上海中医药杂志,1996,13(1):40-41.

[12]骆洪武,原质,李强.糖尿病足的中药治疗[J].辽宁中医杂志,2004,31(7):577.

[13]韩瑞英,张念志,杨文霞.中西医结合治疗糖尿病足的临床分析[J].实用中西医结合杂志,1997,10(5):427.

[14]贾文华.中医治疗糖尿病性肢端坏疽的临床观察[J].中医杂志,1996,37(9):552.

[15]陈柏楠,周涛,钱秋海,等.益气活血法治疗糖尿病坏疽45例[J].山东中医药大学学报,1997,21(2):125.

[16]蔡炳勤,郭志涛,王建春.中西医糖尿病足的临床特点及中西医结合治疗——附32例报告[J].中国中西医结合外科杂志,1999,5(5):306.

[17]董守义,陈玉华,李士荣.中西医结合治疗糖尿病肢体坏疽32例[J].中国中西医结合外科杂志,1999,5(5):306.

[18]侯玉芬,周涛,秦红松,等.中西医结合治疗糖尿病严重肢体坏疽——附32例报告[J].中国中西医结合外科杂志,2000,6(6):403.

[19]马莉.中西医结合治疗糖尿病足42例[J].中国中医药杂志,2000,7(4):65.

第二十一章　糖尿病勃起功能障碍

第一节　西医治疗

一、定义

根据美国国家卫生研究院在 1993 年召开的专家研讨会上达成的共识,将阳痿一词改为勃起功能障碍(ED),并提出本病的定义为:"获得和/或维持足以达到满意性行为能力的丧失"。这一定义已被各国学者所接受,但是,对持续时间和程度没有界定。如果加上持续时间的因素,可将 ED 分为暂时性和永久性;加上程度的因素,可分为轻度、中度和重度。此外,ED 还可分为原发性(从未有过正常勃起)和继发性(曾有过正常勃起)。在临床实践中,绝大多数都是继发性 ED,包括糖尿病并发的 ED。

二、致病原因

糖尿病 ED 是多因素综合作用的结果。

(一)糖尿病自主神经病变

勃起过程是副交感神经介导的海绵体舒张充血反应。糖尿病患者发生了自主神经病变,几乎 100% 发生 ED。

(二)血管因素

血管因素在 ED 的致病因素中占有非常重要的地位,髂内动脉或阴部内动脉的粥样斑块形成可使血流量减少,海绵体内小动脉和窦状隙内皮细胞的结构或功能破坏,产生血管活性物质减少以及静脉系统发生倒流都会影响勃起功能。

(三)血糖因素

血糖控制不良和/或糖尿病慢性并发症引起的体能下降或组织器官的功能障碍可引起性欲减退和 ED。

(四)抑郁和焦虑

因为疾病或其他原因引起的抑郁或焦虑等心理性 ED 的情况在糖尿病患者中也不少见。

(五)其他因素

糖尿病本身、年龄和/或某些药物可导致睾丸功能减退和 ED。此外,不良生活习惯(烟、酒、毒品)、某些药物(降压药、抗抑郁药、抗精神病药、洋地黄和西咪替丁等)和脊髓损伤等都是诱发 ED 的致病因素。

三、诊断

勃起功能国际问卷(ⅡEF－5)评分:根据近 6 个月内的情况评估(表 21－1)。

表 21－1　勃起功能国际问卷(ⅡEF－5)评分

问题	0	1	2	3	4	5	得分
1. 对阴茎勃起和维持勃起信心多大?		很低	低	中等	高	很高	
2. 受到刺激勃起时,有多少次硬度足以插入阴道?	无性活动	几乎没有或完全没有	少数几次	大约半数	多于半数	几乎总能或总能	
3. 插入阴道后,有多少次以能维持阴茎勃起?	没有尝试性交	几乎没有或完全没有	少数几次	大约半数	多于半数	几乎总能或总能	

（续表）

问题	0	1	2	3	4	5	得分
4.性交时,维持阴茎勃起至性交完毕有多大困难?	没有尝试性交	非常困难	很困难	困难	有些困难	不困难	
5.性交时,有多少次感到满足?	没有尝试性交	几乎没有或完全没有	少数几次	大约半数	多于半数	几乎总能或总能	

部分 >21 分为正常,≤21 分诊断为存在 ED。ⅡEF－5 诊断 ED 的灵敏度为98%

四、治疗

(一)性心理治疗

糖尿病 ED 基本上是器质性病变引起,但是常常伴有心理障碍。伴有心理障碍者需要心理治疗。

(二)雄激素补充治疗

对于血清睾酮水平降低的糖尿病 ED 患者,可以考虑睾酮补充治疗。

(三)口服药物

西地那非(sildenafil,viagra,万艾可)是选择性磷酸二酯酶－5(PDE5)抑制剂。西地那非是处方药,应在医师指导下服用。临床应用报道,服用西地那非对非器质性和器质性 ED 均有疗效,表现在勃起能力、维持勃起能力、射精高潮、性交满意程度和总的性功能表现均优于对照组,总有效率一般在70%～90%。一般应在性交前1小时服用,有效时间为1～3小时,常用剂量为50～100 mg。服用西地那非的不良反应主要为头痛、面部潮红、消化不良、视觉异常等。凡是服用亚硝酸酯类药物的患者,禁用西地那非。

另外,还可试用曲唑酮(trazodone)、阿扑吗啡(apomorphine)。

（四）局部应用药物

如前列腺素 E_1 滴入尿道口内；海绵体内注射血管活性药物可使海绵体充血膨胀。

1. 罂粟碱 30 mg，酚妥拉明 0.2～0.5 mg，勃起效果比较确切，但引起海绵体纤维化发生率较高，目前已停用。

2. 前列腺素 E_1 单独注射，效果好，不良反应小，现使用较普遍，一般一次用量为 20 μg。

（五）真空负压装置

形状类似注射器套筒，套在阴茎根部，利用负压将血液引致海绵体中，然后用橡皮环套住阴茎根部，阻止血液回流而维持勃起。

（六）阴茎假体植入

当其他治疗方法失效时，阴茎假体植入是最后的有效手段。

五、预防

树立乐观、积极的性格；戒断烟和酒；拒绝毒品；控制高血糖；预防和控制高血压和高血脂；监测动脉粥样硬化和糖尿病自主神经病变的发生和发展；不滥用药物；出现 ED 现象时，应尽早到正规医院检查和咨询。

第二节　中医治疗

糖尿病性阳痿属于继发性阳痿，其临床表现以阴茎痿弱不起，或临床举而不坚或早泻为主要特点。可归纳为消渴病并发阳痿、宗筋迟缓、阴器不用、早泄等范畴。对其病机中医有较系统的论述，如明代赵献可在《医贯》中论述："夫心烦燥渴，小便频数，或白浊阴痿。"对其成因，历代极为重视肾虚，如《杂病源流犀烛·三消源流》中所述："有肾消大渴便数，腰膝痛者……化源既病，则阳道外衰，故不得隐曲而枯涩，女子不月。"

一、病因病机

本病以中老年人多见，但近年来年轻人发病亦趋增多，主因消渴病原本多与肾虚有密切关系,加之久病或病重未能及时调治,或房事过度,或思虑忧郁,气阴耗伤;又久病精微随尿而泄,不能充养肾精,而更虚其肾,阴损及阳而致阳事痿退不振,如《素问·灵兰秘典论》篇中所述:"肾者作强之官,技巧出焉"。若肾虚则上不能补益脑髓,脑神失养,下无作强之力,衰及阳事;还有病久及于肝,失去其濡养经筋之功而殃及宗筋;或病久脾虚,精血化源不足,肌肉亦不得养或虚不养筋脉,而肌肉宗筋血脉俱失濡养温煦,终致阳事为病。可见本病也是消渴病日久未愈,多种因素波及肾肝脾等脏腑,气血功能失调所致的病及阳道之证。

本病虽原起于消渴病,但在其发展过程中所及的脏腑和气血阴阳损伤机制有所不同,主要有以下几方面。

(一)肝肾阴虚

消渴病日久精微随尿下泄,肾之气精大伤,精关不固;或因病后不慎养生,房事太过,暗耗其阴精,肾中阴虚则阳亢;或水不涵木,相火妄动,内生虚火扰动精宫,所以这类病例多先有遗精早泄之症,继则肝肾阴虚,肾精不强,肝之宗筋失养,均可致阳事受损而出现阳痿不举之病症。

(二)肾阳不足

此型患者多肾虚久遗,或由阴虚日久加之消渴病真元下渗,以致阴损及阳,阴虚之虚火反耗伤阳气,如明代王肯堂在《证治准绳·遗精》篇中所述:"肾阴虚则精不藏……若火盛不已,反消亡其脏之真阳也。"终致精气虚寒,督脉不振,阳道无力而病阳痿诸疾。

(三)心脾两虚

消渴病本易耗伤脾气,若思虑太过,内虚心血,心火内炽,再耗脾气,以致心脾两虚不能作力,气血不足,宗筋失养而病发。正如张景岳在《景岳全书·阳痿》篇中所述:"……凡思虑焦劳忧郁太过者多致阳痿,若以忧思太过,抑损心脾,则病及阳明冲脉……气血亏而阳道斯不振矣。"

(四)肝郁气滞

此类患者大多在患消渴病之后,过于抑郁,肝失条达,疏泄失司,肝气郁结,气病及血,阻滞肝脉阴器;或郁而化热,加之病久肾之阴精亏虚,不涵肝木,阴血不足,筋脉失养,宗筋弛纵不收而不用,均可致早泄或阳痿病发。正如《类证治裁》中所述:"久郁可以及血,损伤脏阴,不可徒用消散之",主张治宜苦辛凉润宣通。

综上所述,本病多由先天不足,罹患消渴病并病久更耗精气,在此基础上因情志、饮食等诸多因素的综合影响,心肝脾肾功能失调而病发。可见其是内累多脏病变而外现阳器之不用,其病机特点以阴血不足为基础,尤其以肾虚为其主要症结,临证当详辨之。

二、辨证论治

阴茎为宗筋之会,病虽属宗筋失养而弛纵不收为主要表现,但肝主筋、脾主肌、肾主精,其正常活动依赖诸脏的气血旺盛。而消渴病耗精血、伤诸脏,为病之源,可见治在调肝脾肾、养气血、通筋脉的同时,必须先疗消渴、降血糖,方能标本兼顾而收全功。

(一)肝肾阴虚证

症状:阳痿早泄,或举而不坚,腰酸膝软,眩晕耳鸣,烦热口干,或口苦而黏,小便黄赤或浊,或尿急腹胀,或多梦遗精。舌暗红而干,少苔或黄腻,脉细数或滑数。

治法:补益肝肾,养阴清热。

方药:知柏地黄汤合三才封髓丹加减。

生熟地黄各20 g,山萸肉15 g,山药15 g,茯苓15 g,牡丹皮15 g,泽泻15 g,知母15 g,黄柏15 g,太子参25 g,天冬20 g。

加减:兼有湿热甚者加龙胆草、何首乌、石韦、薏苡仁。兼有气虚甚者加白术、黄芪、山药。兼有瘀斑者加丹参、牛膝、三七粉。

(二)肾阳不足证

症状:阳痿或勃起不坚,精薄清冷,腰酸膝软,畏寒肢冷,眩晕耳鸣,神疲乏力或龟头紫暗。舌质淡胖,或淡紫,苔白或润,脉沉细。

治法:温补肾阳。

方药:右归丸加减。

淫羊藿 25 g,鹿角胶 20 g(烊化),肉桂 10 g,仙茅 15 g,肉苁蓉 20 g,熟地黄 30 g,菟丝子 15 g,当归 15 g,枸杞子 15 g,杜仲 20 g,山萸肉 15 g,山药 15 g。

加减:兼有肾阴不足者加石斛、何首乌、败龟甲。兼有滑精者加芡实、覆盆子、乌梅、海螵蛸。兼有瘀血者加姜黄、牛膝、三七粉。兼有寒湿者加苍术、陈皮、薏苡仁。

(三)心脾两虚证

症状:阳痿不举或举而不坚,心悸气短,神疲乏力,纳呆脘满,失眠多梦,或动则汗出。舌质淡嫩,或胖有齿痕,苔白而干,脉沉细或无力。

治法:补益心脾,养血安神。

方药:归脾汤加减。

太子参 25 g,白术 20 g,黄芪 25 g,当归 15 g,茯神 15 g,远志 15 g,酸枣仁 25 g,木香 10 g,龙眼肉 15 g,甘草 10 g,淫羊藿 20 g。

加减:因中气下陷,不能升举阳气所致者以补中益气加减治疗。兼有心火上炎者加莲子芯、黄连、丹参。兼遗精滑脱者加金锁固精丸加减。兼有瘀血者加丹参、三七粉、茜草。

(四)肝郁气滞证

症状:阳痿或时举时弱,情志抑郁或焦虑烦躁,失眠多梦,或龟头青紫或有瘀斑,或口干而苦,或胁腹胀闷。舌质暗,苔薄白或薄黄,脉沉细或弦细。

治法:疏肝解郁,安神化瘀。

方药:解郁合欢汤加减。

合欢花 15 g,郁金 15 g,沉香 10 g,当归 15 g,白芍 25 g,丹参 25 g,柏子仁 25 g,栀子 10 g,柴胡 10 g,薄荷 10 g(后下),茯神 20 g,陈皮 15 g。

加减：兼有血瘀者加赤芍、川芎。兼有脾虚者加白术、太子参、黄精。兼有肝郁化热者加牡丹皮、牛蒡子、桑叶。

三、文献综述

糖尿病性阳痿是糖尿病男性患者较常见的并发症之一，据报道约有50%左右糖尿病患者可出现阳痿。其病因为消渴日久，脾肾亏虚及久病血瘀有关。中医治疗本病积累了丰富的经验，现综述如下。

宋泽中将其基本病机归属于脾肾两虚，治以滋肾益气养阴，方选自拟双补四物汤，基本方组成：黄芪 30 g，山药 20 g，苍术 12 g，陈皮 10 g，熟地黄 15 g，枸杞子 12 g，巴戟天 12 g，当归 12 g，丹参 15 g，川芎 12 g，赤芍 12 g。伴阳虚者加淫羊藿 15 g、菟丝子 12 g；阴虚火旺者加黄柏 12 g、生牡蛎 15 g；肝气郁结者加柴胡 12 g、白芍 12 g；湿热下注者加车前子 15 g、黄芩 12 g、泽泻 10 g。段尚勤认为应滋肾养肝，健脾益气。主方糖痿灵，药物组成：熟地黄、枸杞子、巴戟天、菟丝子、当归、白芍、牡蛎、黄芪、白术。阴虚型滋阴清热，主方中加生地黄、山药、山萸肉、知母，气阴两虚型益气养阴，主方中加人参、麦冬、五味子；气阴两虚夹瘀型益气养阴活血，主方中加丹参、赤芍、益母草、木香。有从肾阴论治。如赵越运用滋阴降火法为主治疗糖尿病性阳痿，疗效较满意，基本方为大补阴丸（《丹溪心法》方）加味（知母、黄柏各 10 g，龟甲、熟地黄、枸杞子、牛膝各 15 g，当归 6 g，露蜂房 12 g，蜈蚣 2 条）。兼肾阳虚者加蛇床子 12 g、锁阳 15 g；兼肝郁者加柴胡 6 g、郁金 12 g。有从肾阳论治。如杨家茂按阳痿多责之命门火衰，元阳不足，肝气郁结，所谓"壮火食气，水不胜火，筋脉弛纵，阴器不用"。治疗从泻南补北、滋阴活血立法。筋脉得充，阴阳相济，阴精足则阳事兴。药选沙参、丹参、天花粉、知母各 15 g，石膏、黄芪各 60 g，生熟地黄、淮山药各 30 g，牡丹皮、赤芍、茯苓、川黄连各 10 g。王坤山、王慧艳认为本病是由肾虚精亏、脉络失养所致，治宜补肾活络。日本学者谷内孝次、鹿野昌彦等学者用牛车肾气丸治疗该病取得较好疗效，方选济生肾气丸加鸡血藤30 g、当归15 g、丹参15 g以补肾养血活络。洪宾采用自拟益肾活血汤为基本方,药物组成:熟地黄20 g,山药15 g,山茱萸10 g,肉桂(后下)3 g,附子(先煎)6 g,鹿角胶(另烊化)15 g,炒当归10 g,炙黄芪20 g,丹参15 g,川芎10 g,炒白芍10 g。肾阳虚明显者,加巴戟天15 g、淫羊藿15 g;血瘀明显或肢体麻木疼痛者,加红花8 g、赤芍10 g;腰酸痛者加川牛膝10 g、怀牛膝10 g、炒杜仲10 g;尿糖高者,倍用黄芪、山药。吴启富、贺向无则以活血化瘀为主,通畅宗筋,温阳起痿立法。用活血起痿灵,药用叶底珠、王不留行、红花、三七、丹参、蜈蚣、斑蝥、蛇床子等21味中药组成。辨证要点,以补气养阴滋肾为主。王永金以消渴丸为主治疗糖尿病性阳痿8例,结果显效6例。范道长用降糖起痿汤(以益气养阴为主,佐以补肾气)治疗糖尿病性阳痿41例,有效率86.7%。段勤用糖痿灵(益气养阴为主,佐以清热活血)治疗糖尿病性阳痿20例,结果显效15例,有效4例,无效1例。洪寅用益肾活血汤(补肾阳药,活血化瘀药)治疗糖尿病性阳痿16例,结果显效12例,有效4例。周国忠等用蚁蛭散(活血化瘀,补肾阳)治疗糖尿病性阳痿36例,结果显效20例,有效14例,无效2例。

参考文献

[1]宋泽中.双补四物汤治疗糖尿病性阳痿25例[J].国医论坛,1999,14(6):23.

[2]段尚勤.糖痿灵治疗糖尿病性阳痿20例[J].中医研究,1994,10(5):18.

[3]杨家茂.糖尿病非典型并发症辨治体会[J].辽宁中医杂志,1994,21(2):45.

[4]王坤山,王慧艳.试论糖尿病性周围神经病变辨治[J].甘肃中

医,1997,10(2):16-17.

[5]洪寅.益肾活血汤治疗糖尿病性阳痿16例[J].浙江中医学院学报,1997,11(5):16.

[6]吴启富,贺向无.活血起萎灵治疗糖尿病性阳痿47例[J].辽宁中医杂志,1996,23(3):112.

[7]王永金.消渴丸为主治疗糖尿病性阳痿8例疗效观察[J].实用医学杂志,1997,13(3):196-197.

[8]范道长.降糖起痿汤治疗糖尿病性阳痿41例[J].四川中医,1995,13(7):28.

[9]周国忠,郭雅琳.蚁蛭散治疗糖尿病性阳痿36例[J].山东中医杂志,1997,16(5):199-200.